MANUEL

DE

TECHNIQUE MICROSCOPIQUE

MANUEL

DE

TECHNIQUE MICROSCOPIQUE

PAR

Alexandre BÖHM et Albert OPPEL

PROSECTEUR   PROFESSEUR

A L'UNIVERSITÉ DE MUNICH

TRADUIT DE L'ALLEMAND PAR

ÉTIENNE DE ROUVILLE

Docteur ès-sciences

AVEC UNE PRÉFACE DU

Professeur Armand SABÂTIER

Correspondant de l'Institut
Doyen de la Faculté des Sciences de Montpellier
Directeur de la station maritime de Cette

---

*Troisième édition française revue et considérablement
augmentée d'après la quatrième édition allemande*

PARIS VIe

VIGOT FRÈRES, ÉDITEURS

23, PLACE DE L'ÉCOLE DE MÉDECINE

1903

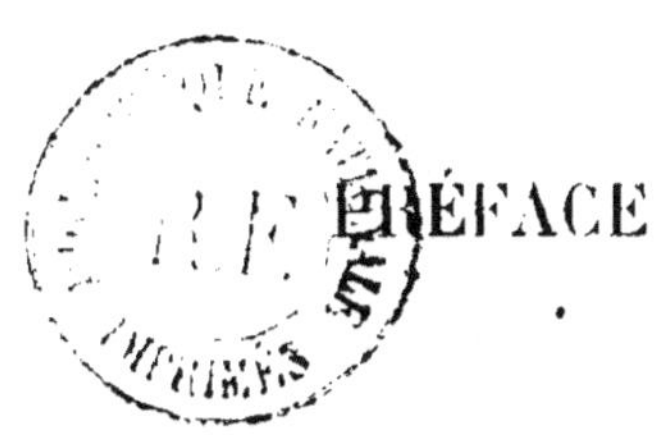PRÉFACE

Nous avons prédit, en 1897, à la traduction publiée par M. Etienne de Rouville du *Manuel de technique microscopique* de Böhm et Oppel, un succès aussi rapide que mérité. Nous ne nous glorifions certes pas d'avoir été si bon prophète, car l'œuvre si bien présentée aux lecteurs de langue française est de celles dont l'utilité est évidente, et dont l'exécution répond très heureusement aux besoins de la recherche moderne en histologie.

Deux éditions successives de cette traduction française se sont rapidement écoulées, et nous présentons aujourd'hui la troisième, à laquelle le succès ne fera pas plus défaut qu'à ses sœurs aînées.

Cette dernière édition est la traduction de la quatrième édition allemande qui a paru en 1900, et qui a été soigneusement mise au courant des derniers progrès de la technique, et par là même considérablement augmentée. Elle contient notamment un chapitre nouveau sur les *méthodes de reconstruction* de Born, chapitre rédigé par Born lui-même.

La troisième édition française a bénéficié des

progrès réalisés dans la quatrième édition allemande. Mais le traducteur a tenu à la mettre rigoureusement *à jour*. Une circulaire, adressée aux histologistes de tous les pays, lui a procuré la communication d'un *très grand nombre de procédés nouveaux*, dont certains étaient inédits.

Dans ces conditions, non seulement la clientèle du *Manuel de technique microscopique* lui restera fidèle, mais de nouveaux lecteurs tiendront à se procurer ce petit livre éminemment pratique, d'un maniement très facile, bien classé et bien ordonné, et où tout chercheur peut aisément trouver les indications les plus utiles.

Si les deux premières éditions françaises ont été fort bien accueillies à Paris, en province, dans les pays étrangers où la langue française est plus familière que la langue allemande (Belgique, Suisse, Italie, Espagne, etc.), la troisième édition ne leur cédera en rien comme succès.

M. Etienne de Rouville aura rendu ainsi un nouveau service aux laboratoires d'histologie, et nous croyons être leur interprète en le remerciant bien sincèrement.

Armand **SABATIER**

Correspondant de l'Institut
Directeur de l'Institut zoologique de Montpellier
et de la station maritime de Cette.

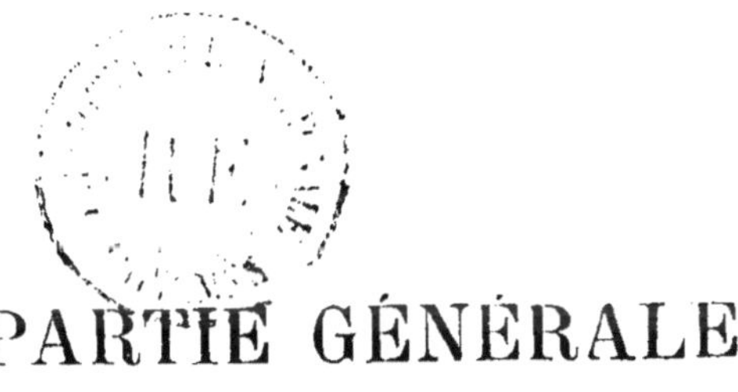

PARTIE GÉNÉRALE

Ire SECTION

Le Microscope

L'emploi du microscope comme instrument de recherches demande que l'on connaisse sa construction, la destination de chacune de ses parties, le mode et les conditions de leur action commune ; ces notions une fois acquises, le maniement en est plus facile ; toutefois ce ne sera qu'après un long exercice qu'on arrivera à voir avec netteté une image en peu de temps.

Ier CHAPITRE

Description du Microscope.

1. Le microscope est un instrument composé, formé de parties susceptibles d'une grande simplicité ou d'une très grande complication ; les instruments de cette dernière sorte ne sont nécessaires que pour les recherches très délicates ; nous n'avons en vue, dans la description suivante, que les microscopes d'usage quotidien.

2. Il existe aussi ce qu'on appelle des *microscopes simples* : on désigne sous ce nom les loupes ou lentilles convexes ; elles sont d'ordinaire portées sur un statif. Comme elles laissent les mains de l'observateur libres, et qu'elles ne renversent pas l'image, elles peuvent être employées comme *microscopes de préparation*. Les microscopes simples ne donnent jamais que de faibles grossissements.

3. Chacune des parties du microscope est fixée à un **statif** : c'est un **pied** lourd et solide généralement en forme de fer à cheval ; perpendiculairement au pied s'élève la **colonne** qui supporte les autres parties du microscope ; ces dernières sont au nombre de trois, étagées l'une au-dessus de l'autre et fixées à la colonne ; ce sont, de bas en haut : le miroir, la platine et le tube.

4. Le **miroir** a généralement deux faces réfléchissantes différemment conformées : l'une plane, l'autre concave ; le miroir doit être mobile dans tous les sens.

5. La **platine** présente en son milieu une ouverture qui donne passage aux rayons lumineux venant du miroir, et qui doivent éclairer l'objet placé au-dessus d'elle ; cette ouverture peut être agrandie ou diminuée au moyen d'un appareil adapté à la platine, appelé **diaphragme**. Les diaphragmes les plus en usage sont en forme de disque et de cylindre. Les premiers sont d'un maniement plus facile.

6. Le *diaphragme-disque* est un disque fixé à la face inférieure de la platine, susceptible de tourner autour de son axe médian. Il est disposé de telle sorte que son bord, s'il n'était pas troué, couvrirait l'ouverture de la platine et empêcherait tout rayon lumineux de la traverser ; mais le bord est percé d'un certain nombre de trous de différents diamètres qu'un mouvement de rotation du disque peut amener en coïncidence avec l'ouverture de la platine de manière à l'agrandir ou à la rétrécir à la façon d'un *diaphragme*. Le disque est fixé dans une position déterminée au moyen d'un ressort muni, à sa pointe, d'une goupille, qui, au moment précis où l'un des trous du disque arrive à coïncider avec le centre de l'ouverture de la platine, s'engage dans une légère excavation ; une faible pression suffit pour mettre de nouveau le disque en mouvement.

7. Le *diaphragme-cylindre* consiste en une douille placée sur la platine au-dessous de l'ouverture ; un cylindre peut s'y introduire, et, dans ce cylindre, on peut disposer une série de diaphragmes de différents diamètres, qui sont adjoints au microscope.

8. Sur la platine se trouve le **tube** ; celui-ci, vrai tuyau, s'enfonce dans une **douille** fixée par un bras à la colonne ; la main peut l'y mouvoir et le faire monter et descendre à volonté.

Dans la plupart des instruments récents, le tube se compose non plus d'un tuyau *unique*, mais de deux tuyaux qui, poussés en dedans ou tirés en dehors l'un de l'autre, le raccourcissent ou l'allongent ; grâce à une certaine longueur du tube donnée par le fabricant, on obtient une excellente image ; toutefois, le tube mobile a l'avantage de permettre de changer les dimensions de celle-ci, qui s'agrandit quand le tube s'allonge ; on peut choisir ainsi le grossissement, ce qui importe surtout quand on doit dessiner.

Les deux extrémités du tube portent les lentilles : la supérieure, près de l'œil, l'**oculaire**, l'inférieure, la plus rapprochée de l'objet, l'**objectif**.

9. L'oculaire consiste en un tuyau de facile introduction dans le tube, portant à ses deux bouts des lentilles et dans son intérieur un diaphragme ; les lentilles de l'extrémité supérieure, les plus près de l'œil, se nomment les *lentilles oculaires* ; les lentilles opposées ont reçu, pour des raisons que nous verrons plus tard, l'appellation de *lentilles collectives*.

10. L'**objectif** est formé de plusieurs lentilles qui ne doivent pas être séparées les unes des autres ; cet ensemble est aussi appelé système de l'objectif ou simplement système. La lentille placée le plus près de l'objet se nomme la *lentille de front*. Toute observation exige absolument l'emploi d'au moins deux objectifs, un plus faible, un autre plus fort.

11. Pour observer au microscope, il est nécessaire de pouvoir rapprocher ou éloigner le tube et ses lentilles de l'objet placé sur la platine.

Il suffit, en gros, pour cela, que le tube puisse se mouvoir dans la douille.

12. On obtient un mouvement du tube graduel et régulier au moyen d'une **vis micrométrique** placée dans la colonne. Le **tube** n'est pas seul à entrer en mouvement : le bras qui le supporte se meut aussi dans quelques statifs avec une partie de la colonne. La colonne renferme un fort ressort qui soulève le support du tube en agissant en sens inverse de la vis micrométrique. Serre-t-on la vis dans le sens de l'aiguille d'une montre, le ressort se trouve comprimé et, par suite, le tube descend ; la fait-on tourner en sens inverse, le ressort soulève le tube. Telle est, par exemple, dans les statifs fabriqués par Leitz, la disposition de la vis micrométrique à l'extrémité supérieure de la colonne.

D'autres constructeurs place nt la vis micrométrique au bas de la colonne.

13. Les parties constituantes du microscope que nous venons de passer en revue sont les parties absolument indispensables.

On les trouve, entre autres, chez
E. Leitz de Wetzlar. — Statif III ou IV.
avec les objectifs 3 et 7 et les oculaires I et III.
(Catalogue 1891. N° 34).
C. Zeiss d'Iena. — Statifs VI et VII
avec les objectifs C. et E. Oculaires 2 et 4.
(Catalogue N° 29. 1891).
W. et H. Seibert de Wetzlar. — Statifs 5, 6 et 8
avec les objectifs III et V et les oculaires I et III.
(Catalogue N° 22. 1891) (1).

Une série d'appareils se trouvent dans les microscopes plus chers. Beaucoup d'entre eux sont précieux ou même indispensables pour les recherches délicates ; ils sont commodes et facilitent le travail.

14. Le statif peut se mouvoir suivant plusieurs axes ; il peut en bloc changer de place.

15. D'ordinaire, à ce mouvement de rotation autour de l'axe horizontal s'en associe un de rotation autour de

(1) Nos constructeurs français : Dumaige, Nachet, Vérick etc., construisent des microscopes d'une précision parfaite ; la maison Nachet, en particulier, met en vente un modèle de microscope pour les étudiants qui a le double mérite d'être un excellent instrument et d'un prix très abordable.
(Note du traducteur.)

l'axe *optique*, très utile, par exemple, dans les recherches à la lumière polarisée ; ces sortes de statifs sont généralement plus grands et plus forts.

16. Ils possèdent pour une première mise au point des *dents* et une *manivelle*. Ces appareils qui facilitent le déplacement du tube consistent en un système de dents fixées au tube dans lesquelles s'engrène une roue dentée adaptée au bras qui porte le tube ; ce dernier s'élève ou s'abaisse par le mouvement de la roue.

17. Comme revolver, pour obtenir le changement rapide des objectifs, on se sert le plus souvent d'un disque percé de trous creusés de pas de vis pour visser l'objectif. Ce disque est vissé à la partie inférieure du tube et a assez de mobilité pour amener sous le tube par son déplacement tantôt un objectif, tantôt un autre. Un revolver pour trois objectifs répond à toutes les exigences (1).

(1) On se sert aujourd'hui, en guise de revolver, du *changeur d'objectifs à coulisse*. La fig. 1 ci-contre représente cet appareil : il possède un mécanisme au moyen duquel chaque objectif peut être facilement centré par l'observateur lui-même ; il permet l'emploi d'un nombre indéterminé d'objectifs. Ces parties constituantes sont :

a) Pièce se vissant au tube. Cette partie se fixe au tube de la même manière que le revolver ordinaire ; elle est vissée solidement au tube, la conduite de la coulisse dirigée en avant. La direction de la coulisse n'est pas perpendiculaire à l'axe, mais un peu inclinée sur celui-ci.

b) Pièce portant l'objectif. La coulisse a ici la même inclinaison par rapport à l'axe optique que celle de la pièce précédente. Il en résulte que lorsqu'on enlève l'objectif, il s'élève un peu et n'endommage pas l'anneau de vernis closant la préparation. Une vis butoir qu'on tourne avec une clef de montre, est adaptée au patin, et l'arrête dans une position déterminée, qu'il reprendra toujours après chaque enlèvement. Cette vis constitue le mécanisme de centrage dans le sens de la direction de la coulisse. Une vis sans fin, se tournant à l'aide de la même clef, produit le centrage perpendiculairement à la coulisse. Les objectifs, dont l'entonnoir n'est établi qu'à peu près pour la distance focale, peuvent être mis au point exactement, à l'aide d'un mécanisme que possède la pièce destinée à les recevoir, et fixés à demeure dans la position voulue, par une vis de pression.

Les patins destinés à porter des objectifs glissent très exactement dans la coulisse de l'autre pièce, et peuvent être achetés au fur et à mesure qu'on en a besoin.

Après un bon centrage, le même point de la préparation re-

18. La platine porte des *valets* qui se retrouvent, d'ordinaire même dans les petits statifs, permettant de fixer le porte-objet dans une position déterminée. Ils consistent en une goupille à laquelle est fixée une lame d'acier ; la platine est percée de trous où peuvent s'introduire les goupilles. Ce valet est appliqué sur le porte-objet, et est fixé sur lui par suite d'une pression exercée sur la goupille.

Ces valets présentent le grand avantage d'empêcher le déplacement de l'objet que l'on veut dessiner.

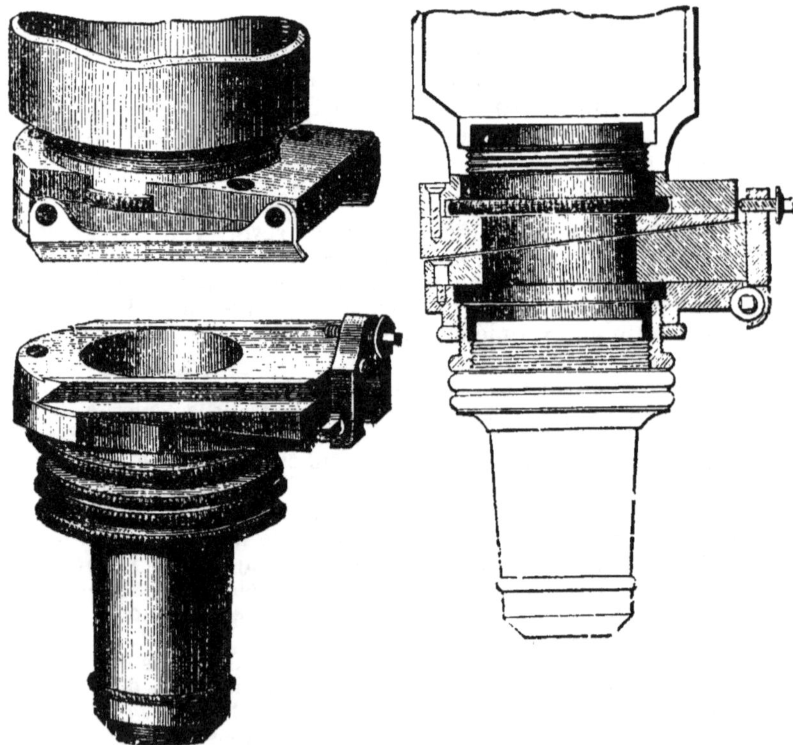

FIG. 1.

vient toujours exactement au milieu du champ, après chaque changement d'objectif ; il reste en outre à peu près également bien au foyer, de sorte qu'il suffit ordinairement de toucher très légèrement à la vis micrométrique.

Ce changeur d'objectifs à coulisse se trouve chez Carl Zeiss d'Iéna.　　　　　　　　　　　　(*Note du traducteur.*)

19. Un diaphragme d'un maniement à la fois facile et très heureusement indépendant du nombre des disques est le *diaphragme iris*. Son ouverture est susceptible de varier de diamètre d'une manière tout à fait graduelle, grâce à la présence de plaques de métal courbes imbriquées les unes sur les autres, que l'on meut avec une poignée.

20. *Platine chauffante*; voir § 359.

21. On peut faire mouvoir simultanément la platine et l'objet tout en laissant le tube en repos, en tournant la plaque de la platine sans déranger le centrage de l'objet.

22. Dans beaucoup de statifs, deux vis latérales permettent de déplacer très graduellement la platine et l'objet; on obtient ainsi, dans le cas de forts grossissements, pour centrer un point, par exemple, un déplacement que la main serait impuissante à produire.

23. La platine mobile permet, au moyen de vis, d'imprimer un mouvement régulier à l'objet suivant deux directions perpendiculaires entre elles. Cette disposition est particulièrement avantageuse pour passer en revue d'une manière systématique les préparations; elle permet d'y noter des points spéciaux et de les retrouver plus tard rapidement.

24. La netteté de l'image dépend essentiellement de l'**objectif**; aussi établit-on des séries d'objectifs allant des plus faibles aux plus forts; ils sont désignés de façons diverses par les différents fabricants : Zeitz 1-9, Zeiss (A—F.) 1 et A sont les plus faibles; à partir de là, leur force augmente jusqu'à 9 et F.

Une base rationnelle d'appellation est la distance focale; elle n'a, jusqu'ici, été employée que pour les objectifs à immersion à huile (v. § 28).

25. Les objectifs forts portent parfois une *correction* permettant de compenser les erreurs dues aux différences d'épaisseur du couvre-objet. On suppose que l'observateur connaît l'épaisseur de son couvre-objet; un observateur moins exercé devra se procurer un système fixe sur lequel le fabricant aura porté une correction moyenne.

26. L'épaisseur du couvre-objet se mesure au moyen d'un instrument spécial; c'est une pince qui saisit le couvre-objet ; l'aiguille d'un cadran en désigne l'épaisseur. L'emploi de cet appareil ne saurait évidemment qu'être antérieur à la confection de la préparation microscopique.

27. Les **systèmes à immersion** sont les objectifs les plus puissants. Le propre du système gît dans la circonstance que les rayons lumineux n'y ont pas, comme dans les systèmes secs, à traverser la couche d'air intermédiaire ; condition qui, amenant la déviation des rayons, entraîne nécessairement des erreurs. On pourrait d'ailleurs facilement compenser ces dernières, en ayant soin de tailler dans un même morceau de verre couvre-objet et lentille ; on y remédie en interposant entre la lentille et le couvre-objet une goutte d'un liquide, dont l'indice de réfraction n'est pas éloigné de celui du verre. Si on choisit l'eau, ces objectifs s'appellent objectifs à immersion à eau.

28. On a réussi à préparer des sortes d'huile dont l'indice de réfraction est presque le même que celui du verre. Les systèmes qu'on obtient ainsi s'appellent *systèmes à immersion homogène.*

29. Des systèmes particulièrement soignés, pour lesquels on s'est servi de nouvelles sortes de verres, mais aussi beaucoup plus chers, sont sortis des ateliers de Zeiss ; ils se construisent actuellement, aussi, chez d'autres fabricants. Ce sont les « objectifs apochromatiques » ou, plus brièvement, les apochromatiques avec leurs oculaires compensateurs propres. Les apochromatiques donnent une correction bien plus complète des déviations chromatiques et sphériques, et, par suite, une concentration de la lumière sur l'image, bien plus entière.

30. Les différents pouvoirs de grossissement des *oculaires* sont désignés par Zeiss, Leitz et Seibert au moyen de chiffres s'élevant des plus faibles aux plus forts. Les mêmes numéros ne correspondent pourtant pas chez les divers fabricants aux oculaires d'égale force.

31. Les apochromatiques ont, eux aussi, leur série d'excellents oculaires de force différente.

32. Le **grossissement** ne dépend pas seulement des objectifs, mais bien plus et surtout de la puissance des oculaires employés. Il faut aussi tenir un grand compte de la longueur du tube ; il importe donc, dans le cas où le fabricant n'aurait pas fourni une table de grossissement des systèmes pour un oculaire et une longueur de tube donnés, d'établir cette table au moyen d'un micromètre-oculaire et d'un micromètre-objet, ou d'un dessin du micromètre-objet, suivant les instructions des §§ 57 et 58.

33. L'emploi de systèmes puissants rend insuffisante la source de lumière que donne le miroir. Il existe des appareils destinés à renforcer l'intensité lumineuse appelés *Condensateurs*.

34. Le seul encore aujourd'hui qui soit à recommander est l'**appareil d'éclairage Abbe**, indispensable pour les observations délicates.

Il se place sous la platine ; il se compose d'un certain nombre de lentilles superposées, qui font converger sur l'objet les rayons lumineux envoyés par le miroir. — Il reste encore à signaler une série d'appareils auxiliaires, indispensables pour certaines fins particulières.

35. La pensée directrice dans la construction des différents appareils à dessiner, c'est d'obtenir la coïncidence dans l'œil des rayons lumineux émanés de l'image microscopique et du plan de la feuille de dessin sur le crayon. Cette coïncidence se réalise en raison de ce que l'image et la feuille envoient toutes deux les rayons lumineux à l'œil, la première directement, la seconde par réflexion. Il est indifférent d'employer comme source de lumière la face d'un miroir ou des faces de prismes à réflexion totale. Ces conditions optiques peuvent se ramener à deux appareils principaux : dans l'un, l'image microscopique est vue directement et la feuille de dessin rendue visible par le miroir: c'est le système *Abbe*. Dans le second, c'est la feuille qui est vue directement et l'image microscopique rendue visible par les faces réfléchissantes : c'est l'appareil à dessin d'*Oberhœuser*. Dans les deux appareils,la déviation s'opère par un miroir placé au-dessus du plan de la platine avec lequel il fait un angle de 45° (nous supposons, pour plus de simplicité, avoir toujours affaire à un miroir et jamais à des faces de prismes). Vis-à-vis, et tournant vers lui sa face réfléchissante, se trouve placé parallèlement un second miroir vers lequel on dirige l'œil ; de cette manière,les rayons partis d'un objet arrivent sur le premier miroir, de ce miroir sur le second, et enfin de ce dernier à l'œil. Ce second miroir est percé d'un trou qui laisse arriver directement à l'œil les rayons lumineux partis du deuxième objet placé au-dessous.

36. Pour dessiner avec un faible grossissement, on se sert d'appareils spéciaux construits d'une manière analogue aux précédents. Nous mentionnerons l'*appareil à dessin de Thoma*, qui permet d'obtenir un dessin grossi jusqu'à dix fois ou, au contraire, réduit ; avec un faible grossissement il possède un grand champ optique.

37. La description des appareils en usage pour la photographie des images microscopiques,ne doit pas prendre place ici. Si l'on veut se mettre au courant de cette branche de la technique microscopique, on consultera avec fruit le travail de *Neuhauss*, cité dans notre note bibliographique.

38. Pour compléter l'outillage microscopique, il faut ajouter l'*appareil de polarisation*, consistant en un polarisateur fixé sur la platine, et un analyseur placé sur l'oculaire ou à l'extrémité supérieure du tube. Cet appareil, quoique plus rarement employé pour les recherches histologiques que pour les études minéralogiques, peut néanmoins trouver aussi très bien sa place même dans les petits statifs. Quiconque voudra s'en servir devra en connaître à fond la construction.

39. Un microscope ne satisfera à tous les besoins qu'autant qu'il sera possible d'y adapter l'appareil l'éclairage d'Abbe. On pourra se nantir d'abord d'un statif avec toutes ses pièces indispensables et plus tard y ajouter l'appareil Abbe et un système à immersion.

Les statifs signalés dans le § 13 ne répondent pas à ces besoins ; il faut s'adresser aux suivants :

E. Leitz. Stat. III. 14. Stat. II. Stat. I a ou II.
C. Zeiss. Stat. IV et V. Stat. IV b ou V b.
W. et H. Seibert. Stat. N. 3.

40. Indépendamment de ceux-ci, les mêmes fabricants construisent des statifs ·encore plus grands : par exemple :

E. Leitz. Stat. I.
C. Zeiss. Stat. I et II a.
W. et H. Seibert. Stat. N. I et N. II.

IIe CHAPITRE

Examen microscopique.

41. Ce ne sont pas les lois de la dioptrique que nous allons étudier dans ce chapitre ; l'exposition de ces lois est du domaine des traités de physique ; nous voulons seulement donner quelques notions qui sont indispensables pour se servir avec intelligence du microscope.

Considérons, tout d'abord, le chemin que parcourt un rayon lumineux qui traverse une plaque de verre à faces parallèles ; un rayon de lumière passant de l'air dans le verre subit, au point de passage, une modification dans sa direction, s'il tombe obliquement sur le verre. La droite élevée à ce point de passage perpendiculairement à la face de verre s'appelle la normale. Le rayon de lumière se brise de façon à faire avec la normale un angle plus petit ; il se rapproche d'elle ; à sa sortie dans l'air, il se brise de nouveau, mais cette fois, s'écarte de la normale d'une distance égale, quand il s'agit du verre comme milieu, à sa distance d'elle à son entrée ; il s'ensuit que pour une plaque de verre à bords parallèles, le rayon incident et le rayon émergent sont parallèles ; la déviation d'un faisceau lumineux est la même toujours dans un même milieu, différente dans des milieux différents, comme, par exemple, dans des sortes différentes de verre. Le degré de déviation se désigne par l'appellation d'indice de réfraction. (L'indice de réfraction est égal au rapport du sinus de l'angle d'incidence au sinus de l'angle de réfraction.)

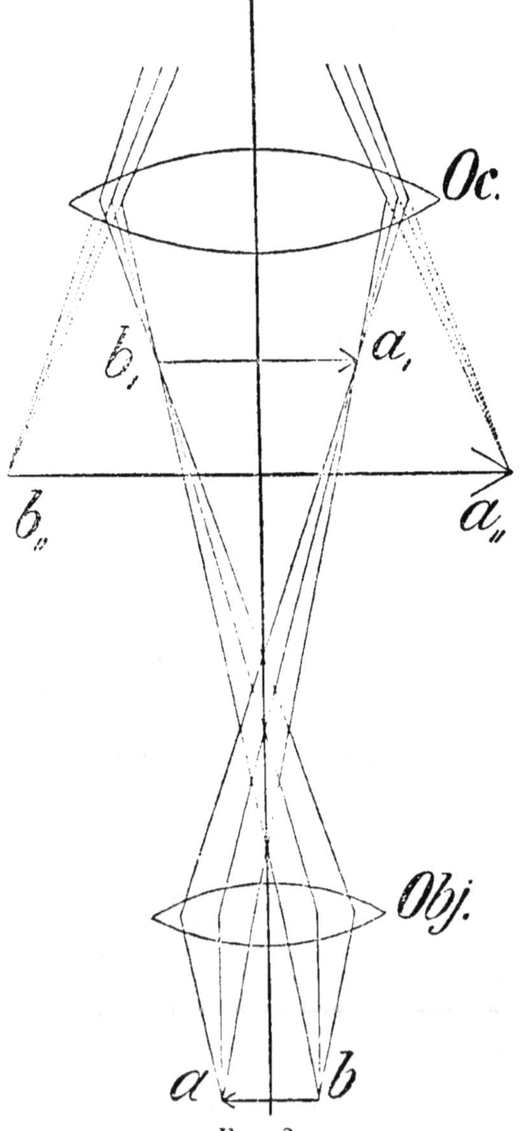

Fig. 2.

S'il s'agit, non plus d'une plaque de verre, mais d'un prisme ou d'une lentille, le rayon incident et le rayon émergent ne sont plus parallèles, sauf dans des cas tout particuliers. Une lentille convexe, par exemple, fait converger tous les rayons lumineux vers un même point appelé foyer.

Cette propriété des lentilles de modifier la direction des faisceaux lumineux et de les faire converger vers un point déterminé produit dans certaines circonstances ce résultat, que les rayons de lumière émanés des objets se réunissent à nouveau et forment une image de l'objet. L'image formée dans ces conditions s'appelle image réelle.

L'objet se trouve alors en dehors de la distance focale d'une lentille convexe ; l'image est renversée ; si l'objet, source de lumière, est placé entre la ligne convexe et son foyer, les rayons ne se réunissent plus, et semblent provenir d'un point situé dans leur prolongement ; l'œil éprouve la sensation que produirait leur rencontre en ce point de leur prolongement, et voit, en conséquence, une image agrandie de l'objet ; on nomme cette image, image virtuelle ; elle est droite.

Le microscope utilise ces deux dernières lois de la dioptrique pour fournir à l'œil une image agrandie de l'objet.

L'objectif donne une image réelle renversée de l'objet dans le tube ; l'œil perçoit cette image à travers l'oculaire ; la lentille de l'oculaire produit cet effet, que l'œil ne voit plus directement l'image donnée par l'objectif, mais une image virtuelle, agrandie, qui reste naturellement **renversée.**

42. L'observation serait déjà possible dans ces conditions ; mais, pour les rendre meilleures, on intercale un système de lentilles collectives. Il est destiné à transformer l'image donnée par l'objectif en une autre plus petite, meilleure et plus vivement éclairée, que l'on regarde alors, à la manière indiquée plus haut, au travers de la lentille de l'oculaire ; l'action des lentilles collectives agrandit en même temps le champ optique.

43. Le dessin schématique Fig. 2 donne une idée claire de la marche des rayons lumineux à travers le microscope composé, réduit ici, pour plus de simplicité, à une couple de lentilles. Considérons deux points a et b d'une image ab. Les rayons lumineux qui partent de a se réuniront par l'action de la lentille de l'objectif en a' ; ceux partant de b, en b'. Il en résulte une image réelle renversée.

De l'autre côté de l'image, les rayons divergent de nouveau ; mais, brisés par la lentille de l'oculaire Oc, ils arrivent à l'œil sous une faible divergence. Les points de rencontre a" b" des prolongements de ces rayons ponctués dans le schéma, donnent la grandeur apparente avec laquelle l'image a-b est actuellement perçue par l'œil.

44. Pour obtenir une vision encore plus satisfaisante, il faudra surtout s'appliquer à rendre l'image réelle aussi grande et aussi nette que possible, et pour cela, recourir à des objectifs plus puissants. On ne gagnerait rien, ainsi que le donne à penser ce qui précède, à demander à l'emploi de forts oculaires une image agrandie ; la netteté étant en raison inverse du grossissement, l'image perdrait en clarté ce qu'elle acquerrait en dimensions.

La simple condition de percevoir à travers une lentille convexe une image réelle formée par une première lentille convexe, implique une très grande précision dans la construction de l'instrument, pour une foule de motifs qui doivent être pris en considération, et dont nous citerons quelques-uns en peu de mots.

La formation d'images nettes rencontre des obstacles dans l'aberration sphérique et chromatique.

45. *L'aberration de sphéricité* consiste en ce que la courbure des surfaces de réfraction ne permet pas aux rayons émanés d'un objet de se réunir exactement en un point unique ; elle est en raison directe du degré de courbure et, partant, du grossissement. On la corrige en combinant plusieurs lentilles de courbure convenable avec un système d'objectifs, au lieu et place d'une seule lentille très puissante.

46. *L'aberration chromatique* provient de ce que la lumière blanche est composée de rayons de couleurs différentes et d'inégale réfrangibilité. On la corrige en combinant des lentilles de verres différents. Le flint réfracte et, par suite, disperse plus que le Crownglas ; quand les rayons traversent tout d'adord un Crownglas taillé en forme de lentille convexe, ils sont fortement brisés : il y a alors dispersion. On peut, dans ce cas, fabriquer une lentille concave de flint qui, en raison de sa concavité, supprime presque totalement la dispersion; elle supprime aussi la déviation, mais très partiellement. On a, par là, le moyen d'écarter les rayons lumineux et d'éliminer la dispersion.

IIIe CHAPITRE

Mise au point.

47. Pour disposer l'objet que l'on veut examiner de la manière la plus commode, on fait usage de plaques d'épaisseurs différentes ; les plus épaisses sont destinées à supporter l'objet ; les plus minces, à les couvrir. Les premières ont reçu le nom de **porte-objet** ; les secondes, celui de **couvre-objet**.

48. Le **porte-objet** est une plaque de verre rectangulaire ; les dimensions les plus maniables sont celles du format anglais : 76 : 26mm ; ce format donne place à un grand couvre-objet et à deux étiquettes ; ces dernières s'appliquent sur les deux côtés du couvre-objet quand la préparation doit être conservée, et portent les inscriptions : animal, organe, fixateur, colorant, date, et un numérotage arbitraire.

Un format plus petit est bien suffisant pour les préparations qu'on ne veut pas conserver, mais l'usage habituel d'un format unique est meilleur.

Ce porte-objet doit être de verre pur, mais ne doit pas présenter d'arêtes tranchantes.

Certaines recherches spéciales se trouvent bien de porte-objet perforés : on peut s'accommoder éventuellement de porte-objet en bois.

49. Les **couvre-objet** sont de petites plaquettes

minces en verre. Leur épaisseur atteint généralement de 0,1 à 0,2mm. Les dimensions à leur donner se règlent suivant l'objet que l'on examine ; il est bon d'en avoir de deux grandeurs différentes, au moins en provision ; les couvre-objet à forme arrondie ne servent que dans certains cas tout à fait spéciaux.

50.Porte-objet et couvre-objet constituent ce qu'on appelle une préparation microscopique.

Ce n'est pas à dire qu'un porte-objet et un couvre-objet soient toujours indispensables ; il peut arriver, en effet, dans certains cas, que la préparation n'exige pas de couvre-objet,et,dans d'autres,qu'on place l'objet entre deux couvre-objet.

51. La condition pour pouvoir observer par réfraction est que l'objet placé entre le porte-objet et le couvre-objet soit totalement ou partiellement transparent, ou tout au moins translucide.

Pour percevoir l'objet, on doit placer la préparation sur la platine du microscope, l'éclairer et disposer le tube de façon que la lentille frontale de l'objectif se trouve à la distance voulue de l'objet. Cela s'appelle : mettre au point.

52. La **mise au point** se fait de la manière suivante :

On commence par établir le microscope sur une table bien fixe près d'une fenêtre qui fait face à la plus grande portion possible de ciel. Ce microscope demeure, pendant toute la durée de l'observation, à la même place et ne subit aucun déplacement.

On visse alors l'objectif faible à l'extrémité inférieure du tube (nous avons en vue ici le n° 3 de Leitz ; pour d'autres systèmes, les distances sont différentes). On a garde d'endommager la vis en tournant à faux et surtout trop fort. On introduit ensuite dans l'extrémité supérieure du tube un oculaire faible, par exemple, le n° 1 de Leitz, et on regarde à l'intérieur ; dans certaines circonstances on ne voit encore rien.

On déplace alors le miroir et on l'oriente de telle sorte que la lumière qu'il reçoit de la fenêtre, celle d'un nuage blanc ou, à son défaut et faute de mieux, celle du ciel bleu, soit par lui réfléchie de manière à amener les rayons dans le tube et de là à l'œil de l'observateur ; un cercle clair apparaît alors, qu'on appelle **champ optique** ; c'est dans ce champ que se montrera plus tard l'image microscopique.

On place la préparation sur le plateau du microscope, de façon à faire coïncider la partie de l'objet que l'on veut examiner avec le centre de l'ouverture de la platine.

On descend lentement le tube dans la douille par un mouvement continu de rotation jusqu'à ce que la lentille frontale arrive à une distance de un centimètre et demi de l'objet ; on regarde alors à nouveau dans l'intérieur du tube et on recommence à le faire descendre toujours par un mouvement lent de rotation, jusqu'à ce que sur le champ optique apparaisse quelque chose, fût-ce une image absolument indistincte ; dès qu'une ombre d'image se montre, la main s'arrête. On est alors arrivé au moment le plus délicat de la mise au point : l'entrée en service de la vis micrométrique.

53. Il suffit alors d'une faible rotation, d'un demi-tour tout au plus ou d'un tour tout entier, pour que l'image auparavant confuse se montre avec toute sa netteté ; à partir de ce moment, on tient, pendant que l'on regarde, la main constamment sur la vis micrométrique ; voici pourquoi : comme on ne voit jamais nettement que suivant un seul plan, et comme, d'autre part, la coupe a une certaine épaisseur, la mise au point s'établira en élevant un peu ou, au contraire, en abaissant le tube ; on l'obtient en imprimant de temps en temps, pendant que l'on regarde, un léger mouvement de rotation à la vis micrométrique, tantôt dans un sens, tantôt dans le sens contraire.

La vis micrométrique, à la suite d'un maniement qui a longtemps duré, et d'un mouvement prolongé dans le même sens, arrive à la fin de sa course ; il convient alors de lui faire faire quelques tours en sens inverse.

Le débutant fera bien de fermer un œil quand il regarde au microscope ; plus tard, on apprend à voir en laissant les deux yeux ouverts.

54. Avec un objectif **plus puissant**, on n'agira pas différemment ; seulement, dans ce cas, la distance de la lentille frontale au couvre-objet se trouvant très réduite, on devra tout d'abord abaisser le tube jusqu'à ce que cette distance atteigne environ 1^{mm}, puis, regarder dans le microscope, et on abaisse avec une extrême précaution et une très grande lenteur le tube avec la main, en lui imprimant toujours un mouvement de rotation. Dès que l'on perçoit quelque chose, on procède à la mise au point délicate, au moyen de la vis micrométrique. La mise au point avec un objectif puissant exige la plus grande précaution, car il y va ici de fractions de millimètre. Si l'on a trop descendu le tube, il arrive aisément que la pression brise le couvre-objet et l'objet lui-même ; la lentille aussi pourra être endommagée.

55. Dans toutes les recherches, où l'on se sert de systèmes puissants, il est de règle qu'on doit commencer par l'emploi d'objectif faible. Les oculaires forts sont d'un usage exceptionnel et sont généralement inutiles. On commence donc à examiner avec l'oculaire 1 et l'objectif 3 de **Leitz**, par exemple ; puis, avec l'oculaire 1 et l'objectif 7.

56. L'emploi des **diaphragmes** demande toute une éducation ; on n'apprendra guère à en apprécier tous les avantages que dans les recherches délicates. Le commençant devra se poser pour règle de n'employer

jamais de diaphragmes étroits avec un faible grossissement.

Le diaphragme joue un rôle important quand on use
de l'appareil d'éclairage Abbe. Il convient toujours, si
l'on veut examiner des tissus, d'arrêter au moyen du
diaphragme les rayons latéraux ; mais si l'on veut seulement observer des couleurs (par exemple des bactéries
ou des figures karyokinétiques colorées), on laisse la
lumière agir tout entière.

57. La **mensuration** d'objets au moyen du micromètre-oculaire, plaque en verre portant des divisions gravées, enchâssée dans l'oculaire, exige que
l'on connaisse la valeur de l'une de ces divisions.

Cette valeur variant dans chaque système de l'instrument pour une longueur déterminée du tube, est donnée
d'ordinaire par le fabricant.

On peut soi-même déterminer la valeur de la division
à l'aide d'un micromètre-objet ; c'est un porte-objet sur
lequel l'intervalle d'un millimètre a été divisé au moyen
de traits gravés en un certain nombre de parties : 50 à
100 par exemple. On dispose ce micromètre-objet et on
regarde combien de ces divisions sont recouvertes par le
micromètre-oculaire.

Si le micromètre-oculaire divisé en 100 parties recouvre par exemple 80 divisions du micromètre-objet partagé
lui aussi en 100 parties, un intervalle du micromètre-
oculaire aura la valeur de $\frac{0.80}{100}$ mm $= 0,008^{mm}$; pour la
mensuration ultérieure, on devra conserver les mêmes
longueurs de tube.

La valeur d'une division est exprimée en $\frac{1}{1000}$ m ;

$\frac{1}{1000}$ mm est l'unité de mesure pour le microscope ; elle

peut se nommer : Micron et s'écrit : 1 μ). Soit, par
exemple, la valeur d'une division pour un système et
une longueur de tube donnés $= 8\,\mu$; si un objet mesure 7 divisions, la vraie dimension de l'objet sera
7.8 μ $= 56\,\mu$ (56 micra ou $0,056^{mm}$).

Pour se servir du micromètre-oculaire, on le pose sur le diaphragme oculaire en ôtant temporairement la lentille de l'oculaire et l'on met au point.

58. Les évaluations approximatives peuvent très bien se faire uniquement à l'aide du micromètre-objet ; pour cela, avec un appareil à dessin, on marque les divisions de ce micromètre, et on met la préparation à sa place. L'image microscopique et les divisions sur le papier se recouvrent dans l'œil : la valeur d'une division du micromètre-objet connue, on peut mesurer directement.

Soins à donner au Microscope.

59. Il est indispensable de tenir le microscope dans un état de propreté extrème. Si on le laisse hors de sa boîte, on le recouvrira d'une cloche de verre ; en outre on lui donnera pour base un support pourvu d'un certain degré de souplesse. La platine sera souvent nettoyée et soigneusement préservée du contact d'un porte-objet dont la face inférieure serait humide.

60. Il en sera de même pour les **lentilles** de l'oculaire dont on devra avant tout frotter avec un linge sec la face supérieure, toutes les fois qu'en voudra s'en servir.

Le nettoyage de l'objectif exige certaines précautions particulières. On doit avant tout se préoccuper de la lentille-frontale que peuvent souiller la préparation et ses ingrédients, ce qu'il faut toujours éviter.

Si les lentilles à immersion sont souillées d'huile, on commence par faire boire cette huile le plus complètement possible par un papier buvard suédois très propre, puis on frotte rapidement les lentilles avec des pièces de linge fin qu'on a soin de tremper dans le xylol.

Les taches de glycérine et d'eau sont essuyées fortement avec un linge sec. Le baume de Canada est enlevé au moyen d'un linge imprégné d'un liquide qui le dissout (V. § 139 et § 229). par exemple de xylol ou de benzine. Il faut essuyer avec précaution afin de ne pas dissoudre la substance qui fixe les lentilles, c'est-à-dire le ciment qui les maintient dans leur monture, ce qui pourrait arriver si le xylol venait à s'absorber par capillarité.

61. On devra se garder d'examiner, surtout avec un fort grossissement,une préparation fortement chauffée, la chaleur pouvant endommager le ciment qui unit les lentilles.

62. Le tube doit toujours pouvoir facilement jouer dans la douille ; s'il y a frottement, on le sortira, on le nettoiera et on l'enduira d'huile sans toutefois l'imbiber au point que son propre poids suffise à le faire descendre. Une goutte d'huile suffit ; elle s'étendra uniformément d'elle-même par la simple rotation du tube dans la douille.

63. Avant de faire une préparation microscopique, on aura soin de nettoyer les porte-objet et les couvre-objet, en les imprégnant d'humidité et en les frottant fortement avec un mouchoir propre.

Pour débarrasser de la poussière les porte-objet ou les couvre-objet, on les fait séjourner un temps assez long dans un bain d'acide nitrique concentré, et on les laisse ensuite dans l'eau pure, dans l'alcool absolu et quelquefois dans l'éther.

Si, après qu'on s'en est servi, ils sont souillés par le baume de Canada, etc., on se trouvera bien de les plonger pendant un temps assez long dans la solution suivante, au sortir de laquelle on lavera avec l'alcool ou l'eau : Eau : 2,000 ; bichromate de potasse : 200 ; acide sulfurique fort : 200.

IIe SECTION

Manière de faire une préparation

64. Il existe une série d'organes et de tissus qui, empruntés à un animal vivant ou venant d'être tué, peuvent être examinés directement *à l'état frais*, entre un porte-objet et un couvre-objet. Ce sont, par exemple, les globules du sang ; les membranes minces, telles que le mésentère, l'épiploon, ou bien, les nerfs minces et transparents, les vaisseaux, des morceaux de cartilage, les cheveux... etc., les cellules isolées ou dissociées (épithélium de la cavité buccale) ; les spermatozoïdes, les œufs et leurs analogues.

65. Le type de porte-objet le plus maniable est le format anglais 76 : 26^{mm} ; quant au couvre-objet, il a, en général, de 0, 1 à 0,2^{mm} d'épaisseur ; il est bon d'en avoir en réserve de deux tailles différentes.

66. La mise à mort des animaux s'opère par asphyxie sous le chloroforme, en les maintenant, sous une cloche, au contact d'une éponge imbibée par ce liquide, ou dans une caisse hermétiquement fermée, ou bien encore par décapitation.

Les animaux aquatiques sont placés dans de l'eau chloroformisée (1).

(1) *Paul Mayer* (1901) recommande de verser prudemment les *narcotiques* dans l'eau ; c'est-à-dire peu à peu, et en commençant par des doses très faibles ; on attendra *avec patience* qu'ils agissent sur les animaux.

Pour tuer rapidement les animaux marins contractiles, *Lo Bianco* (1890) préconise le mélange suivant :

Solution saturée de sublimé, 2 parties.

Acide acétique à 49 0/0, 1 partie.

Voici, d'autre part, quelques procédés très précieux dus à

67. Chez quelques animaux, par exemple chez la grenouille (V. § 384 et suiv.), on peut observer à l'état vivant de nombreux organes et tissus (poumons, mésentère, langue, peau, cellules pigmentaires, nerfs, vaisseaux, sang..., etc.); chez le même animal, on peut aussi très commodément examiner, sur une vessie déployée, des muscles lisses, des épithéliums, etc.

D'autres organes se prêtent à une dissociation relativement facile à l'état frais et peuvent s'observer directement. C'est ainsi, par exemple, que les tendons et les muscles se laissent aisément résoudre en fibres et fibrilles par dissociation.

M. *Ladreyt*, préparateur à la Station zoologique de Cette (1902), permettant de tuer *en extension* certains animaux marins :

1º *Chloroforme* et *cocaïne* (*Sipunculus nudus* ; adultes de grande taille).

On soumet ces animaux aux actions successives :

a) Du *chloroforme* (faire diffuser le chloroforme dans l'eau de mer au moyen de petites boules de coton imbibées de cet anesthésique). On laisse agir le chloroforme jusqu'à ce que l'immobilité soit à peu près complète ;

b) De la *cocaïne*, projetée en petits cristaux.

2º *Alcool* (*Phascolosome*, *Aspidosiphon*).

a) *Alcool* à 70º, 5 0/0 (3 heures environ).

b) *Alcool* à 80º et 90º, jusqu'à extension complète

3º *Alcool* et *Formol* (*Siponcles* ; exemplaires jeunes ou de petite taille).

a) *Alcool* à 70º, 10 0/0.

b) *Formol* : 25 à 30 gouttes, qu'on verse successivement, en commençant par 5 gouttes.

4º *Nicotine* (*Antedon, Ophiure*).

Presser dans l'eau de mer des boulettes de tabac : si l'animal se recroqueville, on le ramène mécaniquement à l'état étalé sans qu'il offre la moindre résistance (Résultat très rapide).

Le même naturaliste s'est bien trouvé des mélanges suivants pour la *conservation des couleurs* :

1º *Ophiures, Astéries, Ophioglyphes.*

a) { Formol à 2 0/0.
{ Acide acétique (4 ou 5 gouttes) ;

b) Au bout de quelques jours :
Formol à 4 0/0.
Acide acétique (5 à 10 gouttes) ;

2º *Psammolyce, Amphitrite, Eunice.*
Glycérine 60 0/0.
Formol à 5 0/0 (commencer par 1 0/0).

(*Note du traducteur.*)

68. On **dissocie** à l'aide de deux aiguilles montées. S'il s'agit de fibres à isoler dans leur longueur, on place l'une des aiguilles à l'une des deux extrémités de l'objet, et on opère avec l'autre en ayant soin de la diriger constamment dans le sens parallèle à l'axe longitudinal de l'objet. Les aiguilles doivent être toujours très propres et très effilées ; on les aiguise sur une pierre.

69. Certains tissus offrent assez de résistance pour pouvoir se couper avec un rasoir ordinaire et fournir ainsi des lamelles minces et transparentes.

Les **coupes au rasoir** exigent un certain degré d'habitude pour donner de bons résultats ; on l'acquiert bientôt en se soumettant, dès le début, à certaines règles.

On coupe vers soi (et non dans le sens opposé) en mouvant le bras continûment, c'est-à-dire que le point du rasoir qui fait la première entaille n'est pas le même que celui qui opère la division finale. La lame, durant l'opération, défile suivant sa longueur dans le fragment, à la manière d'une scie.

On ne coupe jamais à sec ; l'objet à couper doit être humide, et la lame du rasoir humectée avant chaque coupe. La main doit être libre et dégagée. On saisit par en haut le manche du rasoir ouvert, le pouce du côté du tranchant, l'index et le médium au dos de l'instrument.

Des trois premiers doigts de l'autre main on tient fortement le morceau à couper, l'index recourbé parallèle au plan de la table ; on peut encore appuyer pendant l'opération le dos du rasoir sur l'index.

Pour tenir la préparation, on peut, quand il s'agit de petits objets, avoir recours à la moelle de sureau ou à des petits morceaux de foie durci dans l'alcool.

Tout d'abord, on apprend à faire des coupes d'objets menus, aussi minces que possible ; plus tard, on coupera des objets de plus grandes dimensions.

70. Des rasoirs bien repassés et bien aiguisés sont

la première condition d'une bonne coupe. On apprend plus vite et mieux à couper et à aiguiser en le voyant faire par d'autres.

Avant de se servir du rasoir, on doit toujours le passer sur le cuir. Pour cela, on applique la lame en entier à plat sur le cuir, et on la tire à soi, le dos en avant de façon à amener peu à peu toute sa longueur en contact avec le cuir, d'abord la partie rapprochée du manche, puis l'extrémité supérieure. Après cela, on tourne le rasoir sur le dos, et, sans l'éloigner du cuir, on agit sur l'autre face comme sur la première, et ainsi de suite.

71. Des organes frais, parenchymateux, de compacité moyenne, tels que les reins, le foie, etc., se laissent avec une longue habitude couper d'une façon assez satisfaisante au rasoir ordinaire, mais ces coupes sont généralement épaisses. Des lamelles minces et transparentes d'organes de cette sorte réclament plutôt l'emploi du rasoir appelé *double couteau*.

72. Le **double couteau** se compose de deux lames sur un manche, parallèles, en contact vers l'extrémité supérieure, distantes l'une de l'autre près du manche ; un jeu de vis permet de les rapprocher à volonté ; si l'on desserre cette vis, l'un des rasoirs pourra s'ouvrir suivant une charnière. Les coupes minces veulent les deux lames aussi rapprochées que possible l'une de l'autre, sans se toucher. La section s'opère en passant rapidement le double rasoir, préalablement humecté, au travers d'un organe, un foie frais par exemple. L'organe se trouve alors divisé en deux lambeaux, dont il ne reste qu'une tranche très mince entre les deux lames. On la retire en écartant les deux rasoirs l'un de l'autre au moyen de la vis que l'on relâche, et en relevant l'un des deux rasoirs.

73. Veut-on conserver le plus longtemps possible, sans altération, des organes frais pour les soumettre à l'observation, on devra faire emploi, à titre de *liquides fixateurs*, des solutions dites *indifférentes*, c'est-à-dire dans lesquelles les tissus ne se modifient que très peu. Il est certain que, même dans ces liquides *indifférents*, il ne peut pas être question de conserver les éléments tels qu'ils sont pendant la vie.

Ces solutions indifférentes sont :

74. L'humeur aqueuse, la lymphe, le plasma du même animal ;

75. La *solution physiologique de sel* (solution aqueuse à 3/4 0/0) ;

76. Le *sérum iodé de M. Schultze* (1864) (liquide amniotique saturé d'iode ou de teinture d'iode) (un gramme d'iode se dissout dans 1 litre d'eau) ;

77. La *solution physiologique de sel* (solution aqueuse à 3/4 0/0) ;

78. Le *sérum iodé de M. Schultze* (1864) (liquide amniotique saturé d'iode ou de teinture d'iode) ;

79. L'*iodure de potassium ioduré de Ranvier* :

Eau 100
Iodure de potassium.   2
Iode jusqu'à saturation ;

80. Le *liquide de Kronecker* :

Eau distillée . . . . 100 g.
Chlorure de sodium .   6 g.
Carbonate de soude .   0 g. 06

81. Le *liquide de Ripart et Petit* :

Chlorure de cuivre . . 0,3 g.
Acétate de cuivre . . . 0,3 g.
Eau camphrée. . . . 75 ccm.
Eau distillée. . . . . 75 »
Acide acétique. . . . 1 »

La solution prend, immédiatement après ce mélange, une couleur jaune ; elle s'éclaircit au bout de deux heures et demande alors à être filtrée.

82. La plupart des organes ne se laissent couper, à l'état frais, en lamelles minces, ni avec le rasoir, ni avec le rasoir double. Ou bien, ils sont trop durs par suite du carbonate de chaux qu'ils contiennent, comme par exemple les os, les dents, et, dans ce cas, on les décalcifie pour pouvoir les couper (V. § 424 et suiv.) ; ou encore on les réduit par le polissoir en minces lamelles. Ou bien encore ils peuvent ne pas être assez durs, et alors, si on veut les réduire en lames, il faut, au préalable, leur donner assez de consistance pour rendre possible l'action du rasoir.

Le plus simple est de faire *congeler* ces organes (V. § 179 et suiv.), ou de les faire *dessécher* s'il s'agit de petits morceaux ; après quoi, on les coupe.

Dans le premier cas, on examine les coupes une fois dégelées sur le porte-objet ; dans le second, une fois revenues à leur volume primitif, grâce à l'eau qu'on leur aura ajoutée en quantité suffisante.

83. Il existe une autre méthode pour durcir les objets ; on les dessèche en coagulant leur albumine au moyen de l'alcool. Ce procédé de **durcissement par l'alcool** consiste à traiter les organes de moyenne dimension d'abord par une solution faible, ensuite par des solutions plus fortes d'alcool (un morceau de 1 ccm. sera plongé dans l'alcool à 50°, 70° et 90°, et séjournera 24 heures dans chacune de ces solutions). On peut encore, quand les fragments sont très petits, ne dépassant pas 2 millimètres suivant leur plus petit diamètre, les durcir directement avec l'alcool à 90°, et quand ils atteignent les plus minimes dimensions, ne dépassant pas 1^{mm}, avec l'alcool absolu.

84. Nous donnons ici un tableau dû à *Gay-Lussac*, et qui montre combien de centimètres cubes d'eau distillée on doit ajouter à 100 centimètres cubes d'un alcool donné pour obtenir un alcool plus faible.

2.

Tableau des quantités d'eau en cc. à ajouter à 100 cc. d'un alcool donné pour obtenir un alcool plus faible

Alcools faibles demandés	ALCOOLS FORTS A DILUER												
	95°	90°	85°	80°	75°	70°	65°	60°	55°	50°	45°	40°	35°
90°	6.50												
85°	13.36	6.56											
80°	20.16	13.79	6.83										
75°	29.66	21.89	14.48	7.20									
70°	39.16	31.05	23.14	15.35	7.64								
65°	50.66	41.53	33.03	24.66	16.37	8.15							
60°	63.16	53.65	44.48	35.44	26.47	17.58	8.76						
55°	78.36	67.87	57.90	48.07	38.32	28.63	19.02	9.47					
50°	96.36	84.71	73.90	63.04	52.43	41.73	31.25	20.47	10.35				
45°	117.86	105.34	93.30	81.38	69.54	57.78	46.09	34.46	22.90	11.41			
40°	144.86	130.80	117.34	104.01	90.76	77.58	64.48	51.43	38.46	25.55	12.8		
35°	178.86	163.28	148.01	132.88	117.82	102 84	87.93	73.08	58.31	43.59	27.6	14.3	
30°	224.4	206.22	188.6	171.1	154.3	136.04	118.9	101.7	84.5	67.5	50.6	33.4	16.8

EXEMPLE : On a un alcool à 90°, on veut en faire un alcool à 70° :

On cherche la colonne verticale de l'alcool à 90°, on la suit en descendant et on s'arrête à la rencontre de la colonne horizontale de l'alcool à 70° ; le chiffre trouvé à ce point de rencontre est 31.05 ; donc il faut ajouter 31 cc. 05 d'eau à 100 cc. d'alcool à 90° pour obtenir de l'alcool à 70°. Naturellement si on ne veut faire que 20 cc. d'alcool à 70° il faudra mélanger seulement des parties proportionnelles d'alcool et d'eau, calcul qui se fait avec une extrême rapidité. Dans ce cas, on a 15 cc. d'alcool et 4 cc. 8 d'eau.

La table s'arrête à l'alcool à 30° parce qu'on n'utilise guère d'alcool plus faible en histologie.

85. Les objets frais dérobent à l'œil nu une quantité extraordinaire de détails, parce qu'à l'état frais, les divers éléments du protoplasma réfractent assez uniformément la lumière.

La congélation et la dessiccation présentent de graves inconvénients. La congélation, ainsi que l'ont fait remarquer Key et Retzius (1882) produit, par suite de la formation de cristaux de glace, des déchirures qui restent béantes quand on fait dégeler la coupe.

La dessiccation produit un ratatinement extraordinaire des fragments, surtout dans les organes contenant beaucoup d'eau ; il en résulte des désordres auxquels ne remédie qu'incomplètement l'addition de l'eau.

Pleuge (1896) recommande, s'il s'agit de diagnoses rapides, de fixer les morceaux avec le Formol (V. § 132) avant de leur faire subir la congélation ; au bout d'une demi-heure ou d'une heure à peine, on peut déjà opérer les coupes.

Le durcissement par l'alcool n'est également pas toujours indiqué, lorsqu'il s'agit de la conservation de tissus délicats : il y a plus, dans beaucoup de cas, par exemple pour les noyaux, les nerfs, le tissu adipeux, il est tout à fait inapplicable.

Nous allons maintenant passer en revue les méthodes qui permettent d'examiner la structure de tissus et d'organes épais dans les conditions les plus favorables de relations naturelles sauvegardées, et le plus conformes à l'état vivant.

Ier CHAPITRE

Procédés généraux de fixation.

86. Sous ce titre, nous réunissons les méthodes de fixation d'un emploi également avantageux pour l'examen de presque tous les organes. Appliquées à tel ou tel d'entre eux, elles n'ont pas la même valeur, mais toutes permettent de se faire une idée de leur structure générale.

La **fixation** consiste d'ordinaire à placer dans des liquides connus sous le nom de liquides fixateurs, des fragments pris sur un animal fraîchement tué. La grosseur des morceaux en question est variable ; si l'épaisseur des fragments est faible, on n'a pas à s'occuper de sa longueur ou de sa largeur, comme dans le cas de minces membranes, vu que la pénétration par les liquides fixateurs en est rapide. La grosseur du morceau pourra donc être quelconque, à condition que son plus petit diamètre ne dépasse pas la dimension toujours indiquée ultérieurement. Pour permettre au liquide fixateur d'agir sur tous les côtés de la préparation, il est nécessaire de recouvrir de papier filtre ou de ouate le fond des récipients, et de n'y déposer le fragment qu'après cette précaution prise.

87. Il ne faut jamais perdre de vue dans la pratique de la fixation que les liquides ne sauraient conserver les objets dans l'état où ils se trouvent pendant la vie ; loin de là, ils y introduisent bien des changements au milieu desquels nous cherchons à retrouver les conditions de l'état vivant, et ces changements varient avec les réactifs employés.

88. Les modifications les plus grossières qu'éprouvent les objets dans les fixateurs, ou à la suite des différentes manipulations auxquelles on les soumet, se laissent souvent déjà reconnaître à des indices extérieurs, tels que des changements dans leur forme, leur taille et leur coloration.

Ainsi, par exemple, le *ratatinement* : un objet volumineux, une fois qu'il a été successivement fixé, durci, coloré, inclus, coupé et monté, peut ne plus présenter que 20 0/0 de ses dimensions primitives, et cela, malgré une conservation relativement bonne des tissus ; cette réduction du volume peut même atteindre 40 0/0 dans le cas de petits embryons.

89. La précipitation par les fixateurs des corps albuminoïdes joue un rôle important. Le « pouvoir de précipitation » de nombreux fixateurs a été expérimenté par A. *Fischer* (1899) sur divers corps albuminoïdes, parmi lesquels il relève les trois suivants : 1° l'acide nucléique (préparé avec le levain) ; 2° la deutéroalbumose ; 3° la sérumalbumine.

Le premier a été choisi à cause de ses rapports étroits avec la chromatine ; l'albumose pourrait peut-être apparaître comme produit de digestion dans certains tissus ; quant à la sérumalbumine elle caractérise les deux grands groupes des albumines et des globulines, sensibles aux mêmes fixateurs, surtout aux produits de coagulation.

D'après la façon dont ces corps albuminoïdes se comportent vis-à-vis des fixateurs, et d'après la solubilité ou la non-solubilité des précipités dans l'eau, les fixateurs les plus importants se groupent ainsi :

I. L'acide nucléique n'est pas précipitable, ou ne l'est que sous une forte concentration ; la deutéroalbumose ne l'est pas du tout ; la sérumalbumine est précipitée aussi bien dans les solutions alcalines que dans les solutions acides.

L'acide nitrique, l'acide acétique et l'alcool acidulé avec ces derniers. Précipitants incertains, qui, en excédant, redissolvent souvent les précipités.

II. L'acide nucléique n'est pas précipité ; la deutéroalbumose et la sérumalbumine ne sont précipitées que dans les solutions acides, et non dans les alcalines (ou les neutres). Les précipités sont insolubles.

L'acide osmique, le bichromate de potasse, le mélange d'Altmann, le liquide de Müller.

III. L'acide nucléique, la deutéroalbumose et la sérumalbumine sont précipités dans chaque réaction.

1. Le précipité de l'acide nucléique et de la deutéroalbumose est facilement soluble dans l'eau : la sérumalbumine est coagulée.

L'alcool, l'acétone, l'acide picrique, l'acide picrosulfurique.

2. Tous les précipités insolubles dans l'eau.

L'acide chromique, le sublimé, le chlorure de platine, le formol, la liqueur de Flemming (acide chromo-acéto-osmique), la liqueur de Hermann (mélange d'une solution aqueuse de chlorure de platine, d'acide osmique et d'acide acétique).

Il faut comprendre ici la plupart des mélanges (acide chromo-acétique ; acide chromo-formique ; acide chromique et chlorure de platine ; sublimé et acide acétique), en un mot tous ceux qui sont à base d'acide chromique, de sublimé ou de chlorure de platine, bien que l'autre corps aidant à constituer le mélange appartienne aux groupes I, II ou III.

Fischer (1899) fait remarquer que les mêmes corps albuminoïdes peuvent ne pas être précipités par certains fixateurs doués d'une médiocre « force de précipitation », et, au contraire, l'être dans la suite, pendant leur passage à travers les alcools. Dans ces conditions, le résultat final est moins dû au liquide fixateur employé qu'à l'action du traitement ultérieur.

Bien que toutes les observations de Fischer concernant les corps albuminoïdes *in vitro* ne doivent pas être considérées comme étant forcément applicables à la cellule vivante (1), elles constituent toutefois la pre-

(1) *Bolles Lee* (1902) adresse les critiques suivantes à cette *Théorie de la fixation de Fischer* : D'après cette théorie de la fixation, il s'ensuivrait que les fixateurs les plus énergiques se trouveraient toujours parmi les précipitants les plus énergiques des substances organiques des tissus. Cette déduction ne se vérifie cependant pas d'une façon absolue. Ainsi chacun reconnaît que l'acide osmique est un fixateur des plus puissants. Mais *Fischer* (*op. cit.*, p. 12, 14, 27) trouve qu'il n'est qu'un précipitant incomplet et faible. D'un autre côté, il trouve que l'acide picrique

mière tentative d'une étude méthodique des fixateurs, et nous apprennent par exemple que toutes les structures visibles dans la cellule après l'action des fixateurs, spécialement chaque granulation, n'y existaient pas primitivement. Il ne faut pas entendre par là que toutes les structures dans les objets fixés ne sont que des produits artificiels ou dus à des phénomènes de coagulation ; nous pouvons bien plutôt penser qu'un grand nombre des différenciations du protoplasme et du noyau que nous sommes en état d'observer directement pendant la vie (Flemming, 1882), sont conservées par certains fixateurs.

A. *Fischer* nous a montré la méthode expérimentale qui permet de rapporter les images qui apparaissent après l'action des réactifs à celles qui existent dans la cellule vivante.

Voici la liste des *fixateurs* les plus employés de nos jours :

90. L'*alcool* employé comme nous l'avons indiqué dans le § 83, notamment en forte concentration (90 0/0,

est un précipitant énergique de la majorité des substances cellulaires ; et cependant presque tous les histologistes sont d'accord pour admettre qu'il n'est qu'un fixateur faible et incomplet.

Ces exemples, et d'autres analogues, nous paraissent indiquer que les tables de pouvoirs de précipitation que donne Fischer ne doivent pas être considérées comme donnant exactement la mesure du pouvoir de fixation des réactifs. De plus, l'étude des figures de fixation de l'acide osmique, du formol, et, à un moindre degré, de certains autres réactifs, paraît indiquer que la coagulation des tissus qu'ils produisent est bien accompagnée en partie par la formation de précipités, mais qu'en partie elle ne l'est pas, de sorte qu'une partie notable de la fixation qu'ils fournissent se fait sous forme d'une *coagulation homogène*. Mais, à ces exceptions près, il semble nécessaire d'admettre que la formation de précipités visibles est un accompagnement très répandu, sinon universel, de la fixation, et que, plus est étendu le pouvoir précipitant d'un fixateur (c'est-à-dire plus est grand le nombre des liquides organiques qu'il peut précipiter), et plus seront nombreux les *artefacts* (productions artificielles), ou apparences illusoires dues à la préparation, qu'il peut produire.

(*Note du traducteur.*)

absolu), peut servir encore de liquide fixateur, s'il n'est pas question de détails de structure délicate.

91. D'après *Fischer* (1899), l'alcool, par suite de sa puissante et universelle « force de précipitation », et de la coagulation de la plupart des corps albuminoïdes, sera tout indiqué pour obtenir des précipités durables, tandis que, d'autre part, il sera tout à fait inutilisable si l'on veut conserver dans les préparations des parties constituantes de la cellule, éléments composés d'albumoses et d'acide nucléique, et qui, dans le tissu vivant, sont encore complètement ou à moitié dissous.

92. Il est bon de citer ici un phénomène bizarre qui apparaît après le traitement par l'alcool : le protoplasme et la substance nucléaire s'éloignent à l'intérieur de la cellule *le plus loin possible de la surface* du morceau fixé dans l'alcool, et s'appliquent contre les parois de la cellule qui pourrait ainsi paraître presque vide (« la fuite du contenu de la cellule vers le centre du morceau », *Tellyesniczky,* 1898). Ces changements sont surtout frappants à la périphérie de l'objet.

Un phénomène semblable se passe chez de nombreux embryons traités par le liquide de *Pérenyi.*

93. L'acide chromique (1) s'emploie en solution aqueuse de 1/3 à 1/2 0/0.

Les morceaux à fixer, d'autant meilleurs qu'ils sont plus petits, ne doivent pas dépasser 1 cm. suivant leur plus grand diamètre ; on les place pendant 24 heures dans une très grande quantité, 50 fois au moins leur volume, d'acide chromique. Pour de gros morceaux, on peut changer le liquide au bout de 24 heures et les replacer pendant le même temps dans une solution fraîche, de force égale à la précédente ou un peu supérieure, environ 1/2 0/0. On lave ensuite les objets dans une grande quantité d'eau qu'on renouvelle souvent ou, ce qui vaut mieux encore, dans de l'eau cou-

---

(1) *Lo Bianco* (1890) recommande, pour fixer quelques animaux marins, un mélange en parties égales d'acide chromique 0/0 et d'alcool à 70 0/0.

(*Note du traducteur.*)

rante. Le lavage dure aussi longtemps que la fixation ; après cette opération, les morceaux ne conservent plus trace de la couleur de l'acide chromique.

A leur sortie de l'eau, ces fragments incolores et fixés sont placés pendant 24 heures dans l'alcool à 70° ; puis, au bout du même temps, dans l'alcool à 90. La quantité de l'alcool à employer doit être au moins 30 fois supérieure au volume de l'objet. Les dernières opérations doivent se faire dans l'obscurité.

L'acide chromique a été pour la première fois recommandé par Hannover (1840) comme liquide fixateur et d'un usage autrefois très général ; il est particulièrement propre à fixer les substances chromatiques du noyau.

L'acide chromique fournit avec l'albumine et la gélatine des combinaisons qui ne sont que très peu solubles ; on l'emploie, pour cette raison, comme fixateur. Tappeiner (1890).

94. Le **bichromate de potasse**, en solution aqueuse que l'on élève successivement à 5 0/0 et cela d'une manière très graduée, d'abord à 2 0/0, puis à 3 0/0, 4 0/0, etc., le liquide de **Müller** et celui d'**Erlicki** s'emploient pour l'étude de tous les organes. Le bichromate de potasse et le liquide de Müller rendent à peu près les mêmes services, mais, comme nous l'avons dit, le premier s'emploie en concentration croissante.

Encore ici on doit opérer dans l'obscurité.

95. Le **liquide de Müller** (1859) se compose de :

     2 à 2 gr. 1/2 de bichromate de potasse ;
     1 gr. de sulfate de soude ;
     100 cc. d'eau.

Les fragments qui ne sont pas trop gros se fixent dans l'obscurité avec une extrême lenteur dans ce liquide ; durant la première semaine, on renouvelle le liquide tous les deux jours ; plus tard, deux fois par semaine ; les objets de moyenne grosseur, comme par exemple la moelle épinière de l'homme, exigent une durée d'environ 6 à 8 semaines (1).

96. Le **liquide d'Erlicki**, au bout d'un temps notablement plus court, donne à peu près les mêmes résultats, et s'emploie de la même façon. Il se compose de :

> 2 gr. 1/2 de bichromate de potasse ;
> 1/2 gr. de sulfate de cuivre ;
> 100 cc. d'eau.

On renouvelle le liquide tous les deux jours. La fixation exige 3 à 4 fois moins de temps qu'avec le liquide de Müller.

97. *Tellyesniczky* (1898) recommande l'addition de 5 volumes d'acide acétique pour 100 volumes d'une solution aqueuse à 3 0/0 de bichromate de potasse ; on fixe pendant 1 à 2 jours ; puis, on lave à grande eau, et on commence le traitement ultérieur avec l'alcool à 15°.

98. L'addition de l'acide acétique au bichromate de potasse tire sa raison d'être des recherches de A. Fischer (1899) ; ce savant a, en effet, constaté que, par le bichromate de potasse, de nombreux corps albuminoïdes, notamment en solution alcaline, ne sont pas précipités, tandis qu'ils se précipitent tous aussitôt que l'on ajoute un acide.

99. Ces liquides fixateurs à action si lente sont bien faits pour faire ressortir combien grande est l'influence de la température. Une température élevée hâte singulièrement cette action ; ainsi, avec le liquide d'Erlicki, un séjour de 4 à 5 jours dans une chambre à 40° suffira pour fixer la moelle épinière de l'homme.

---

(1) *Vialleton* (1899) emploie souvent avec succès lorsqu'il s'agit de petites pièces, la liqueur de Müller additionnée d'un peu d'acide osmique dans les proportions suivantes ;

> Liqueur de Müller . . .   100 centimètres cubes.
> Acide osmique à 1 0/0. .   2 à 5   —

On plonge la pièce suspendue par un fil au milieu de ce liquide. On le renouvelle deux ou trois fois en vingt-quatre heures; puis, on le remplace par de la liqueur de Müller pure.

Note du traducteur.

Avec le liquide de Müller, un séjour de 8 à 10 jours dans une étuve chauffée à 30 à 40° (§ 148) par exemple suffira pour fixer un tissu.

Le liquide s'additionne d'un peu de camphre pour tuer les microorganismes. Conformément à la règle générale, on aura soin de ne placer les fragments dans le récipient qu'après en avoir revêtu le fond de papier filtre ou de ouate.

Dans la généralité des cas, on lave les pièces à fixer dans de l'eau que l'on renouvelle ou à l'eau courante jusqu'à ce que toute couleur ait disparu : ce qui exige 1 à 2 jours ; puis, on les porte dans l'alcool à 70° où elles restent 24 heures, et enfin dans l'alcool à 80°.

100. Pour se débarrasser des précipités gênants qui se produisent après la fixation avec le liquide d'Erlicki, il suffit, d'après *Löwenthal*, de faire agir sur eux, avant l'emploi de l'alcool, une solution à 1/2 0/0 d'acide chromique ou bien de l'eau chaude, ou enfin de l'eau faiblement acidulée avec de l'acide chlorhydrique (*Edinger*).

101. Les substances ci-dessus signalées ne conviennent pas pour l'étude des noyaux qu'elles attaquent fortement et dissolvent en partie ; elles sont, même de nos jours, généralement bien moins employées qu'autrefois ; elles jouent toutefois, encore aujourd'hui, un rôle important, notamment dans les recherches sur le système nerveux (V. § 515 et suiv.) et sur l'œil.

102. L'acide osmique a été introduit dans la technique par *Max Schultze* et *Rudneff* (1865). L'acide osmique est très cher ; 1 gramme coûte environ 3 fr. 75 ; c'est un poison très violent dont les vapeurs attaquent les muqueuses.

Dans la solution aqueuse d'acide osmique, les agents réducteurs, non moins que la lumière du soleil, produisent le départ de l'osmium d'un noir métallique ; aussi conserve-t-on cette solution dans des bouteilles noires (1). L'acide osmique se vend dans des verres

(1) PAUL MAYER (1901), grâce à l'addition, dans 100 c.c. d'une

hermétiquement fermés qui en contiennent généralement 1 gramme.

103. L'acide osmique s'emploie en solution
aqueuse variant de 1/2 à 1 ou 2 0/0. Habituellement,
on fait usage d'une solution à 1 0/0. L'acide osmique
fixe momentanément, mais ne pénètre pas suffisamment dans les fragments à fixer ; aussi choisit-on les
morceaux de la plus petite dimension possible, car,
sur un morceau plus gros, les zones superficielles de
l'organe, ne dépassant pas 1/2 mm. d'épaisseur, sont
seules fixées par la solution. Cet acide est un excellent agent différenciant, vu que, en s'oxydant, il modifie diversement à la fois les couleurs naturelles des
divers tissus. C'est ainsi que, sous son action, les
noyaux deviennent d'un jaune sale, les fibres élastiques
d'un brun grisâtre ; le tissu adipeux et la myéline des
nerfs prennent une couleur noire.

On laisse pendant 24 heures agir le liquide dans
un verre très bien fermé ; on lave les morceaux environ une demi-heure ou plus longtemps avec de l'eau
distillée, et on les transporte directement dans l'alcool
à 90°, où ils séjournent en attendant une manipulation ultérieure.

104. L'acide osmique s'emploie aussi en vapeurs,
notamment lorsque de petites portions de tissus ou de
petits organismes demandent à être très rapidement
privés de vie.

La *vaporisation de l'acide osmique* s'obtient en plaçant
quelques gouttes d'acide osmique au fond d'un verre
plat. On y dépose l'objet, ou bien on l'y suspend avec un
fil dans le verre, de façon à ce qu'il ne soit pas en contact avec l'acide, et on couvre le verre.

solution d'acide osmique à 1 0/0, de 10 gouttes d'une solution de
sublimé à 5 0/0, conserve intacte et en pleine lumière, depuis
déjà un an et demi, une solution d'acide osmique qui a à peine
jauni, tandis qu'une autre, non additionnée de sublimé, présente
un dépôt abondant d'acide osmique réduit.

(*Note du traducteur.*)

105. Les objets fixés avec l'acide osmique peuvent, d'après Flemming, être colorés à nouveau avec l'hématoxyline ou avec le carmin aluné ; les préparations de la rétine sont tout particulièrement belles.

106. D'après A. *Fischer* (1899), l'acide osmique employé *seul* ne précipite que très faiblement et très incomplètement les corps albuminoïdes. Il ne produit de précipités dans les cellules (coagulations) que lorsqu'elles ont une réaction acide ; s'il s'agit d'une réaction alcaline, au contraire, il n'agira jamais. Si on acidule légèrement avec l'acide acétique, les substances albuminoïdes se précipitent aussitôt en donnant des produits insolubles dans l'eau.

107. L'acide **chromo-acétique** recommandé par Flemming convient particulièrement pour la fixation des filaments achromatiques. En voici la formule :

> 1/5 — 1/4 gr. d'acide chromique ;
> 1/10 cc. d'acide acétique ;
> 100 cc. d'eau.

Les fragments que l'on veut fixer avec ce liquide ne doivent pas avoir plus de 1/2 cm. de diamètre. On les y laissera environ 24 heures ; puis, on les lavera pendant le même temps dans un courant d'eau, et enfin, après un premier séjour de 12 heures dans l'alcool à 70°, et un second de même durée dans l'alcool à 80°, on les transportera dans l'alcool à 90°. On colore, dans ce cas particulier, avec l'hématoxyline.

108. Une excellente liqueur fixatrice pour les noyaux et les détails de structure du protoplasma est le mélange **chromo-acéto-osmique** de **Flemming** (1882 et 1895). Elle se compose de :

> 1/4 gr. d'acide chromique ;
> 1/10 gr. d'acide osmique ;
> 1/4 gr. d'acide acétique ;
> 100 gr. d'eau distillée.

L'acide osmique ne se vend que dans de petits tubes scellés à la lampe d'une teneur de 1/2 gr. ou de

1 gramme; aussi prendra-t-on de chacune des substances susdites un volume 5 ou 10 fois plus grand dans 500 ou 1.000 grammes d'eau. La liqueur trop longtemps gardée se décompose, au bout d'un certain temps, par l'action de l'air et de la lumière, toutes les fois que l'on débouche le flacon qui la contient. Il convient, en conséquence, dans la formule de Flemming, d'employer les acides osmique, acétique et chromique en solution de 1 0/0. Ces réactifs s'emploient, en effet, journellement, à ces titres de concentration, dans les laboratoires ; on évitera ainsi l'ennui très grand d'avoir à mesurer des quantités minimes. La nouvelle formule sera donc :

10 cc. d'acide osmique à 1 0/0 ;
10 » d'une solution aqueuse d'acide acétique à 1 0/0 ;
25 » d'acide chromique à 1 0/0.
55 » d'eau.

L'emploi de cette liqueur présente de grands avantages, en particulier pour des tissus appartenant à des animaux adultes et en développement. Il n'est pas besoin d'employer une grande quantité de ce liquide pour fixer des fragments toujours petits, ne dépassant pas 1/3 cm. de côté. On le laisse agir 24 heures, et de préférence un temps plus long, pendant des semaines même. Les objets une fois fixés, on les lave pendant 24 heures dans l'eau courante, et on les place, pendant le même temps, successivement dans l'alcool à 70, 80 et enfin 90°.

109. La meilleure coloration des coupes après ce mode de fixation s'obtient avec la safranine. On l'emploie étendue au maximum. Tout ce qui reste ensuite coloré d'un rouge vif est appelé *chromatine*.

110. Voici une solution plus forte proposée par Flemming :

Acide chromique à 1 0/0 . . . 15 vol.
Acide osmique à 2 0/0 . . . . 4 »
Acide acétique . . . . 1 »

L'acide osmique à 2 0/0, qui forme un élément in-dispensable de cette solution, doit être tenu en réserve pour d'autres emplois (V. par ex. § 693).

111. Liqueur de *Fol* (1884).

Acide osmique à 1 0/0 . . . . . . 2 vol.
Acide chromique à 1 0/0. . . . 25 »
Acide acétique à 2 0/0 . . . . . 5 »
Eau. . . . . 68 »

Cette liqueur s'emploie comme la liqueur de Flemming.

112. Liqueur de *Hermann*. On obtient de même d'excellents résultats avec un mélange de :

Acide acétique . . . . 1 cc.
Acide osmique à 2 0/0. . . . . 4 »
Solution aqueuse de chlorure de
platine à 1 0/0 . . . . 15 »

S'emploie comme la liqueur de Flemming.

Après ce liquide, comme après la liqueur de Flemming et tous les mélanges où entre l'acide osmique, on peut faire usage de l'acide pyroligneux ordinaire dans lequel les objets séjournent de 12 à 24 heures, après qu'ils sont soumis à l'action de l'alcool. Il se produit ainsi une coloration particulière de l'objet qui rend inutile l'usage de tout autre colorant. *Hermann* (1893).

Voici trois fixateurs dus à *Vom Rath* (1895) :

113. Mélange d'acides : picrique, osmique et acé-tique. A 1.000 cc. d'une solution aqueuse saturée à froid d'acide picrique, on ajoute 1 gr. d'acide osmique, et, quelques heures après, 4 cc. d'acide acétique. Suivant les dimensions de l'objet, on fixera pendant 1/4 d'heure, une heure, 24 heures ou 48 heures. Puis, on porte celui-ci directement dans l'alcool à 75°. On devra colorer pendant un temps assez long.

114. Mélange d'acides : picrique, osmique, acétique et de chlorure de platine. Dans 200 cc. d'une solution aqueuse concentrée d'acide picrique, on verse 25 cc. d'une solution aqueuse d'acide osmique à 2 0/0 ; puis, on fait dissoudre 1 gr. de chlorure de platine dans 10 cc. d'eau, et, finalement, on ajoute 2 cc. d'acide acétique (solution concentrée).

Si l'on veut obtenir une solution faible, on ne prend alors que 12 cc. d'une solution à 2 0/0 d'acide osmique, à la place des 25 cc.

On fait agir ce liquide, suivant la grosseur de l'objet, un quart d'heure, ou pendant tout un jour ; dans ce dernier cas, il est bon de renouveler la liqueur.

On porte successivement l'organe dans les alcools à 75°, à 95° et dans l'alcool absolu, après un traitement éventuel de 12 à 24 heures par l'acide pyroligneux ordinaire. On colore longuement dans la safranine, et puis dans l'hématoxyline ; ou bien encore, on peut observer sans coloration préalable.

115. Mélange de sublimé et d'acides : picrique et osmique. A 100 cc. d'une solution aqueuse d'ac. picrique, on ajoute 100 cc. d'une solution de sublimé, et puis 20 cc. d'ac. osmique à 2 0/0. (On peut encore y verser 2 cc. d'ac. acétique.) Traitement ultérieur : acide pyroligneux ordinaire, ou bien tannin. On se débarrasse des précipités de sublimé par l'alcool additionné de quelques gouttes d'iode. Colorer pendant longtemps.

116. Le *sublimé* (bichlorure de mercure) est une poudre blanche dont 1 partie se dissout dans : 16 parties d'eau, ou 4 parties d'alcool absolu, ou 4 parties d'éther. Il est généralement employé en solution saturée (il est bon, pour obtenir une solution plus stable, d'y ajouter du sel marin).

Le meilleur mode de préparation en est le suivant : On prend environ 75 gr. de sublimé pour 1.000 d'eau, et on les dissout en chauffant ; on filtre la solution chaude et on la laisse refroidir. Quand le fond du vase refroidi se tapisse d'aiguilles cristallines blanches, le liquide qui reste doit être considéré comme saturé. Des fragments dont le diamètre ne dépasse pas 1/3 cm. sont fixés dans ce liquide au bout de 1 ou de 3 heures, suivant leur grosseur ; on les traite ensuite dans l'alcool à 70° pendant 24 heures ; puis, pendant le même temps, dans l'alcool à 80° et enfin dans l'alcool à 90°, où ils séjournent jusqu'au moment où on les examinera. Cette solution étant concentrée, il se produit, surtout par les variations de température dans l'appartement, des cristaux dans les objets en fixation, mais sans amener de déchirure ni de désordre dans les tissus. Ces cristaux paraissent noirs par transparence, et masquent ce qui se trouve au-dessous ; il convient donc de s'en débarrasser sans altérer les tissus fixés. On y réussit au mieux en ajoutant à l'alcool de petites quantités (quelques gouttes pour 100 cc.) d'une teinture d'iode (P. Mayer) (1887) (une solution alcoolique saturée d'iode), ou une solution d'iodure de potassium ioduré (V. § 79).

On ajoute de l'iode jusqu'à ce que la teinte d'un jaune pâle de la liqueur ne disparaisse plus ; cette addition peut se faire aussi bien à l'alcool à 70° qu'à celui que l'on emploie au moment même, à 80°, ou qu'à l'alcool à 90°, dont on ne fera usage que 24 heures après. On a ainsi raison des cristaux que le sublimé forme dans les coupes. Il ne faut pas employer d'instruments métalliques dans les manipulations d'objets traités par le sublimé ; on se sert, dans ce cas, de cuillères en corne, d'aiguilles de verre et de baguettes de bois.

117. On arrive à fixer encore plus rapidement en employant une solution de sublimé portée à la température de coagulation de l'albumine. On ne doit pas y laisser les objets au delà d'une demi-minute. Les tout petits, dépourvus de tissu conjonctif, n'auront besoin que d'être plongés une seule fois dans une solution bouillante de sublimé ; ce qui importe ici, c'est seulement la température et non le sublimé, qui, dans ce court espace de temps, peut à peine pénétrer, même dans des objets de petite dimension.

118. Solution de sublimé au sel marin. On remplace l'eau par une solution de sel marin à 0,5 0/0. On l'emploie comme le sublimé à l'eau.

3.

119. *Alcool* et *Sublimé* : 3 à 4 grammes de sublimé, 0 gr. 5 de sel marin, 100 c. c. d'alcool à 50° —
On fixe pendant 12 à 24 heures : puis : alcool avec
addition d'iode... etc. comme plus haut.

120. Après le sublimé, on peut avoir recours à la
plupart des colorants, y compris les couleurs d'aniline ;
à côté des colorations des coupes, on peut recommander spécialement, avant l'emploi du microtome, les
colorations en masse avec le carmin boraté (Voir § 256)
et le Paracarmin (Voir § 259).

121. *Solution de sublimé à l'acide chromique* (Lo-
Bianco). C'est le produit du mélange d'une solution de
sublimé et d'acide chromique à 1 0/0 dans le rapport
de 2 vol. à 1 vol.

Suivant la grosseur de l'objet, la durée de la fixation est de 2 à 4 heures ; puis, on lave à l'eau, et on
transporte dans l'alcool à 70° avec addition d'iode,
comme dans le § 116. Il n'est ici question que de
petits objets ne dépassant pas un diamètre de 1/3 cm.
Cette méthode est réservée pour des cas spéciaux (V.
le chapitre consacré à la technique embryologique,
Amphibiens).

122. Le liquide de *Zenker*. A 100 c. c. de liquide
de Müller, *Zenker* (1894) ajoute 5 grammes de sublimé
et 5 c. c. d'acide acétique. Les morceaux séjournent au
moins 24 heures dans ce mélange ; puis, sont lavés à
l'eau courante, et transportés graduellement dans
l'alcool fort.

Le liquide de Zenker pénètre très facilement dans
les tissus ; il fixe également bien les structures nucléaires et protoplasmiques sans porter aucunement
atteinte à la coloration des éléments. Voir aussi Mercier (1894).

123. Une solution à 3-5 0/0 d'*acide nitrique* (acidum nitricum purissimum avec 70 0/0 d'acide et d'un

poids spécifique de 1,40) donne de bons résultats pour les petits objets. On ne doit pas fixer au-delà de six heures, et on transporte successivement ces derniers dans les alcools à 70°, 80° et 90°, dans chacun desquels ils séjournent pendant 24 heures.

Les solutions plus fortes, notamment si on les fait agir plus longtemps sur les tissus, dissolvent la chromatine.

124. La solution aqueuse concentrée à froid d'*acide picrique* (3/4 gr. d'acide picrique environ se dissolvent dans 100 cc. d'eau froide) peut, seule, être employée avec succès comme liquide fixateur dans le cas d'objets petits ou moyens.

D'après la taille de l'objet, on peut laisser cette solution agir pendant quelques jours, ou même quelques semaines. On lave à l'eau, puis on passe aux alcools. Coloration à l'hématoxyline, au carmin, etc.

L'acide picrique employé seul ou mélangé à l'acide osmique, fut tout d'abord recommandé par *Gasser* (1878).

Après l'emploi de l'acide picrique, apparaissent très nettement les contours des cellules et leurs limites.

125. Pour les organes qui ne contiennent pas beaucoup de tissu conjonctif, notamment chez les embryons, on recommande l'emploi de l'**acide picro-sulfurique** de **Kleinenberg** (Voir dans Foster et Balfour, 1876) ou de l'**acide picro-nitrique** de **Paul Mayer** (1881). Pour obtenir le premier, on prend une solution aqueuse saturée d'acide picrique, et on verse un volume d'acide sulfurique concentré dans 100 d'acide picrique ; il se forme un précipité abondant ; après 24 heures, on filtre en additionnant le liquide filtré de 2 fois son volume d'eau.

L'acide picro-nitrique se prépare en ajoutant 2 cc. d'acide nitrique officinal à 100 cc. d'une solution aqueuse concentrée d'acide picrique. Il se forme peu à peu un précipité dont on se débarrasse en filtrant. Le liquide obtenu est prêt à être employé.

Des fragments aussi petits que possible, ne dépassant en aucun cas 1/2 cm. de côté, séjourneront trois heures au maximum dans l'une de ces deux dernières liqueurs. Ils y deviennent d'un jaune très vif. On les lave alors dans les alcools à 70, 80 et 90° que l'on a soin de renouveler souvent ; ils restent 24 heures dans chacun d'eux, jusqu'au moment où la couleur jaune a presque complètement disparu. Les coupes de préparations ainsi fixées se colorent merveilleusement à l'hématoxyline.

126. *Sublimé, Acide picrique. Rabt* (1894) recommande le mélange suivant :
Solution aqueuse concentrée de sublimé . . . 1 vol.
   —   —   d'acide picrique . 1 »
Eau distillée . . . . 2 »
La fixation dure 12 heures ; puis, 2 heures dans l'eau ; ensuite dans l'alcool, d'abord faible ; après quoi, dans les alcools à concentration rapidement croissante de façon à ce que l'objet se trouve dans l'alcool à 80 ou 90 au bout de 24 heures. — Addition de teinture d'iode à l'alcool absolu (spécialement pour embryons âgés et aussi pour disques germinatifs).

127. *Schaffer* (1896) emploie ce mélange sans le diluer (solution de sublimé : 1 vol. ; solution d'acide picrique : 1 vol.) pour les tissus et les organes. On fixe pendant 12 à 48 heures : il est bon de ne pas laver : les morceaux sont portés directement dans l'alcool, additionné de teinture d'iode et de carbonate de lithine afin de se débarrasser du sublimé et de l'acide picrique.

128. Le liquide de Pérenyi se compose de :
Ac. nitrique à 10 0/0 . . . . 40 cc.
Alc. absolu. . . . . 30 »
Solution aqueuse d'ac. chrom. à 1/2 0/0 . . . 30 »
Il fixe en quelques minutes, en un quart d'heure au plus. On lave à l'alcool à 70°.
Pour la fixation des figures chromatiques aussi bien que pour celle des achromatiques, Rabl (1885) recommande les deux liqueurs suivantes :

129. L'*acide chromo-formique* se prépare avec : 100 cc. d'une solution d'acide chromique à 1/3 0/0. 2 à 3 gouttes d'acide formique.
Des morceaux réduits aux plus petites dimensions pos-

sibles restent soumis à l'action de ce liquide 24 heures ; puis, on les lave à l'eau le même temps. Ils séjournent ensuite de 24 à 36 heures dans l'alcool à 60, 70°, et sont portés de là dans l'alcool absolu. (Les figures chromatiques subissent un léger gonflement dans cette solution.

130. De la même façon et pour le même usage, on emploiera *une solution à 1/3 0/0 de chlorure de platine.* Elle ne se réduit ni à la lumière, ni sous l'action de la chaleur. (Cet agent de fixation provoque un faible ratatinement dans les filaments chromatiques.)

131. *Chlorure de platine* et *sublimé. Rabl* (1894).
Solution à 1 0/0 de chlorure de platine . . . .   1 vol.
Solution aqueuse concentrée de sublimé. . . .   1 »
Eau distillée . . . .   2 »
Même traitement qu'avec le mélange de sublimé et d'acide picrique (V. § 126). Il faut employer le liquide fixateur en grande quantité ; spécialement recommandé pour les embryons.

132. *Formol.* Introduit dans la technique par *F. Blum.* Le formol qui se trouve dans le commerce contient 40 0/0 d'aldéhyde formique ; on l'emploie le plus souvent additionné de 10 fois son volume d'eau.

Ce liquide est surtout désigné pour conserver des pièces entières qu'il ne déforme ni ne décolore. Il n'est pas recommandable pour les observations histologiques (1).

Fischer (1899) pense que la solution à 25 0/0 de formol est la plus rationnelle.

Le formol est encore précieux en ce que des préparations qui doivent être obtenues par les procédés de Golgi (V. § 343) ou de Weigert (V. § 337) peuvent au

---

(1) *Vialleton* (1899) déclare que pour les objets très délicats comme les embryons, une solution de Formol à 3 0/0 donne de bons résultats. Quant aux viscères : rein, poumon, foie, ovaires etc., ils doivent être fixés dans une solution de 4 à 6 0/0 ; le système nerveux central étant très bien fixé par une solution à 10 0/0.
De son côté, *Paul Mayer* (1901) emploie avec succès pour les animaux marins un mélange de 1 partie de Formol et de 9 parties d'eau de mer.
(*Note du traducteur.*)

préalable être conservées pendant longtemps dans ce liquide (1).

133. Nous renvoyons à *Reinke* (1893) et à *A. Fischer* (1899, p. 29) pour l'emploi du *Lysol* en solution à 10 0/0, en vue de l'obtention de détails histologiques minutieux (Lysol 10 ; Eau 60 ; Alc. 30 : ou bien : Lysol 10 ; Eau 50 ; Alcool 30 ; Glycérine 10). On le fait agir sur les tissus vivants (spermatozoïdes, poils, œil, reins, cellules épithéliales, fibres musculaires lisses et striées, nerfs, tissu conjonctif, cartilage hyalin, os, épithéliums cornés).

(1) *Bouin* (1897) emploie comme *fixateur* un liquide ainsi composé:

Acide picrique, solution aqueuse saturée. . . . 75
Formol. 20
Acide acétique glacial. 5

Dans certains cas, l'addition à ce liquide, au moment de l'emploi, d'une très faible quantité d'une solution de chlorure de platine à 1 0/0 donne plus d'homogénéité aux éléments ainsi traités.

Lavage à l'eau distillée : 2 à 10 heures selon la grosseur (les pièces seront peu volumineuses, autant que possible, malgré que ce liquide soit très pénétrant et puisse servir pour de gros morceaux).

Déshydratation (soignée !) par les alcools, en commençant par l'alcool à 40° (environ).

(La fixation par le formol picro-acétique est peu solide et demande beaucoup de soins dans la déshydratation et l'enrobage).

Ne pas passer par l'alcool absolu, si possible, ce que permet la pénétration par le chloroforme ou l'acétone, le sulfure de carbone.

Enrober dans la paraffine en laissant les pièces d'une demi-heure à une heure dans le mélange de la paraffine et du chloroforme (p. ex.) à 35° environ, et laisser les pièces dans la paraffine pure (48° ou 52°) pendant 5 minutes ou plus, si leur taille est très faible.

Comme procédé de coloration après cette méthode de fixation, Bouin a employé de préférence la méthode de Heidenhain à l'hématoxyline ferrique. Cette coloration réussirait mieux après l'action du formol picro-acétique qu'après celle du sublimé. Les couleurs d'aniline ne donnent guère de bons résultats. Quant aux différentes hématoxylines (Bœhmer, Delafield, Hémalun), elles prennent très bien après l'action mordançante de ce réactif. D'une manière générale, cette méthode fixe bien les éléments épithéliaux, surtout les œufs, les cellules testiculaires volumineuses de beaucoup d'Arthropodes ; mais elle conserve mal les parties conjonctives et musculaires des organes.

(Note du traducteur.)

134. Après avoir ainsi fixé des objets suivant une des méthodes susdites, nous allons voir comment on peut inclure et couper les préparations qui se trouvent dans l'alcool. Mais si ces dernières restent trop long-temps dans ce liquide, elles s'y durcissent quelquefois à ce point qu'on éprouve alors une grande difficulté à les couper. Aussi est-il souvent très avantageux d'inclure immédiatement dans la paraffine, ou de transporter dans le *Paraffinum liquidum (Samassa)* pour l'y conserver, le matériel que l'on ne veut pas soumettre immédiatement à l'action du microtome, et pour lequel on redouterait un séjour trop prolongé dans l'alcool.

On observera alors les règles qui sont décrites dans le chapitre suivant.

IIe CHAPITRE

Inclusion.

135. Les objets fixés ne possèdent pas toujours une consistance qui permette de les couper ; quelques-uns en sont si dénués qu'on ne saurait les prendre avec la main. On y supplée en incluant l'objet dans une substance susceptible de durcir. On coupe alors le tout comme si on avait affaire à la substance seule, étant supposé naturellement que l'objet n'est pas plus dur que ne l'est la masse à inclusion.

Les substances à inclusion les plus communément employées sont la paraffine, la celloïdine et le collo-dion (1).

---

(1) **A. *Nicolas* (1895)** recommande la *gélatine* comme masse d'inclusion. Voici les instructions du Professeur de Nancy : Un bloc de gélatine aqueuse plongé dans du *formol* acquiert au bout d'un certain temps. si du moins la proportion de gélatine est suffisante, une consistance ferme et élastique comparable à celle du collodion épais durci par l'alcool, et sans subir le moin-

136. Pour la plupart des recherches histologiques et embryologiques, la *paraffine* est la meilleure substance à inclusion : c'est à elle qu'on doit avoir re-

dre retrait. De plus, il devient extrêmement transparent, si bien que tous les détails d'une pièce occupant son centre demeurent parfaitement visibles, même au travers d'une épaisseur de plusieurs centimètres de gélatine. Ce bloc est complètement insoluble dans l'eau. Il peut y séjourner un temps très long (plusieurs mois) sans se modifier, en quoi que ce soit, notamment sans se gonfler. On peut donc, pour le conserver, le déposer dans un vase plein d'eau, d'eau alcoolisée ou d'eau glycérinée. Il est en outre complètement imputrescible. Enfin, il peut demeurer à l'air plusieurs heures, et même plusieurs jours sans changement appréciable de volume. Le seul défaut du bloc ainsi durci est d'être parfois cassant et de s'effriter, si toutefois on le comprime très fortement, ce que l'on peut toujours éviter. En tous cas, l'addition d'une certaine quantité de glycérine à la masse de gélatine (8 à 10 0/0 environ) la rend plus élastique, plus résistante à la pression, sans diminuer sa consistance. L'auteur n'a d'ailleurs pas encore déterminé d'une manière précise la proportion de glycérine la plus favorable.

Pour réaliser l'inclusion de pièces, on procède comme on le fait avec le collodion, c'est-à-dire qu'on les laisse baigner pendant un temps plus ou moins long, selon leur volume, successivement dans les masses de gélatine de plus en plus concentrées, maintenues en fusion sur une étuve. C'est ainsi qu'ont été traités des fragments de moelle épinière et des cerveaux entiers de chats et de chiens de petite taille, des yeux de chien et de porc, des embryons de brebis de 3 à 4 centimètres. Ces pièces, durcies dans le liquide de Müller et lavées longtemps à l'eau courante, furent portées d'abord dans une solution aqueuse de gélatine très fluide (3 à 5 0/0), chauffée à peu près à 25° C., puis, après un jour ou deux, dans une solution à 10 0/0 ; enfin, après le même laps de temps, dans une gelée épaisse renfermant de 20 à 25 0/0 de gélatine (en poids), additionnée de 8 à 10 0/0 de glycérine, et maintenue fluide à une température de 35° C. environ. S'il s'agit de pièces conservées dans un autre liquide (l'alcool ou le formol par exemple) il faudra toujours, on le conçoit, l'éliminer soigneusement par un lavage prolongé avant de procéder au bain de gélatine. — La gélatine dont s'est servi Nicolas est la gélatine fine en lamelles (dite colle de Paris) ; il vaut mieux la filtrer pour obtenir le maximum de transparence de la masse d'inclusion. On les y laisse 2 ou 3 jours ou plus longtemps, s'il s'agit de plus grosses pièces, de cerveaux humains par exemple. Il faut avoir soin de fermer, avec une plaque de verre ou autrement, les récipients qui renferment la gélatine épaisse chaude, parce que, après un certain temps de séjour à l'étuve, ses couches superficielles s'épaississent et forment une sorte de croûte dense. La masse cesse d'être homogène, les pièces qui surnagent au

cours s'il s'agit d'obtenir des coupes minces sériées de petits objets, par exemple d'embryons et d'œufs. On pourra alors coller ces coupes sur le porte-objet (voir chap. 5), et les soumettre à l'action des différents colorants. C'est encore la paraffine qu'on emploiera quand on voudra appliquer les méthodes de reconstruction (voir chap. 9).   ·

137. L'inclusion dans la *celloïdine* se recommande

début sont englobées par cette croûte et s'imbibent mal.

La durée totale du bain a été pour les plus grosses pièces de 5 à 6 jours, dont 3 dans la solution épaisse.

Finalement, les organes sont déposés dans une petite boîte en papier remplie de la gélatine épaisse dont ils sont imprégnés, et, dès que celle-ci a cessé, par suite du refroidissement, d'être coulante, le tout est porté dans du formol. Une solution à 5 0/0 et même plus étendue de formaldéhyde réussit bien. Après quelques jours, les blocs de gélatine sont durs. On les conserve dans une solution faible de formaldéhyde (1 0/0), dans de l'eau glycérinée ou alcoolisée, plus simplement dans de l'eau ordinaire.

L'inclusion de pièces déjà *passablement volumineuses* se trouve ainsi réalisée par un moyen très simple, rapide et aussi peu dispendieux.

Les organes inclus dans la gélatine peuvent être utilisés pour l'étude microscopique, la consistance de la masse, qui est celle d'un bon collodion, permettant la confection de coupes minces au microtome. Il faut alors fixer le bloc à couper sur un liège. Dans ce but, Nicolas s'est servi d'une colle composée de gélatine et d'acide acétique (parties égales) mélangés et fondus au bain-marie avec un quart d'alcool fort et un peu d'alun.

Il faut reconnaître que la gélatine, sous l'action des teintures, se colore intensément et d'une façon tenace, ce qui est un inconvénient pour l'observation microscopique.

Peut-être pourrait-on inclure des pièces colorées en masse, naturellement dans une solution aqueuse, et soigneusement débarrassées par lavage de l'excès de couleur.

Le montage des coupes se fait soit dans un milieu aqueux, soit dans un milieu résineux, après déshydratation et éclaircissement.

Pour étaler complètement les coupes et les éclaircir, on a recours au crésylol ; aucun des liquides habituels, tels que le xylol, la térébenthine, le toluène, l'essence de cèdre etc., ne parvient à les déplisser, tandis que dès qu'elles sont transportées, au sortir de l'alcool absolu, dans le crésylol, elles se déroulent et s'étalent entièrement.

Il n'y a plus enfin qu'à ajouter le baume et à couvrir avec la lamelle.

(Note du traducteur.)

pour les gros objets (2 cm. de côté ou au-dessus), et aussi pour ceux de plus petite dimension, provenant de tissus de consistance variable, ou trop durs pour être coupés dans la paraffine, tels que : épiderme, os décalcifiés, coupes épaisses de muscles lisses. Dans les recherches sur les organes nerveux centraux d'après la méthode de Weigert, la celloïdine ou le collodion doivent être toujours préférés à la paraffine ; des fragments inclus dans la celloïdine ou le collodion ne se laissent couper qu'à l'état humide, et ne donnent pas de sections aussi minces que ceux qui ont été imprégnés à la paraffine.

138. L'inclusion à la paraffine a pour résultat la pénétration de cette substance entre toutes les parties les plus petites de l'objet, cellules et noyaux ; cette opération s'effectue comme nous l'avons déjà vu dans le cas de l'alcool.

Si l'on se bornait à porter l'objet, de l'alcool dans la paraffine fondue, et à laisser le tout durcir, la paraffine ne pénètrerait pas, car elle ne se mêle pas avec l'alcool ; le fragment serait simplement inclu dans la paraffine ; il n'en serait ni pénétré, ni imprégné. Il faudra donc, avant de placer l'objet dans la paraffine, le porter dans un liquide susceptible de se mélanger tout ensemble avec l'alcool et la paraffine.

139. Il existe toute une série de ces liquides, par exemple le toluène, le xylol, le chloroforme, ainsi que différentes huiles, l'huile de térébenthine (1), l'huile de Bergamott (qui est chère) et l'huile de cèdre. C'est

---

(1) L'huile de térébenthine jouit de la propriété de décolorer et de dissoudre les granulations qui ont été noircies par le mélange chromo-acéto-osmique. *Loewenthal* (1888) a montré que, parmi ces granulations noircies par l'osmium, « la plupart deviennent invisibles ; certaines d'entre elles persistent, mais leur coloration noire perd beaucoup de son intensité ».

(Note du traducteur.)

Giesbrecht qui, le premier, a recommandé le chloroforme comme excellent liquide intermédiaire.

Ces liquides, et surtout le toluène, le xylol et le chloroforme peuvent, dans ce cas comme dans beaucoup d'autres, s'employer indifféremment l'un pour l'autre. Pour plus de simplicité, nous ne parlerons le plus souvent que du *xylol*.

140. Il est à remarquer que le xylol et l'eau ne se mélangeant pas, on ne devra pas transporter l'objet de l'alcool à 90 0/0, dans le xylol, sans lui avoir auparavant enlevé toute son eau au moyen de l'**alcool absolu**.

L'alcool absolu du commerce n'est ordinairement que de l'alcool à 98 ou 99 degrés. On peut en enlever l'eau en y plaçant des morceaux de sulfate de cuivre calciné.

On se procure ce dernier dans le commerce ; on le lie, et on le coud, au moyen de fil, dans de petits sacs en linge qu'on dépose dans des flacons où l'on conserve l'alcool absolu. Ces flacons, doivent toujours être bien fermés, vu que l'alcool absolu s'empare de l'eau contenue dans l'air.

141. Pour obtenir une pénétration graduelle des différentes substances, et rendre l'imprégnation moins brusque, on porte les objets, du xylol, non directement dans la paraffine pure, mais, tout d'abord, dans un **mélange** où le xylol entre pour une plus grande part que la paraffine. On place le mélange dans une étuve (V. § 148) de 50 à 55° C. ; le xylol s'évapore peu à peu au bout de quelques heures, et il ne reste que la paraffine presque pure. Comme elle ne se purifie pas entièrement, il restera à reporter l'objet dans la **paraffine pure** pendant quelques heures.

142. *Espèces de paraffine.* Suivant la saison à laquelle on fera les coupes, on emploiera des paraffines de points de fusion différents ; celle qui fond à 50° par des températures faibles, celle qui fond à 55°, par des températures plus élevées.

On fera bien d'opérer avec diverses sortes de paraffine et d'en faire un mélange. On tient comme la plus molle celle qui fond entre 45 et 50 degrés, et comme la plus dure, celle qui fond entre 55 et 60 degrés. Suivant que l'on prend plus ou moins de l'une ou de l'autre, on obtient, par tâtonnements, une paraffine qui fond à la température désirée.

143. Graf Spee (1885) recommande la paraffine surchauffée, notamment pour les coupes en tænia (V. § 200). Voici son procédé :

On fond la paraffine de 50° dans une coupe en porcelaine ouverte, exposée à la flamme d'une lampe à alcool ; d'épaisses vapeurs blanches d'une odeur désagréable se produisent au bout de une à six heures, suivant la quantité de paraffine employée : bientôt, elle se réduit un peu de volume, et son point de fusion s'élève de quelques degrés ; l'opération est terminée quand la masse se colore en jaune brun rappelant la cire jaune ou le miel. (On trouvera cette paraffine chez Grübler, à Leipsick.)

144. La *durée* pendant laquelle le morceau à inclure doit rester dans chacun des différents milieux, se règle d'après sa grosseur ; la plus longue sera celle de son séjour dans l'alcool absolu, dans le but de lui enlever entièrement son eau, et dans le mélange de xylol-paraffine pour amener l'évaporation la plus complète du xylol.

Voici un tableau indiquant en heures la durée la plus convenable pour des morceaux de grosseurs différentes :

	Petits objets au-dessous de 1 mm. de côté.	Objets moyens jusqu'à 5 mm. de côté.	Gros objets au-dessus de 5 mm. de côté.	Très gros objets.
Alcool absolu.	2	6	24	Temps
Xylol...........	1/2	2—3	3—4	plus long,
A partir de ce				mais aux
moment, dans				dépens de
l'étuve :				la bonne
Xylol-paraffine	1	4	6	conserva-
Paraffine......	1/2	2	3—4	tion.

Le séjour dans l'étuve ne présente pas de danger, étant supposé que l'eau a été bien enlevée, et que les objets n'y restent pas trop longtemps.

145. Il n'est pas nécessaire que l'opération de l'imprégnation soit continue ; on peut très bien sortir le soir de l'étuve le morceau qui se trouve dans la paraffine pure, et l'y remettre le matin. Il vaut mieux, dans tous les cas, agir ainsi, que de laisser toute la nuit les morceaux dans l'étuve, et risquer qu'ils s'y détériorent.

146. Si l'on veut rendre l'action graduelle et uniforme, on peut, au lieu de porter l'objet du xylol dans le mélange, ajouter au xylol des morceaux de paraffine fondue. Celle-ci, en fondant, se mélangera graduellement au xylol, pendant que ce dernier s'évaporera.

S'il s'agit d'objets très délicats, on peut opérer avec ménagements le transport de l'alcool absolu dans le xylol, en additionnant peu à peu l'alcool de xylol.

147. Naturellement on peut, au lieu du xylol, employer d'autres liquides, signalés § 139, dissolvant la paraffine. Le chloroforme convient particulièrement à cette fin. On porte l'objet de l'alcool absolu dans le chloroforme. Tout d'abord, il surnage à la surface ; mais, peu à peu, à mesure que le chloroforme prend la place de l'alcool, il tombe au fond. On opèrera, dans la suite, d'une manière analogue à la précédente : mélange chloroforme-paraffine ; paraffine pure.

148. Une **étuve** consiste en une caisse en fer blanc à double paroi, muni d'un couvercle simple.

L'espace compris entre la paroi intérieure et la paroi extérieure est rempli d'eau ou de glycérine. Un thermomètre en indique la température. Le couvercle de la caisse qui joue le rôle de chambre chaude, est percé d'un trou dans lequel on place un thermomètre *tt*. Le meilleur mode de chauffage est fourni par une flamme de gaz. L'étuve devant être maintenue à une température fixe donnée, un mécanisme empêchera que la température s'élève, une fois que le degré de chaleur désiré aura été obtenu. Ce mécanisme consiste dans un régulateur qui diminuera l'afflux de gaz, et par suite la flamme (fig. 3, *R*).

149. On fait aussi des étuves en forme d'armoires présentant sur le devant une porte en verre. Dans l'intérieur, sont disposées des étagères sur lesquelles on peut placer des godets à paraffine, etc. (fig. 3). On peut se les procurer chez Jung d'Heidelberg.

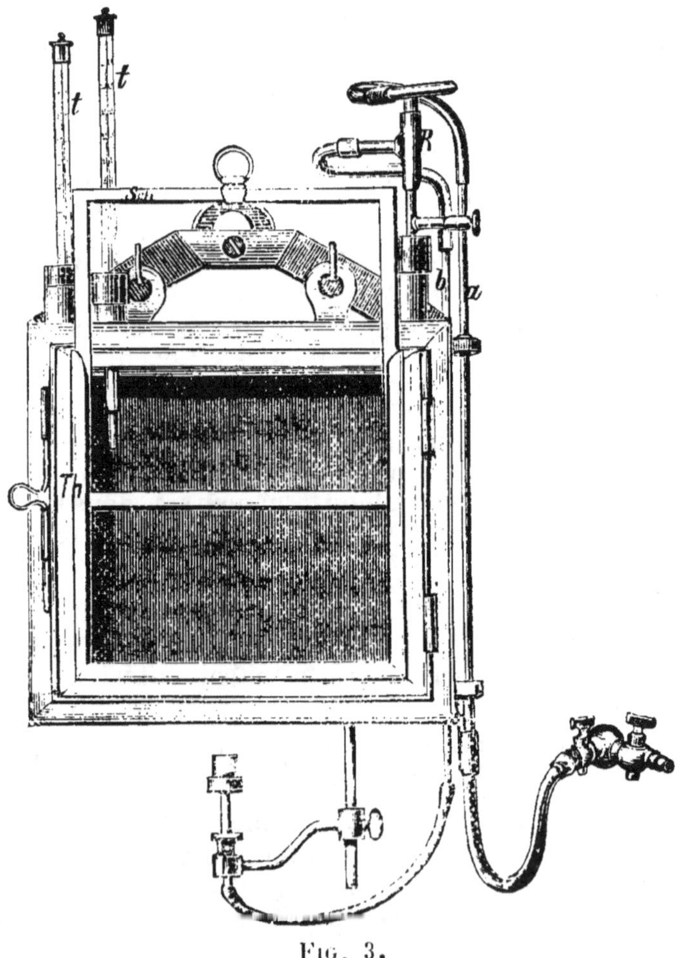

Fig. 3.

150. Le **régulateur** *R*, enchâssé dans une seconde ouverture percée à travers le couvercle de la boîte interne, consiste, dans sa forme la plus simple, en deux tubes de verre qui entrent l'un dans l'autre sans se toucher. Le tube interne plus étroit donne passage au gaz qui vient dans le tube extérieur plus large. Ce dernier est fermé à ses deux extrémités, mais il porte une ouverture latérale par laquelle le gaz sort et se rend au bec.

Le tube plus étroit n'atteint pas tout à fait le fond de l'autre ; celui-ci est rempli en partie d'un liquide, de mercure par exemple, dans lequel, la température voulue de l'étuve une fois obtenue, on plonge la pointe du tube étroit taillée en biseau.

Si la température s'élève, la colonne de mercure s'élèvera aussi et rétrécira, peu à peu, l'ouverture, de manière à donner passage à une moindre quantité de gaz.

Pour éviter qu'une élévation de température trop rapide, ou que la fermeture complète du gaz n'amène l'extinction de la flamme, on a ménagé, vers le haut, dans le tube étroit, une petite ouverture qui donne constamment passage à un faible écoulement de gaz (1).

(¹) *Regaud* (1901) a imaginé un nouveau bain de paraffine chauffé par l'électricité. On trouvera une description complète de l'appareil dans une brochure intitulée « Instruction pour le montage et l'usage du Bain-de-Paraffine électrique » Lyon-S.-Maury, constructeur-électricien, quai Claude-Bernard, 1902. Voici, d'après l'auteur, les avantages de ce nouveau bain de paraffine :

1° La suppression du gaz d'éclairage et du pétrole (dans les laboratoires où l'on dispose d'une distribution d'électricité). Chacun connaît les inconvénients de ce procédé de chauffage ;

2° La suppression même des étuves à paraffine, lourdes, encombrantes, à mise en marche lente, à régulation précise presque impossible ; un remplacement par un appareil peu volumineux, léger, transportable aisément, propre, à mise en marche rapide ;

3° La régulation extrêmement précise, sans tâtonnements, absolument automatique et indéfinie, modifiable à volonté.

4° L'économie, soit dans le prix de revient de l'appareil, soit dans son fonctionnement, ce fonctionnement pouvant être intermittent à cause de la mise en marche rapide et du caractère automatique de la régulation, enfin la chaleur produite étant directement utilisée.   (*Note du traducteur.*)

151. On peut, en certaines circonstances, obtenir la paraffine ou le mélange à une température voulue, par d'autres procédés plus simples, mais moins sûrs ; on peut, par exemple, se servir d'un verre plein d'eau, que l'on chauffera à la flamme d'une lampe à alcool ; il sera possible d'obtenir une température à peu près constante en modérant ou activant la flamme, l'œil constamment fixé sur le thermomètre.

Les capsules à paraffine, etc... ne doivent pas être posées sur le fond du vase, mais bien sur un support ou sur un petit banc afin d'éviter l'influence directe de la flamme.

Avec ce procédé, on a à lutter contre certains inconvénients, entre autres contre la vapeur d'eau qui, en se condensant, peut amener la formation d'eau dans les capsules à paraffine. On a essayé d'y obvier en plaçant sur le récipient un couvercle portant des ouvertures qui permettent d'y tenir les godets supendus.

152. Un très élégant appareil de ce genre, connu sous le nom d'*étuve de Naples* est exclu de certains usages parce que les petites cupules à paraffine n'y sont chauffées que par dessous.

153. L'objet ainsi inclu dans la paraffine pure est alors jeté dans un moule.

On induit celui-ci d'une mince couche de glycérine qui permet d'en retirer facilement la paraffine une fois durcie.

Comme moule, on emploie pour les objets de moyenne grosseur, une double encoignure établie sur une plaque de verre, consistant en deux plaques métalliques de cuivre ou de laiton à angle droit, qu'on peut disposer de façon à obtenir un moule de dimension variable.

On use souvent, en guise de moule, de petites caisses en papier ou en étain, dont la confection est à la portée de chacun.

Pour de très petits objets, un verre de montre servira très bien de moule.

154. Voici comment on procède à l'inclusion. On commence par bien enduire de glycérine le moule et la plaque de verre qui forme le plancher ; puis, on chauffe légèrement une spatule et une aiguille à la flamme de la lampe à alcool (la spatule est une plaque généralement en fer-blanc, mais de préférence en platine, et munie d'un manche) : on verse la paraffine dans le moule, et l'on y transporte l'objet avec la spatule chauffée.

On l'oriente alors, ce qui revient à le placer avec l'aiguille chaude dans la position où il doit plus tard être coupé. L'orientation s'impose pour bien des objets, car elle devient très difficile et même impossible, une fois la paraffine refroidie et devenue opaque.

L'orientation opérée, on attend la formation, à la surface de la paraffine, d'une pellicule que l'on peut hâter en soufflant dessus : à ce moment, on plonge le moule dans l'eau froide pour provoquer un refroidissement aussi prompt que possible, condition indispensable, car la paraffine refroidie lentement n'est pas aussi homogène et ne se coupe pas aussi bien qu'après avoir subi un refroidissement brusque.

Après un séjour de 30 minutes environ dans l'eau froide, les objets de moyenne taille sont suffisamment durcis et peuvent être retirés du moule.

155. L'inclusion dans le **collodion** a été introduite dans la technique microscopique par **Duval**. **Schiefferdecker** (1882) a, sur la recommandation de **Merkel**, introduit dans la technique la **celloïdine** comme son succédané (1). Au sujet des objets qui réclament l'inclusion à la celloïdine, consulter § 137.

(1) *Duval* recommande plutôt l'emploi du collodion qui est une substance beaucoup moins chère et qui, au total, donne d'aussi bons résultats. On fait des solutions de collodion d'abord diluées que l'on épaissit à volonté. Il a imaginé, pour maintenir les éléments en place, un procédé très ingénieux connu sous le nom de « Collodionnage des surfaces de section ». V. note du § 425.   (*Note du traducteur.*)

156. L'*inclusion à la celloïdine* s'opère de la façon suivante : La *celloïdine* que l'on achète en tablettes contient une certaine quantité d'eau et, par suite, fournit des blocs qui se coupent mal ; aussi faut-il réduire cette celloïdine en petits morceaux que l'on fait sécher à l'air et qui, alors, deviennent durs, jaunâtres et transparents.

On fait, avec ces fragments ainsi desséchés, trois solutions : 1º une solution concentrée de celloïdine dans parties égales d'alcool absolu et d'éther sulfurique, avec la consistance d'un sirop épais (solution mère) ; 2º une solution formée d'une partie de cette solution allongée d'un volume double d'éther ; 3º une solution formée d'une partie de la solution 2 diluée dans deux parties d'éther alcoolique.

Les objets que l'on veut inclure dans la celloïdine sont transportés de l'alcool absolu dans l'éther sulfurique, où leur séjour ne doit pas être de trop longue durée, atteignant au plus 24 heures ; au sortir de l'éther, on les plonge dans la troisième solution où ils séjournent 24 heures ; de là, dans la seconde où ils restent le même temps, et enfin dans la première où ils séjournent 48 heures. C'est dans cette dernière solution qu'on les inclut : la celloïdine et le morceau sont versés ensemble dans un récipient en verre, convenable, *sec* et à fond plat, que l'on a soin de fermer *hermétiquement* au moyen d'une plaque de verre enduite de vaseline, afin de faire échapper les bulles d'air. Quelques heures après, on enlève le couvercle, et on porte récipient et préparation sous une cloche de verre.

Il se forme alors une croûte sur la celloïdine ; au bout de 6 à 12 heures, le tout peut être prudemment porté dans l'alcool à 70°, et, 24 heures plus tard, la celloïdine étant détachée du verre, sera immédiatement soumise à l'action du microtome, ou bien pourra séjourner aussi longtemps qu'on le voudra, soit dans l'alcool à 70° ou 80°, soit, ce qui vaut encore mieux, dans la glycérine, où les morceaux de celloïdine destinés à être coupés deviennent tout à fait transparents. [Nous venons de résumer ici le procédé d'*Apathy* (1889).]

157. Si l'on veut soumettre au microtome les morceaux ainsi inclus, il faut tout d'abord couper la celloïdine contenant les objets, de telle façon que la surface qui sera intéressée par le rasoir représente à peu près un carré ; on fixe alors le bloc de celloïdine sur un morceau de liège ou de bois ; ces derniers sont placés dans l'alcool absolu, dans lequel on plonge, pendant deux minutes, la face du bloc de celloïdine destinée à être fixée : on amollit ainsi la couche superficielle de cette substance.

La préparation est alors fixée sur le porte-objet avec de la celloïdine appartenant à la solution épaisse n° 1 (V. § 156), et on exerce sur elle, avec prudence, une certaine pression ; la couche de celloïdine s'amincit alors, et la partie fondue en est enlevée : au bout de quelques minutes, le tout est plongé dans l'alcool à 70° ; une heure après, on peut opérer les coupes.

158. Au lieu et place de la celloïdine, on peut employer la *Photoxyline de Krysinsky* (1887) : cette substance se laisse peut-être couper un peu moins bien, mais elle a l'avantage de rester plus transparente, rendant ainsi pendant qu'on la coupe, l'orientation de l'objet plus facile.

159. Pour les manipulations ultérieures (V. § 208), on devra ne pas perdre de vue la solubilité facile de la celloïdine dans l'alcool fort, et, tout particulièrement, dans l'alcool absolu. Elle est encore soluble dans de nombreuses huiles essentielles, et en première ligne, dans l'essence de girofle, d'usage si fréquent ; elle est, par contre, insoluble dans les essences de Bergamott, d'origane et de cèdre. *Neelsen* et *Schiefferdecker* (1882).

160. On a cherché à réunir les avantages que présentent les inclusions dans la celloïdine et dans la paraffine, et, autant que possible, à en éviter les inconvénients. Pour cela, on imprègne l'objet, tout d'abord avec la celloïdine, et puis encore après. avec la paraffine. C'est l'*inclusion dans la celloïdine et dans la paraffine*.

Cette méthode est bonne à employer pour des objets très délicats dont le séjour dans le xylol et l'étuve pourrait provoquer le ratatinement.

161. Une méthode ancienne consiste en ce que l'on prépare tout d'abord les solutions suivantes :

a. Un mélange à parties égales d'alcool absolu et d'éther : *éther alcoolique*.

b. Une solution saturée de celloïdine dans l'éther alcoolique : *solution mère*.

La solution mère, que l'on n'emploie pas directement comme agent d'imprégnation, mais seulement à titre d'ingrédient, sert à préparer :

1. La solution mère avec deux parties d'éther alcoolique.

2. Une partie de la solution 1 avec deux parties d'éther alcoolique,

3. Une partie de la solution 2 diluée dans deux parties d'éther alcoolique.

De l'alcool à 90°, l'objet passe dans l'alcool absolu où il séjourne 24 heures, puis successivement, dans l'éther alcoolique, la solution 3, la solution 2 et enfin la solution 1.

On inclut la préparation dans cette dernière que l'on laisse pendant 24 heures à l'air libre ou à demi-recouverte. On coupe des plaquettes de celloïdine et on les plonge durant 24 heures dans l'alcool à 70°, puis 12 heures dans l'alcool à 90°. On les porte alors dans un mélange d'huile d'origane et d'alcool à 90° au tiers ; ensuite, pendant quelques heures, dans l'huile d'origane pure ; puis, dans un mélange d'huile d'origane et de xylol au tiers, et enfin dans le xylol pur et l'étuve ; après quoi, viennent le mélange xylol-paraffine, la paraffine pure, l'inclusion suivant les indications du § 153. Kultschizky (1887 a).

162. La méthode la plus simple et la meilleure *d'inclusion* dans la *celloïdine* et la *paraffine* est celle *d'Apathy* (1896) : au lieu de faire durcir dans l'alcool à 70° les morceaux inclus dans la celloïdine (V. § 156), on les durcit dans le chloroforme et on inclut dans le mélange de chloroforme-paraffine, Paraffine etc. (V. § 147).

163. **Samassa** dissout paraffine et celloïdine à chaud (50°C.) dans d'égales parties de toluène — Alcool — Ether (il remplace l'éther sulfurique par l'éther de pétrole), et porte les morceaux dans le mélange, à leur sortie de *l'éther ordinaire* ; une fois les objets bien pénétrés, on les inclut dans la même masse.

164. Schéma pour l'inclusion.

Alcool à 90°

Coloration en masse de
l'objet ; son lavage.

Alcool absolu.

Xylol   Ether sulfurique

Xylol-paraffine   Solution de celloïdine N° 3

Paraffine   Solution de celloïdine N° 2

Inclusion   Solution de celloïdine N° 1

Inclusion

Alcool à 80°

[Au sujet de l'*Inclusion*, consulter aussi *Blochmann* (1894).]

IIIᵉ CHAPITRE

Microtome.

165. Pour soustraire l'opération qui consiste à faire une coupe, à l'éventualité du plus ou moins d'adresse de l'opérateur, on a imaginé une série d'appareils qui portent le nom de **Microtomes**. Ces appareils, très variés dans leur construction, présentent tous une disposition qui permet, après chaque coupe, de surélever la préparation, juste à la hauteur correspondant à l'épaisseur que l'on veut obtenir pour la coupe suivante.

Cette disposition est réalisée, par exemple dans le microtome de Jung, par un plan oblique sur lequel se meut la préparation, tandis que le rasoir reste dans un même plan ; dans d'autres appareils, par un mouvement élévatoire de la préparation au moyen d'une vis micrométrique à laquelle elle est fixée. La condition essentielle pour la réussite de la coupe, est que le rasoir n'enlève exactement que la portion surélevée de l'objet. Beaucoup de microtomes y satisfont, en fournissant à la main qui porte le rasoir un appui solide, qui empêche d'enlever au delà de ce qui saille au-dessus de ce point d'appui.

Dans d'autres microtomes, le rasoir est fixé à un bloc qui se meut sur des rails : il parcourt ainsi chaque fois le même chemin et, chaque fois, n'enlève de l'objet que la portion surélevée. Ces derniers sont connus sous le nom de **Microtomes à traîneaux**.

Dans d'autres appareils, le rasoir est fixé, et c'est l'objet qui, à l'aide d'un levier, se meut devant lui.

Un excellent microtome à traîneaux est celui qui sort des ateliers de Jung, de Heidelberg (fig. 4). Voici quel en est le principe :

166. Parties constituantes du microtome de Jung.

Le statif O M S est composé de quatre plaques métalliques. La première fait fonction de pied et repose sur la table ; une seconde y est fixée perpendiculaire-

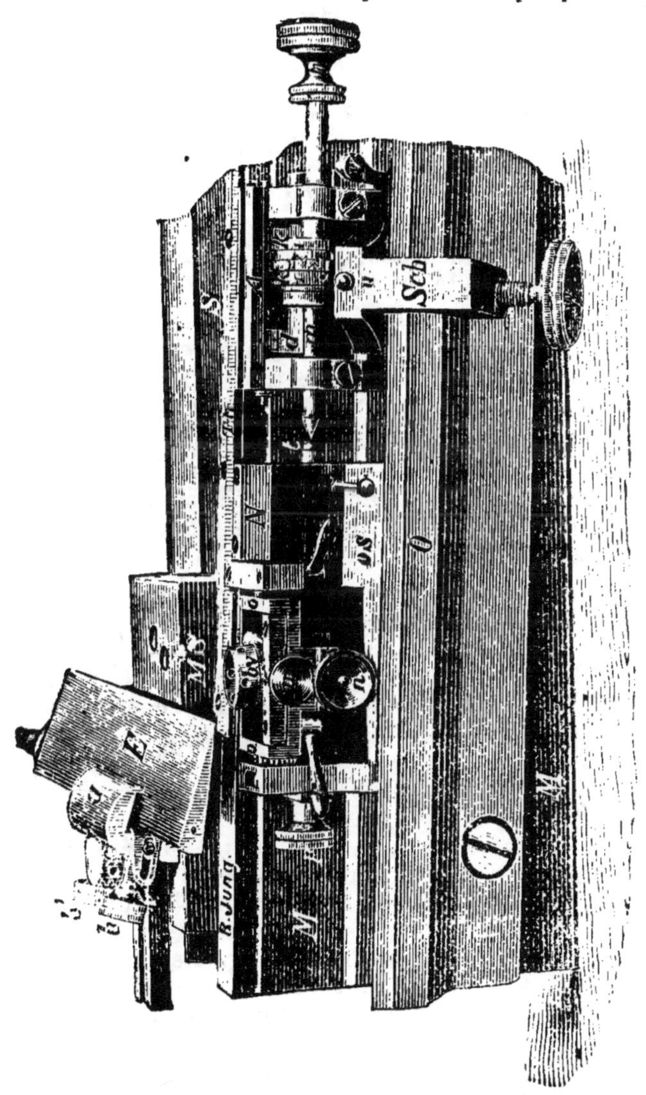

Fig. 4. — Microtome de Jung.

ment. Les côtés de celle-ci portent chacun une plaque formant un angle aigu ouvert par en haut. Deux coins métalliques très pesants s'enchâssent exactement dans ces deux angles et peuvent se mouvoir sur les rails que portent les plaques ; pour éviter le frottement, ils courent sur des boutons. Ils portent le nom de traîneaux. A droite se trouve le traîneau qui porte le rasoir, c'est le **traîneau du rasoir** M S ; à gauche, celui qui porte l'objet, c'est le **traîneau de l'objet** N L.

167. Le rasoir E est fixé horizontalement au moyen d'une vis au **traîneau du rasoir.**

168. Les traineaux du rasoir de fabrication plus récente sont percés, la plupart, de plusieurs trous qui permettent de placer le rasoir à volonté.

169. Les rasoirs, dont le manche peut être **adapté à la vis,** sont d'un usage très commode : une vis à étau permet de donner différentes positions au manche du rasoir, et d'utiliser ainsi la longueur entière de la lame. Il est alors possible, quand un point du rasoir ne coupe pas bien, de le déplacer.

170. Les rasoirs, qui doivent être fixés sans manche, possèdent à leur extrémité une poignée dans laquelle s'engage la vis d'arrêt.

171. Le **traîneau de l'objet** porte *le porte-objet* by ; celui-ci consiste en un système susceptible d'être élevé ou abaissé à volonté sur une tige, grâce à une vis d'arrêt ; il est destiné à supporter l'objet, ou le liège, ou le bloc de bois sur lequel l'objet est collé : un fort ressort le tient fermé ; mais une vis à effet contraire permet de l'ouvrir.

172. Ces sortes de traineaux de l'objet ont été remplacés par d'autres chez lesquels l'objet peut tourner dans toutes les directions, et prendre la situation que l'on veut. Ce sont les *appareils à orientation* by, oo : ces derniers sont indispensables pour les recherches délicates, et tout particulièrement en embryologie ; celu du microtome de Jung est formé de deux cadres placés l'un dans l'autre, rendus mobiles par une vis autour de deux axes rectangulaires et susceptibles de prendre toutes les positions.

Dans le cadre intérieur, peut être placé un cylindre sur lequel on fixe l'objet par voie de fusion : le cylindre, et avec lui l'objet, peut s'élever ou s'abaisser ; il peut aussi tourner autour de son axe longitudinal.

173. Si le traîneau de l'objet restant en repos, on fait mouvoir sur les rails le traîneau du rasoir, il coupera la portion de l'objet qui dépasse le niveau de la base ; on le ramène alors en arrière. La voie du traîneau du rasoir est parallèle au plan de la table ; celle du traîneau de l'objet, au contraire, va s'élevant insensiblement. Il en résulte que le traîneau de l'objet s'élève un peu lui-même d'arrière en avant ; par suite, s'élève aussi l'objet ; par suite encore, ramené en avant, le traîneau du rasoir le coupera ; l'opération se répètera de la même manière indéfiniment.

Un seul moment de réflexion suffit pour repousser l'idée qui pourrait venir, qu'on aura ainsi des coupes en biseau et non des coupes horizontales.

Une échelle portant un vernier Tn mesure l'espace dont a avancé le traîneau de l'objet. On n'aura donc qu'à regarder de combien se sont élevés les rails pour estimer l'épaisseur de la coupe. Le quantum de cette élévation étant connu pour chaque microtome, une lecture directe donnera l'épaisseur de la coupe.

174. Cependant, cette estimation n'est pas à l'abri d'inexactitude, par suite de ce qu'a nécessairement d'irrégulier un mouvement communiqué par la main au traîneau de l'objet. Il est donc essentiel de recourir, pour mouvoir ce traîneau, à l'emploi d'une vis micrométrique que l'on adaptera à un troisième traîneau **A** placé dans la voie qui suit le premier. On rapprochera ce traîneau de celui qui porte l'objet, jusqu'à ce que la pointe de la vis micrométrique arrive à son contact ; elle donne alors contre une plaque spéciale *t* du traîneau de l'objet ; à ce moment, on immobilise le traîneau qui porte la vis micrométrique, au moyen d'une vis d'arrêt. Sch.

175. Quand on fait tourner la vis micrométrique

d'une quantité déterminée, qui se lit sur un tambour que porte cette vis, le traîneau de l'objet, et avec lui l'objet, subit par cela même une certaine élévation ; le nombre de tours effectué donnera la mesure précise de l'épaisseur de la coupe, la valeur d'un tour de vis étant connue pour chaque microtome. Dans le microtome de Jung, cette valeur est de 15 μ.

176. Cette vis micrométrique joue donc un rôle bien autre que la vis micrométrique des autres microtomes (V. par exemple § 184) ; elle élève directement l'objet.

177. On construit pour les microtomes des rasoirs spéciaux en forme de coin ; la face inférieure de la lame qui glisse sur l'objet est plane et polie ; l'autre, au contraire, est évidée.

178. Pour repasser le rasoir (on vend à cet effet des cuirs faits tout exprès), on le pose à plat sur le cuir par sa face évidée, de façon à mettre en contact avec le cuir son tranchant et son dos. On ne doit pas pour les rasoirs, comme on le fait pour les microtomes, se servir d'huile pour les préserver de la rouille ; il convient beaucoup mieux d'user pour cela de paraffine. Avec un morceau de cette substance bien pure, on frotte la surface du rasoir.

Pour empêcher la rouille, on tiendra les rasoirs dans des étuis, et on les garantira, comme on le fait pour les microtomes, du contact des acides et de l'humidité.

Appareils accessoires du microtome de Jung.

179. Appareil de congélation. Cet appareil est adapté dans le microtome de Jung au traîneau de l'objet, comme le porte-objet et à sa place. Il consiste en une plaque de métal sur laquelle est placé l'objet : à la face inférieure, on vaporise de l'éther à l'aide d'un soufflet. La plaque subit un refroidissement considérarable et l'objet se congèle. Une fois congelé, on le coupe à la manière ordinaire (1).

Quand on s'est servi de l'appareil de congélation, il est nécessaire de le nettoyer avec un soin tout particulier pour éviter la rouille.

On fera bien, quand on voudra opérer une coupe, de verser sur le rasoir, et non sur l'objet, une assez forte quantité de liquide, telle qu'une solution aqueuse d'acide chromique au tiers, telle encore que la solution physiologique de sel marin, où la coupe puisse nager ; de cette manière, on prévient aisément l'enrouillement.

180. La pression, que pourrait exercer la main sur le traîneau du rasoir en le mouvant, peut très bien s'éviter en fixant au traîneau une cheville dans la direction de la table.

181. Dans beaucoup de microtomes de Jung, les traîneaux se meuvent sur de petits pieds en ivoire et non sur des boutons métalliques.

182. Nous ne donnerons pas ici la description détaillée d'autres microtomes, parce que celle du microtome de Jung en facilite l'intelligence. Bornons-nous donc à ajouter quelques noms :

183. Le microtome de *Ranvier* consiste en une plaque sur laquelle un rasoir est mis en mouvement avec la main ; à sa partie médiane percée, s'ouvre un cylindre creux destiné à contenir l'objet. Ce qui dépasse la plaque est coupé. Le mouvement en avant de l'objet est obtenu au moyen d'une vis micrométrique, laquelle, munie d'une plaque, s'enfonce dans le cylindre et pousse l'objet. Ce microtome ne répond pas à tous les besoins : il manque, en particulier, de précision.

184. Le microtome de *Schanze* (*Rivet-Weigert*) se compose d'un traîneau portant le rasoir, semblable à celui que nous avons décrit dans le microtome de Jung.

---

(1) On peut encore, dans quelques cas particuliers, par exemple pour durcir rapidement certains organes ou tissus dans lesquels on a intérêt à opérer *immédiatement* des coupes, avoir recours au chlorure de méthyle, qui, d'après *Malassez*, serait préférable à l'éther.

(*Note du traducteur*.)

L'élévation de l'objet s'opère, comme dans le microtome de Ranvier, au moyen d'une vis micrométrique
avec limbe gradué pour la lecture. Ce microtome est
aujourd'hui pourvu d'une série de pièces d'invention
récente comme : appareil à orientation, cuve à immersion pour les coupes humides.

En outre, dans ces mêmes instruments, les rails
sont en verre : on peut, en cas de dégradation, les enlever et les remplacer par d'autres (Ces excellents instruments se vendent chez *Becker* de Gœttingen).

185. Les petits *microtomes automatiques* et le grand
microtome de *Reinhold-Giltay* sont encore à recommander à côté des microtomes à traîneaux : ce sont d'excellents instruments. — Consulter, à leur sujet, *Minot*
(1897).

186. On construit aussi des microtomes particuliers en vue de cas spéciaux : s'il s'agit, par exemple,
d'opérer des coupes totales à travers le cerveau.

Emploi du microtome de Jung.

187. Huiles. Les rails où glissent les traîneaux
du microtome seront nettoyés et enduits avec une
épaisse couche d'huile. On recommande pour cet usage :

    4 p. d'huile d'os ;
    1 p. de pétrole.

Le mode d'emploi de l'huile exige un soin tout
particulier, car de lui dépend la régularité de la marche du traîneau. Si cette marche est difficile, ce qui se
produit au bout de vingt-quatre heures environ, surtout quand on n'abrite pas le microtome contre la
poussière en le recouvrant, par exemple, d'une cage de
verre, il convient de surseoir à l'emploi d'huile nouvelle ; on doit, tout d'abord, nettoyer soigneusement
avec un linge les voies des traîneaux, et seulement
alors, faire usage d'huile fraîche.

La couche d'huile doit avoir une certaine épaisseur, de façon que le traîneau du rasoir, dont les rails
réclament plus particulièrement cet enduit, poussé
légèrement avec le doigt, glisse de lui-même.

On n'emploie pas d'huile pour les traîneaux dont
les rails sont en verre (V. § 184).

188. Mise en coupes. On coupe d'abord en
forme de dé, avec un rasoir, l'objet inclu dans la paraffine (V. § 153 et suiv.) ; ensuite, on enlève le mieux
possible la paraffine en excès sur cinq de ses faces. La
sixième est fixée par fusion sur un morceau de paraffine dure, sur du liège ou sur du bois ajusté au cram-
pon du traîneau de l'objet. Pour cela, on fond la paraffine avec un fil de platine chauffé à la flamme, et on
met immédiatement le morceau en place ; on égalise
au moyen du fil chaud les quelques irrégularités qui
peuvent se produire, et on plonge le morceau pendant
10 minutes dans l'eau froide. On peut procéder alors à
la *mise en coupes*.

189. Des morceaux fixés, même non inclus, à la condition de conserver un peu d'humidité, se laissent couper, pourvu, naturellement, qu'ils soient d'une consistance suffisante. On les monte avec de la gomme sur
un bloc de liège ou de bois. On tient, quelque temps,
morceau et bloc dans la main, et on les plonge dans
l'alcool pour faire refroidir la gomme.

On visse solidement le tout sur le porte-objet.
L'objet est alors monté.

190. On oriente le rasoir sur un traîneau de façon que son grand axe fasse un angle aigu avec celui
du microtome.

191. Toutes les vis doivent être fortement serrées
de façon à souder absolument l'objet et le rasoir à leurs
traîneaux.

192. On élève alors l'objet de manière à ce que
sa face supérieure atteigne aussi exactement que pos-

sible le niveau du rasoir ; puis, par tâtonnements, un léger déplacement du traîneau ayant pu accidentellement se produire, on amène le rasoir sur l'objet de façon à faire rencontrer ce dernier par la lame.

193. Une règle absolue de microtomie, c'est que le rasoir du microtome ne doit jamais servir à couper des tranches épaisses. Veut-on, par exemple, se défaire d'une partie du morceau inclu pour obtenir des coupes de sa région moyenne, on y procédera soit avec un couteau ordinaire bien aiguisé, soit en faisant avec le rasoir du microtome, l'une après l'autre, des coupes d'épaisseur moyenne : pour cela, on déplacera chaque fois le traîneau de l'objet tout au plus d'une division de l'échelle, et on coupera ; on opérera ainsi jusqu'à ce qu'on se soit débarrassé de la portion en question.

La hauteur convenable de la coupe une fois obtenue, on coupera avec un couteau la paraffine sur les bords du bloc, afin de rendre la surface de la coupe de l'objet aussi petite que possible. Il convient pour cela, si on opère avec un rasoir orienté obliquement, de disposer le bloc pour la coupe, de façon à ce que le rasoir l'aborde par un angle ; l'attaque sera ainsi plus aisée, mais cela importe peu ; on rapproche alors le traîneau porteur de la vis micrométrique du traîneau qui porte l'objet, de manière à mettre en contact la pointe de la vis avec la plaque d'agate, et on fixe le traîneau avec la vis d'arrêt. On peut alors commencer à couper.

194. Pour **couper,** on pousse de la main droite le traîneau du rasoir ; on le saisit avec deux doigts : l'un posé sur le côté qui regarde l'opérateur, l'autre sur le côté qui lui est opposé. On ne doit jamais exercer de pression par en haut : elle aurait pour effet de chasser la couche d'huile intercalée entre le traîneau et sa voie, et de compromettre la régularité de l'opération et son résultat. La main gauche tient un pinceau destiné à empêcher que la coupe ne s'enroule pendant l'opération.

195. On construit pour cet objet des sortes de lami-neurs (*Born*, 1893) dont l'emploi est d'ailleurs superflu.

196. On commence par tourner la vis micromé-trique, et, tout d'abord, on cherche à obtenir une épais-seur de coupe de 15 μ (correspondant à un tour com-plet de la vis dans le microtome de Jung) ; plus tard, une épaisseur de 10 μ et au-dessous, ce qui revient à faire subir à la vis une rotation égale aux 2/3 d'un tour ou à moins ; on lit ces mesures sur le tambour.

On pousse alors lentement le traîneau du rasoir le long de sa voie, et, du moment que le rasoir se met à couper, on maintient avec le pinceau la coupe, avant qu'elle ne commence à s'enrouler.

L'emploi du pinceau présente au début de grandes difficultés. Il faut éviter de couper les poils du pinceau avec la préparation ; à cet effet, on aura soin de tenir, pendant l'opération, la coupe libre dans l'air, sans appuyer le pinceau sur le rasoir ; c'est d'ailleurs une habitude facile à prendre.

197. La coupe est-elle venue à bien, on l'enlève avec un ou deux pinceaux, ou bien avec une aiguille, ou bien encore avec une petite baguette de verre effilée, pour la soumettre aux traitements ultérieurs. On ramène le traîneau du rasoir en arrière en lui faisant parcourir toute la voie. L'obligation de ramener constamment le traîneau à l'extrémité de la voie garantit à cette der-nière une usure uniforme.

198. Si l'opération a duré longtemps, la vis micro-métrique aura atteint la fin de sa course ; il faut, à ce moment, la tourner en sens inverse ; mais alors, il n'y aura naturellement plus contact entre la vis ramenée à son point de départ et le traîneau du rasoir ; pour le rétablir, on dévissera la vis d'arrêt du traîneau de la vis micrométrique, et on poussera avec précaution, comme précédemment, ce traîneau contre celui de l'objet ; après quoi, on fixera à nouveau fortement la vis d'arrêt.

Le traîneau de l'objet devra rester à la même place durant toute la durée de l'opération ; si on l'a remué par mégarde, on élèvera avec précaution l'objet à la hauteur voulue de la coupe, en procédant comme il a été dit § 192.

199. L'obliquité d'orientation du rasoir, dont nous avons parlé ci-dessus, est tout particulièrement nécessaire quand on a affaire à un objet difficile à couper ; elle a pour heureuse conséquence, que la lame pénètre dans le bloc de paraffine sans exercer de pression sur lui, ce qui facilite l'opération (V. § 69).

200. Il convient aussi quelquefois de disposer le rasoir transversalement à l'axe longitudinal des voies ; cette disposition rend possible ce qu'on appelle les *coupes en tænia*. Dans les sections de cette sorte, la coupe n'est pas enlevée du rasoir ; elle adhère au tranchant, et chaque coupe se soude intimement, bord à bord, à celle qui suit ; on obtient de cette manière toute une série de coupes adhérentes entre elles. La méthode du tœnia, impraticable pour les coupes épaisses, ne peut être employée que pour de petits objets avec une paraffine spéciale, et à une température convenable ; ce procédé accélère l'opération.

Le bloc de paraffine incluant l'objet aura de préférence la forme carrée ; la surface en sera taillée de façon que son bord tourné vers le tranchant du rasoir et celui qui regarde l'opérateur soient tous deux parallèles au tranchant.

201. La haute température du laboratoire empêche souvent de couper la paraffine, même quand son point de fusion est relativement bas ; pour y obvier, on a recours aux rasoirs réfrigérants (Stoss, 1891). Ces sortes de rasoirs (que Lang fabrique à Heidelberg) sont percés sur toute leur longueur, près du dos, d'une gouttière qui donne passage à un courant d'eau froide. Si, par suite de la température élevée de la chambre, la paraffine s'amollit par trop, on peut encore recourir à l'emploi d'un petit morceau d'ouate imbibée d'éther dont on enveloppe le fragment de paraffine.

202. Pour obtenir des coupes très minces, il est bon d'enduire chaque fois la surface que le bloc de paraffine présente au tranchant du rasoir, avec un peu de paraffine, ou avec une solution à 1 0/0 de celloïdine dans l'éther ordinaire ; on laisse ces substances se prendre, et on opère alors les coupes.

Le procédé que nous venons de décrire concerne les morceaux inclus dans la paraffine, et coupés à *l'état sec*.

203. Les objets inclus dans la celloïdine ou le collodion se coupent *à l'état humide*, c'est-à-dire qu'ils demandent à être, ainsi que le rasoir, préalablement humectés chaque fois avec un pinceau trempé dans l'alcool à 70 ou 80 0/0. Le rasoir est disposé obliquement, et les coupes doivent être effectuées rapidement.

Cette méthode des coupes humides réclame un degré tout particulier de propreté pour le microtome, afin de pouvoir éviter la rouille.

IVe CHAPITRE

Traitement ultérieur de la coupe.

204. Le traitement ultérieur de la coupe varie avec la nature de la substance dont elle a été pénétrée. Les coupes à la paraffine doivent tout d'abord être **débarrassées de cette paraffine** logée dans leur intérieur. Les coupes d'objets non colorées, même les plus minces, sont très peu distinctes ; il faut donc les colorer. Il y aura ainsi une opération consistant dans la coloration des coupes, qui pourront alors être **montées** définitivement.

On a reconnu de bonne pratique de fixer sur le porte-objet, avant tout traitement, les coupes de grande dimension faciles à détériorer, telles que celles de glandes, comme aussi les coupes d'objets délicats, ou celles en série qu'on doit garder disposées suivant un ordre déterminé.

C'est l'opération du « *collage* » ; elle présente, entre autres avantages, celui de permettre de traiter en même temps, et par suite avec plus de rapidité et de régularité un grand nombre de coupes. Elle est indispensable quand on veut obtenir ce qu'on appelle des *séries* de coupes, comme dans les recherches embryologiques ou dans les « méthodes de reconstruction » (V. chap. 9). Quand on fait ainsi des coupes sériées, il faut se méfier d'en perdre une seule ; si cela arrive, on devra le noter immédiatement (par ex. en inscrivant dans le catalogue des séries : Série 1, Porte-objet 2, Coupe 3 manque). Pour les indications à placer sur le porte-objet, V. § 211. Le collage et le traitement ultérieur des coupes faites dans la paraffine comportent la succession suivante d'opérations : *collage, soustraction de la paraffine* ; *coloration de la coupe* ; *conservation* (V. les chapitres suivants).

205. Il ne sera question actuellement que du **traitement à la paraffine et à la celloïdine des coupes non collées** (Pour ces dernières les méthodes de collage (V. § 220) ne sont pas aussi complètement connues que pour les premières).

Ce traitement des coupes non collées est bon à connaître, parce qu'il joue un rôle dans la technique anatomo-pathologique.

206. Les **coupes à la paraffine** sont directement portées avec un pinceau ou une aiguille dans un verre de montre, contenant un des liquides, cités plus haut (V. § 139), dissolvant la paraffine, par exemple du xylol; la coupe y séjournera pour le moins jusqu'au moment où la paraffine sera dissoute, moment que l'on peut saisir à l'œil nu. Quand toutes les coupes sont faites, on peut les traiter toutes simultanément ; on les retire du xylol et on procède directement à leur conservation, étant donné que la masse employée dans ce but s'y prête ; qu'elle soit privée d'eau par exemple. Ce sera si l'on veut, du baume de Canada dissous dans le xylol.

On procède ensuite comme il est indiqué § 229. Le transport de la coupe se fait au moyen d'une spatule et d'une aiguille, et on a soin qu'elle repose à plat sur la spatule aussi bien que sur le porte-objet. Si l'on doit colorer les coupes avant de les coller, on les sortira du xylol, et on les placera avec une spatule et une aiguille dans un verre de montre contenant de l'alcool absolu ; on emploiera tout d'abord la coloration par l'hématoxyline (V. §§ 261, 262). Quand cette opération a réussi, on n'a plus qu'à choisir entre les différents colorants, en se conformant aux indications contenues dans le chapitre VIII. Enfin, on effectuera le montage des coupes colorées, en suivant les instructions du chapitre VII.

207. Toutefois, on peut aussi ne pas attendre d'avoir monté les coupes, pour les examiner directement ; il est même avantageux, dans certaines conditions, en particulier quand on les transporte du xylol dans des liquides possédant des indices de réfraction différents, de les placer et de les examiner dans ce milieu sur le porte-objet. On fait alors, souvent, usage de l'essence de girofle dont l'indice de réfraction est élevé ; les coupes peuvent y être directement portées en sortant du xylol.

Si l'on veut observer dans la glycérine (Voir aussi § 232), les coupes devront passer du xylol dans l'alcool absolu, de là dans l'alcool à 90°. puis, dans l'alcool à 70° et ensuite dans l'eau distillée ; après quoi, elles séjourneront environ une minute, successivement dans deux solutions de glycérine contenant, l'une, ses 2/3 d'eau, l'autre sa moitié, et la série se clora par la glycérine pure.

208. Les **coupes à la celloïdine** ne doivent pas être mises en contact avec l'alcool *absolu*, dans le cas où l'on veut conserver cette substance. On les portera donc, dès qu'elles seront faites, dans un verre de montre contenant de l'alcool de 70 à 80°. On peut les colorer, en ayant soin d'en exclure quelques colorants solubles dans l'alcool absolu, puis les laver....., etc. ; on les place ensuite dans l'alcool à 95° où elles séjournent de 1 à 3 minutes suivant leur épaisseur ; on les éclaircit dans l'huile d'origane ou de cèdre par exemple, mais jamais dans l'essence de girofle qui dissoudrait la celloïdine.

Après s'être débarrassé de l'huile avec du xylol par exemple, on monte la coupe dans le baume de Canada (V. § 229).

209. Comme milieu éclaircissant pour la celloïdine, l'acide phénique concentré fut, à notre connaissance, proposé pour la première fois par Urban. Weigert lui a fait subir une heureuse modification, en prenant 3 vol. de xylol avec 1 vol. d'acide phénique et déshydratant le mélange comme on fait pour l'alcool absolu. (V. § 140.)

V CHAPITRE

Collage.

210. Il convient, pour économiser la place et le temps, mais aussi et surtout, pour garantir le plus possible les coupes de tout accident pendant l'opération, de les coller sur le porte-objet.

Le collage sur le couvre-objet est moins pratique ; il ne ferait qu'augmenter les difficultés de l'opération du collage et rendrait malaisé le traitement ultérieur.

211. On doit, dès le début, s'habituer à disposer les coupes en rangées et en files, à la manière des caractères et des lignes d'un livre. — On marque d'ordinaire les séries des porte-objet et l'ordre respectif des coupes qui y sont collées, à l'aide de signes, de numéros ou de lettres qui se suivent ; un instrument très propre à cet usage est la pointe de diamant. Il convient de placer toujours l'indication sur le même point du porte-objet, par exemple dans le coin inférieur de droite. On se servira avec grand avantage à cet effet de l'encre de vitrier du commerce, et on fera très bien de numéroter d'avance un grand nombre de porte-objet.

Tous les autres modes de désignation sont à rejeter, tels que l'encre, le crayon à l'huile, etc., parce qu'ils ne laissent pas de trace durable, surtout après un maniement répété de la préparation.

212. Suivant la substance employée pour le collage, le traitement ultérieur des préparations variera. Si celle-ci est insoluble dans l'eau, l'alcool, les huiles essentielles, etc., il est bien entendu qu'il sera alors possible de colorer les coupes déjà collées.

Les *coupes à la paraffine*, et celles à la paraffine-celloïdine peuvent être collées avec de l'eau, de l'alcool faible ou de l'albumine ; la gomme-laque et le collodion sont moins employés. Au sujet des *coupes à la celloïdine*, nous indiquons plus loin les procédés de *Weigert, Obregia, Apathy et Argutinsky.*

213. La méthode la plus simple, mais qui, nécessitant certaines précautions, ne donnerait pas entre des mains inexpérimentées les heureux résultats qu'elle est capable de fournir, est le *collage à l'eau* ; si le porte-objet se refuse à se laisser convenablement mouiller par l'eau, ce qui arrive quelquefois, on peut, dans ce cas seulement, employer l'*alcool* faible. Elle a été recommandée par *Gaule* (1881), *Altmann* (alcool) et *Gulland* (1891) (Eau).

La fixation des coupes repose ici, selon toute apparence, sur un fait d'attraction capillaire.

Le collage à l'eau ne donne que des résultats incertains ou même nuls lorsqu'il s'agit d'objets fixés par l'acide osmique et les mélanges où entre cet acide.

On nettoie soigneusement le porte-objet et on ar-

rose uniformément les coupes avec de *l'eau distillée* ou
de *l'alcool très dilué*. On étend sur la couche d'eau ou
sur celle d'alcool les coupes inclues dans la paraffine.
Si les coupes ne se sont pas encore étalées, on chauffe
légèrement le porte-objet, sans toutefois faire fondre la
paraffine : celles-ci se déplissent alors ; on enlève avec
du papier buvard le liquide excédant, et avec un pinceau, si l'on veut, on donne aux coupes leur situation
définitive ; on a soin de les mettre à l'abri de la poussière, et on les laisse sécher durant 24 heures dans une
étuve à 35°. Ces coupes bien séchées sont alors susceptibles de subir, moyennant certaines précautions, toutes
les manipulations possibles.

D'après Altmann, on peut faire artificiellement digérer des coupes ainsi fixées, sans que les parties non
modifiées de la coupe éprouvent le moindre déplacement sur le porte-objet.

214. On se trouve bien de placer les porte-objet (et,
avec eux, les coupes étendues sur l'eau) sur une simple
table métallique (Born, 1888), dont on règle la température à l'aide d'une lampe à alcool disposée au-dessous d'elle, à une de ses extrémités (V. Fig. 1).

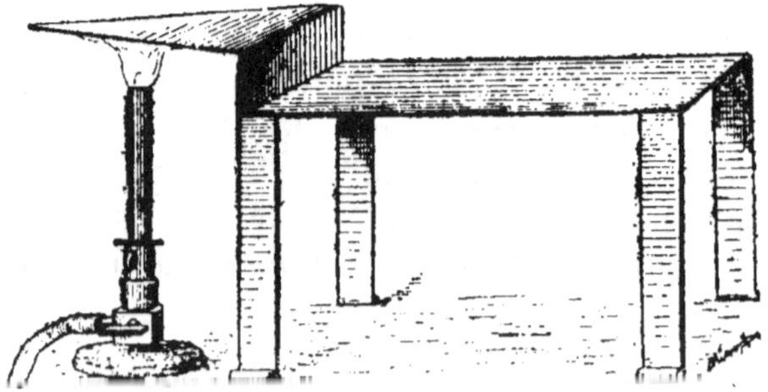

Fig. 1. — Table chauffante de G. Born.

Avant que la paraffine soit fondue (ce qui doit être
évité), les coupes s'étendent complètement. Pour les
arranger convenablement, on se sert d'une petite ba-

guette en bois pointue. On procède ensuite comme nous venons de l'indiquer. ˙

215. S'il n'est pas question de séries, on peut transporter directement les coupes à la paraffine du microtome dans un verre de montre contenant de l'eau tiède ; elles s'y étendent très bien. On les recueille au moyen du porte-objet, et on les sort de l'eau pour les laisser sécher.

216. P. Mayer (1896) recommande de coller les coupes, non plus avec l'eau ou l'alcool faible, mais avec le liquide colorant même. Si, pour permettre aux coupes de bien se disposer à plat, on les expose à la chaleur, la matière colorante agit la plupart du temps d'une manière aussi rapide qu'énergique ; aussi est-il alors possible d'obtenir des colorations qui ne se produiraient pas dans les circonstances ordinaires. Il faut éviter que les coupes nagent sur le liquide colorant, avoir bien soin de les laver ensuite convenablement à l'eau, et ne les transporter dans le xylol et le baume de Canada qu'après qu'elles seront absolument sèches.

217. La méthode de collage rapide et pratique généralement employée de nos jours est celle du collage par l'albumine, introduite par P. Mayer (1883). On casse des œufs de poule aussi frais que possible, au nombre de 3 environ ; on recueille l'albumine dans un plat, en évitant très soigneusement de léser la membrane du vitellus jaune. On bat l'albumine pendant quelque temps avec une baguette de bois et on filtre.

Comme l'albumine se décompose assez rapidement, il est bon d'introduire un petit morceau de camphre dans le liquide que l'on filtre aussi bien que dans le filtre lui-même.

L'albumine filtre très lentement ; cependant, au bout de 12 heures, on en obtient deux centimètres cubes. On y verse un égal volume de glycérine pure, on y met également un petit morceau de camphre ou de salicylate de soude, et on conserve le tout dans un flacon, bien à l'abri de la poussière.

Une fois qu'on a opéré le mélange de la glycérine et de l'albumine, que l'on peut hâter en imprimant quelques secousses, on a une liqueur prête à être employée. On peut aussi hâter le filtrage en mêlant au préalable l'albumine et la glycérine, et en agitant quelque temps le mélange avec une baguette.

On place avec un pinceau fin sur le porte-objet soigneusement nettoyé, une couche *aussi mince que possible* d'albumine, que l'on étend au moyen d'une baguette de verre épais et bien propre.

Sur cette surface ainsi préparée, on pose les coupes inclues dans la paraffine ; on rabat avec un large pinceau les quelques rides peu nombreuses qui peuvent éventuellement se produire ; on presse par dessus assez fortement pour empêcher la moindre bulle d'air de se glisser entre la coupe et l'albumine ; après quoi, on place le porte-objet sur la table.

Si l'on veut complètement utiliser une surface d'une étendue donnée, celle d'un couvre-objet environ, on peut la tracer sur un morceau de papier avec un crayon ou tout autre instrument, et y adapter le porte-objet en l'y superposant.

Un nombre voulu de coupes obtenu, posées sur la couche d'albumine et bien pressées, on chauffe le tout jusqu'à la température de coagulation de l'albumine, environ 70° C. Pour cela, on chauffe le porte-objet pendant un temps très court au-dessus d'une petite flamme de gaz ou d'alcool, jusqu'à ce que sa température se soit élevée. Cette méthode est rapide, mais son emploi exige beaucoup de précautions, parce que la préparation peut être détériorée par un excès de chaleur.

Le collage des coupes étant obtenu dans des conditions de solidité suffisante (1) pour résister par exem-

____

(1) Comme le déclare avec raison *Regaud* (1901), les meilleures

ple, à un courant d'eau, on pourra leur faire subir les traitements ultérieurs qui seront, plus loin, décrits en détail.

Le collage à l'albumine exclut l'usage de certains réactifs, de ceux par exemple qui dissolvent cette substance, et qui, par suite, entraîneraient le décollement, tels que les acides forts et les alcalis.

On pourrait ainsi successivement colorer une coupe pendant 12 à 24 heures dans le carmin boraté, enlever son excès de carmin en l'exposant pendant le même temps à l'action de l'alcool aiguisé par 1/2 0/0 d'acide chlorhydrique, la laver dans l'alcool, puis lui enlever son eau avec l'alcool absolu, et enfin la monter. Mais, par exemple, le carmin de Schneider consistant en une solution saturée de carmin dans l'acide acétique concentré, qui n'est d'ailleurs utilisable que dans des cas tout spéciaux, ne saurait, cela va de soi, être employé pour les raisons susdites, à cause des effets de l'acide acétique.

En outre, il est certains colorants qui dissolvent l'albumine, comme le picrocarmin ; d'autres qui ne la dissolvent qu'en solutions fortes comme l'azurine (*benzoazurine*).

218. *Henneguy* et *Reinke* (1895) enduisent des porte-objet, des couvre-objet et des lames de mica d'une très minime quantité de glycérine albuminée ; ils frottent ensuite avec l'extrémité du doigt jusqu'à ce qu'il n'existe presque plus de trace d'albumine. Les plaques sont alors chauffées dans une étuve à 70° (plutôt que sur la flamme), pour obtenir la coagulation de

méthodes de collage des coupes à la paraffine ne garantissent pas l'opérateur *infailliblement* contre un décollement possible pendant des manipulations compliquées. Pour obvier à cet inconvénient, l'auteur a eu recours à un procédé qui consiste essentiellement, *à déposer à la surface des coupes préalablement collées par un procédé quelconque, puis débarrassées de paraffine, une pellicule excessivement mince de collodion précipité qu'on ne laisse pas sécher*. (Pour plus de détails, voir « *Bibliographie anatomique* », fascicule 2, année 1901, p. 52-56).

(*Note du traducteur.*)

l'albumine. Ces plaques sont lavées dans une grande quantité d'eau, puis chauffées avec précaution, jusqu'à ce que les coupes s'étendent, sans faire aucun pli (la paraffine ne doit pas fondre). On les fait ensuite sécher à l'étuve à 30-35° C. ; quelques heures suffisent, d'ailleurs, généralement.

219. Les coupes inclues dans la celloïdine-paraffine peuvent, comme celles faites dans la paraffine, être collées avec l'eau. Il est bon toutefois (Apathy), de soumettre porte-objet et coupes à l'action d'une solution à 1/2 0/0 de celloïdine dans un mélange éthero-alcoolique (3 : 1). Une fois secs, on les soumettra aux traitements ultérieurs ordinaires.

220. Les coupes d'objets inclus dans la *celloïdine* qui, comme nous l'avons vu dans le § 203, sont coupés à l'état humide, ne peuvent pas être collées par les procédés donnés jusqu'ici.

Une méthode établie par Weigert (1885) en vue spécialement de l'étude de la moelle épinière, permet aussi le **traitement simultané de nombreuses coupes**.

Les coupes sont recueillies dans un ordre déterminé sur du papier fluant (Weigert recommande le papier de closet) ; à cet effet, on place le papier sur les coupes qui se trouvent sur le rasoir ; les coupes y adhèrent, et le papier peut, si l'on agit avec précaution, être enlevé avec la coupe. Pour éviter que la bande de papier ne se dessèche avec les coupes, on la dispose, pendant que l'on fait la coupe suivante, sur un paquet de feuilles de papier buvard humecté avec de l'alcool à 70° ; on procède de même pour la coupe suivante, et ainsi, on obtient un certain nombre de coupes rangées dans un ordre voulu sur le papier.

On étend alors, à la manière des photographes, sur une plaque de verre de dimension convenable, du collodion bien fluide, que l'on peut, si l'on veut, diluer dans l'éther sulfurique.

Quand le collodion a séché, ce qui ne demande pas plus de 2 minutes, il forme une couche mince sur laquelle on applique les coupes en frottant légèrement de la main la surface du papier. On enlève alors ce dernier avec précaution, et les coupes restent d'ordinaire adhérentes à la surface du collodion ; pour éviter qu'elles se dessèchent, on les conserve plongées dans l'alcool à 70°. On étend une deuxième couche de collodion, comme on a fait pour la première, sur la plaque de verre avec les coupes qu'on aura eu préalablement le soin de bien sécher en les recouvrant de papier buvard. Quand cette seconde couche a séché à son tour, on transporte immédiatement la plaque et les coupes dans le colorant. Avant de monter la préparation, on pourra, si l'on veut, couper la plaque de celloïdine avec les ciseaux.

221. Un procédé dû à *Obrégia* (1890) et souvent employé dans ces derniers temps consiste en ceci : les *coupes à la celloïdine* sont transportées sur des bandes de papier de closet reposant dans une assiette sur du papier filtre humecté d'alcool à 70° ; puis, elles sont placées sur des plaques spéciales préparées de la manière suivante : Des plaques de verre bien propres sont arrosées avec une solution de sucre ordinaire de consistance sirupeuse (cette solution est à base d'alcool à 30° ou bien d'eau) ; il vaut mieux se servir d'un pinceau pour étendre ce liquide sur les plaques. Ces dernières sont alors mises à sécher dans une étuve à 30°. Si le sucre a été dissous dans de l'alcool, on peut se contenter d'enflammer celui ci. La surface de la solution sucrée doit être rigoureusement plane, et la couche de sucre ne doit contenir aucune bulle.

Les coupes sont, avec le papier, disposées sur ces « plaques de sucre » auxquelles on les fait adhérer par une légère pression ; le papier est alors enlevé avec précaution de telle façon que les coupes restent collées au sucre.

Quand l'alcool fixé aux coupes est en grande partie évaporé, on recouvre celles-ci d'une couche mince d'une solution de celloïdine de concentration moyenne. Une fois cette couche bien sèche, les plaques sont placées dans l'eau ; le sucre se dissout et les coupes disposées en séries et maintenues dans leur situation respective par la couche de celloïdine qui a été coulée sur elles, se séparant de la plaque, peuvent alors être colorées suivant les méthodes ordinaires et subir les traitements ultérieurs.

Par cette méthode, on peut aussi transformer, lorsque cela est nécessaire (par exemple pour la coloration d'après le procédé Weigert), les coupes à la paraffine en coupes à la celloïdine.

222. *Apathy* (1878-88) porte les coupes à la celloïdine sur l'huile de Bergamote qui doit être verte, ne pas avoir l'odeur d'huile de térébenthine, et se mélanger intimement à l'alcool à 90°. Avant que les coupes bien étendues ne tombent, on les dispose, au moyen d'une aiguille, et à leur place respective, sur un morceau de papier calque plongé lui-même dans l'huile : ce dernier doit être aussi large que le porte-objet et trois fois aussi long que le couvre-objet. On retire alors ce papier hors de l'huile, on le laisse s'égoutter, on le fait sécher sur du papier buvard et, enfin, on le place, avec les coupes, sur un porte-objet tout à fait sec contre lequel on le presse fortement avec du papier filtré. On l'enroule alors de telle façon que les coupes restent sur le verre, où on les débarrasse avec du papier buvard de l'excès d'huile de bergamote.

Les coupes colorées sont directement inclues dans le baume de Canada ; celles qui ne le sont pas encore sont exposées quelques minutes aux vapeurs d'alcool et d'éther et portées ensuite pendant 15 minutes dans l'alcool à 90° ; elles peuvent alors subir l'action de colorants contenant de l'alcool à 70° ou de l'alcool plus fort.

On peut transporter les coupes dans des solutions aqueuses ; on les dispose de telle façon qu'elles se touchent par leurs bords ; elles se colleront alors entre elles sous l'action de la vapeur d'éther, et pourront, telle une membrane, être, dans l'eau, isolées toutes ensemble du verre.Sous cette forme, elles seront ensuite soumises aux traitements ultérieurs.

Apathy (1889) dispose, avec une aiguille, les coupes sur le rasoir graissé avec de la vaseline jaune, et humecté par de l'alcool à 70°-90° ; celles-ci y occupent une surface correspondant à celle du couvre-objet.Elles doivent s'imbriquer légèrement entre elles, par les bords de celloïdine, ou, tout au moins, se toucher.

On dessèche les coupes avec du papier filtre ; on les enduit avec le pinceau d'une solution concentrée de celloïdine, et on laisse évaporer pendant 5 minutes. On les arrose alors avec de l'alcool à 70°, et on continue à couper ; si on ne désire plus couper, ou si le rasoir est complètement recouvert, on place celui-ci, avec les coupes, dans l'alcool à 70°. La celloïdine s'y durcira, et sera, avec un scalpel, séparée, comme une membrane, du rasoir ; on la traitera ensuite suivant les règles ordinaires.

On peut placer de semblables membranes directement sur le porte-objet, en coller les bords avec l'éther et l'alcool, et colorer alors.

223. *Argutinsky* (1900) préconise le procédé suivant pour le collage des « coupes à la celloïdine ». Un certain nombre de porte-objet scrupuleusement nettoyés sont (comme dans le collage des « coupes à la paraffine » V. § 217) recouverts d'une mince couche bien égale d'albumine dont on obtient la coagulation en l'exposant à une température d'environ 100° C. Les coupes à la celloïdine sont, avec soin, déplissées dans une petite coupe contenant de l'alcool à 70° ; puis, placées sur le porte-objet préparé comme on l'a déjà indiqué, et disposées suivant l'ordre voulu. L'alcool qui recouvre complètement porte-objet et coupes est absorbé par de petites feuilles de papier filtre placées sur le bord du verre.

Pour opérer alors le collage des coupes, on place sur le verre garni de coupes une bande de papier filtre lisse, pliée de 8 à 12 fois sur elle-même. Avec le doigt, on presse fortement ce papier filtre contre la surface encore mouillée du verre : l'alcool est ainsi aspiré, et les coupes sont, de cette manière, fermement appliquées contre la couche d'albumine. Après quoi, la bande de papier filtre est enlevée, et le porte-objet, avec ses coupes bien collées, est *immédiatement* plongé, avant qu'il ait eu le temps de se dessécher, dans de l'eau distillée ; on le soumettra tout de suite ou plus tard aux traitements ultérieurs.

En dehors des acides forts et de l'alcool absolu qui dissoudraient l'albumine ou la celloïdine, on pourra employer n'importe quel liquide.

Si on ne désire colorer qu'au bout de quelques jours, on conservera les porte-objet dans l'alcool à 70°, ou même dans un alcool plus faible.

224. Les coupes qui auront été incluses dans la celloïdine seront étendues à plat sur un porte-objet bien propre, puis disposées en séries, humectées avec de l'alcool à 96°, et desséchées à l'aide de papier buvard.

Après quoi, coupes et porte-objet seront exposés aux vapeurs d'éther ; les coupes se collent alors solidement : pour plus de sûreté, on fera bien de les plonger dans une solution faible de celloïdine (V. § 219) : on les laissera sécher une minute à l'air, pour les traiter par l'alcool à 80, et les colorer ensuite.

VIe CHAPITRE

Enlèvement de la paraffine

225. On débarrasse la coupe de la paraffine en dissolvant celle-ci dans un des liquides cités plus haut (§ 139) ; à cet effet, on emploiera le *xylol* avec avantage et économie.

On plonge durant 3 à 5 minutes dans un verre (V. § 251) rempli de xylol le porte-objet avec les coupes collées suivant les instructions du chapitre V. Le traitement ultérieur simultané de plusieurs porte-objet est possible dans des cuvettes de porcelaine à rainures (V. § 251).

Les coupes collées à la glycérine albuminée doivent toujours, en sortant du xylol, passer dans l'alcool absolu avant d'être ultérieurement traitées et montées.

On a bien souvent à déplorer de fàcheux résultats quand on monte la coupe directement du xylol dans le mélange xylol-baume de Canada. La raison en est que l'albumine et la glycérine forment ensemble un mélange, lequel, en si faible quantité qu'il soit, ne s'amalgame pas au xylol ; il en résulte des taches.

VIIe CHAPITRE

Montage.

226. Après cette série de manipulations, on peut examiner les coupes. Cet examen, surtout quand il s'agit de coupes colorées, demande à être fait dans des milieux fortement réfringents, tels que le xylol, l'essence de girofle, la glycérine (V. § 207).

227. Il est désirable de pouvoir conserver des coupes en vue de recherches ultérieures. A cet effet, on les enveloppe dans une **substance conservatrice** qui doit être transparente, et altérer le moins possible les coupes et les colorants auxquels on les a soumises. Les milieux, que nous avons jusqu'ici énumérés, répondent peu à ces exigences. Le xylol s'évapore rapidement et l'essence de girofle altère beaucoup de colorants. La glycérine s'est montréé dans beaucoup de cas d'un emploi efficace.

Quand les substances conservatrices restent fluides, il faut souder les bords du couvre-objet et du porte-objet à l'aide d'un ciment : on doit *border* ces masses afin d'en empêcher l'écoulement.

228. Les meilleures de ces substances sont les résines ; on les dissout, et on les transporte sur la coupe ; elles sèchent, deviennent solides et fixent alors le couvre-objet. Il ne faut pas néanmoins perdre de vue que les résines possèdent un indice de réfraction très fort, et que, par suite, elles ne permettent pas de percevoir nettement les tissus non colorés.

229. *Montage dans le baume de Canada. Préparation du baume de Canada.* Le baume de Canada du commerce est le plus souvent dissous dans l'huile de térébenthine ; il faut le sécher par évaporation en l'exposant dans un vase à une température qui ne dépasse pas 60° C. ; après quoi, on le dissout de nouveau dans le xylol ; d'autres dissolvants tels que le chloroforme peuvent remplacer le xylol (V. § 139).

Le baume de Canada ainsi préparé est conservé dans des flacons dont le bouchon est traversé par une baguette de verre, qui atteint presque le fond, et permet de verser le baume goutte à goutte.

Conservation dans le baume de Canada. La coupe, après avoir séjourné dans le xylol ou dans l'un des liquides cités au § 139, est placée sur le porte-objet ;

on y verse dessus une goutte de baume de Canada, et on recouvre le tout d'un couvre-objet en évitant avec soin l'entrée de grosses bulles d'air. Les petites bulles n'ont pas grand inconvénient ; elles disparaissent plus tard d'elles-mêmes.

Les coupes collées, une fois traitées d'après les indications du § 225, doivent encore une fois passer par le xylol pour se débarrasser de l'alcool qu'elles contiennent. On laisse ensuite égoutter et non sécher ; on place une goutte de baume de Canada sur la coupe, et on recouvre rapidement avec un couvre-objet. Il faut bien se garder de respirer sur le porte-objet, car l'eau qui se précipiterait produirait avec le xylol un trouble nuisible à la coupe.

On doit surveiller les préparations pendant les premiers jours et les premières semaines, et si, par suite de l'évaporation du xylol, il se produit un vide dans l'espace compris sous le couvre-objet, il faut y verser de nouveau un peu de baume. Pour cela, on place sur le porte-objet une goutte de ce baume près du bord du couvre-objet. On peut aider à l'opération en chauffant la préparation avec précaution sur la flamme, et en exerçant avec non moins de prudence une pression sur le couvre-objet.

(On peut aussi chasser les bulles d'air en les remplaçant par du xylol, et puis déposer, sur le bord, du baume de Canada qui se trouve aspiré par suite de l'évaporation même du xylol.)

230. Il est des cas où les préparations demandent à être rapidement desséchées. La chose peut devenir nécessaire quand on doit les examiner par le procédé de l'immersion à huile, et qu'il y a lieu de faire disparaître la goutte d'huile sans altérer la préparation. Dans ces circonstances, ces préparations peuvent, sans inconvénient, rester environ 24 heures dans une étuve à 50° C.

Elles se dessèchent d'elles-mêmes d'autant plus rapidement que le baume de Canada employé est plus épais, c'est-à-dire qu'il contient moins de xylol ou de substances analogues ; 15 jours environ suffisent, le plus souvent, pour rendre tout au moins les préparations transportables.

231. Le baume de Canada peut être remplacé par la résine d'Ammar (Pfitzner, 1882) ; cette résine, surtout à l'état de dissolution dans un mélange de benzine et d'huile de térébenthine en parties égales, présente l'avantage de ne pas éclaircir d'une manière aussi intense que le baume.

232. *Montage dans la glycérine.* Ce procédé est surtout employé pour les coupes qui, une fois colorées, ne doivent plus être mises en contact avec l'alcool ; il a, en outre, l'avantage de moins réfracter la lumière, et, par suite, de permettre de percevoir plus nettement les tissus non colorés.

On place une goutte de glycérine sur les coupes qui doivent sortir de l'alcool directement, ou mieux, après leur passage dans l'eau ou dans la glycérine même, et on les recouvre d'un couvre-objet. Si l'on désire conserver la préparation, il faut la border (V. § 234).

233. Des solutions aqueuses à peu près saturées (33 0/0) d'acétate de potasse sont employées comme la glycérine (pour les préparations à l'acide osmique et la graisse). M. *Schultze* (1871).

234. Le *bordage* se fait de la manière suivante : On prend un fil de fer épais que l'on chauffe sur une flamme et, avec ce fil, on fait fondre une goutte de la substance qui doit servir à border. On place cette goutte d'abord sur un coin du couvre-objet, de façon qu'elle porte à la fois sur le porte-objet et sur le couvre-objet ; on en fait de même sur les trois autres. On soude alors les côtés en étendant sur toute leur longueur la goutte à l'aide du fil très chaud ; la soudure doit être complète : il faut toutefois veiller à ce que la substance, avec laquelle on borde, n'empiète pas trop sur la surface du couvre-objet.

Une condition préliminaire à remplir dans cette opération, c'est que la goutte du liquide employé pour l'inclusion ne s'écoule pas au-dessus du bord du couvre-objet ; dans ce cas, on essuierait avec grand soin.

Comme **substances propres à servir au bordage**, on peut employer :

235. La *paraffine*. Elle ne se recommande guère à cause de son peu de résistance.

236. *Paraffine et baume de Canada*. Apathy (1889) : Parties égales de paraffine fondant à 60° et de baume de Canada sont chauffées dans une coupe de porcelaine jusqu'à ce qu'aucune vapeur de térébenthine ne se dégage plus (V. § 229).

237. La *laque de Krœnig* (1886) rend de très bons services. Préparation : on fond 2 p. de cire et on y ajoute, en agitant, 7 à 9 p. de colophane. On usera de grandes précautions, car la masse peut s'enflammer ; on peut filtrer la masse avec une gaze chauffée.

Avant d'employer un système à immersion à huile, on fera bien de frotter le bord avec une solution alcoolique de laque en écailles.

238. **Le vernis à la laque du Dr Kaiser** qui convient particulièrement dans le procédé de bordage à l'aide de la table tournante (couvre-objet ronds), se trouve dans le commerce.

239. **Schéma des manipulations** de la coupe à la paraffine.

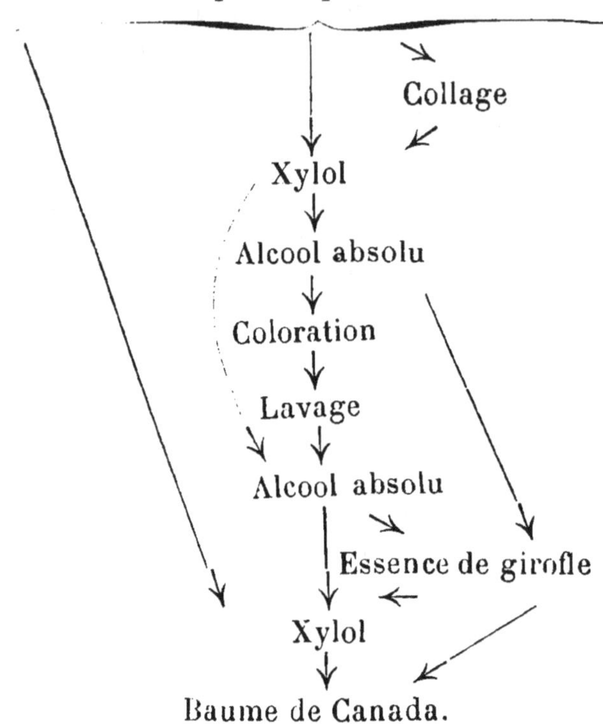

VIIIe CHAPITRE

Coloration.

240. L'œil, dans une coupe mince faite et inclue par les procédés ci-dessus indiqués, ne discerne que très peu de chose ; le pouvoir de réfraction, à lui tout seul, ne suffit pas à rendre distincts les différents tissus.

Les objets colorés sont autrement nets, tels que colorations naturelles, pigments, cellules pigmentées ; de nombreux procédés de fixation permettent de colorer certains tissus, de façon à leur donner une grande netteté, comme par exemple ceux où l'on fait usage des acides osmique, chromique et picrique.

Toutefois il est certains colorants dont l'emploi pour colorer les tissus offre de plus grands avantages (1).

241. Il est très difficile de donner à la technique des colorants une base vraiment scientifique, et de se rendre compte exactement des phénomènes auxquels on a affaire dans les diverses colorations. Aujourd'hui encore, cette question est loin d'être résolue pour tous les cas. Une série de colorations repose, sans aucun doute, sur des phénomènes chimiques : par exemple la réaction du Bleu de Berlin pour la révélation du fer dans les coupes (v. § 588) ; de même la réduction de l'acide osmique par la graisse et d'autres substances. Dans des cas semblables, nous avons le droit d'invoquer une *coloration microchimique.*

Plus délicate est l'interprétation du phénomène quand il s'agit d'une partie de tissu qui absorbe un peu plus rapidement qu'une autre le colorant qui lui est présenté, ou, malgré un sérieux lavage, retient plus longtemps ce même colorant.

(1) On sait combien nécessaire en technique microscopique est la *filtration parfaite* des liquides de tous genres, et en particulier des *colorants.* Les systèmes à entonnoir et à filtre en papier ont des inconvénients multiples : évaporation du liquide, taches, dépense d'une quantité de réactif plus considérable que celle dont on a besoin, etc. Le *compte-gouttes filtreur de Regaud* (1896) peut renfermer tous les réactifs colorants, tels que le picro-carmin, le carmin aluné, les solutions d'hématoxyline et d'hématéine, les solutions des couleurs d'aniline, safranine, fuchsine, violet de gentiane, etc. On peut avoir ainsi chacun de ces réactifs sous la main, en flacons tout à fait fermés et propres, prêts à débiter instantanément les quelques gouttes de colorant dont on a besoin.

On peut se procurer les compte-gouttes filtreurs chez M. Boulade, fabricant d'instruments de précision, à Lyon, Place des Jacobins. On en trouvera une description détaillée et un dessin dans les *C. R. des séances de la Société de Biologie* (séance du 19 décembre 1896).

(*Note du traducteur.*)

7

A. Fischer (1899) a essayé dernièrement de réfu-
ter la théorie chimique et de plaider. au contraire, en
faveur de la théorie physique de la coloration. Cet auteur s'applique à renverser quelques-unes des préten-
dues preuves les plus chères à la théorie chimique :
la métachromasie, la double coloration avec différenciation ; il a voulu remonter jusqu'à la source même
des phénomènes d'élection qui se passent dans les mélanges colorants, et à cette source il attribue un caractère mécanique.

Quoi qu'il en soit, voici ce que l'on peut avancer :
lorsque, au moyen de méthodes spéciales, on réussit à
colorer des tissus ou parties de tissus spéciaux (noyaux,
granulations cellulaires, fibres élastiques, fibrilles conjonctives, ou bien des substances telles que : mucus,
graisse... etc.) de façon que ces éléments soient seuls
et à coup sûr colorés, on peut conclure avec grande
vraisemblance que si une semblable coloration apparaît dans une autre préparation, on se trouvera en présence de la même partie du tissu ou de la même substance.

Il faut toutefois se rappeler que très souvent des
parties de tissu de nature absolument différente montrent une même réaction vis-à-vis des colorants.

On se tromperait, par suite, grossièrement en regardant comme identiques des tissus se colorant iden-
tiquement. Il ne faut formuler de telles conclusions
qu'avec beaucoup de prudence et après une expérimen-
tation longue et consciencieuse.

Au total, dans l'état actuel de nos connaissances,
il est plus sage de tenir le langage que voici : Deux tissus sont différents qui se colorent différemment à la
suite d'un même traitement.

242. Comme divers fabricants livrent sous le
même nom des matières colorantes qui ne sont pas les
mêmes, nous prévenons que, dans les données qui vont

suivre, il ne sera question que de celles qu'on peut se procurer chez le Dr *Grübler et Cie*, à Leipzig, Bayerische Str. 63.

243. On a déjà remarqué que certaines portions de tissus ont plus d'affinité pour certains colorants que pour d'autres, et qu'elles les retiennent mieux : tels sont, par exemple, les noyaux.

Pour obtenir une bonne *coloration du noyau*, le procédé est toujours le même. On place la coupe dans le colorant en question, et on laisse agir un certain temps ; on porte ensuite cette coupe dans un liquide, eau ou alcool par exemple, qui dissout l'excédent du colorant, et on la *lave*. Les noyaux *seuls*, et même le plus souvent, une portion seule du noyau, la chromatine, retiennent le colorant.

244. Si on laisse la coupe dans le colorant juste le temps nécessaire pour obtenir une teinte suffisante, on parle de coloration *progressive* ; mais si on y fait séjourner cette coupe jusqu'à ce qu'elle présente un excès de coloration (et, dans ce cas, on devra la soumettre à l'action de certaines liqueurs appropriées dans lesquelles se produira la *différenciation* désirée), on parle de coloration *régressive*. Ce dernier procédé prend une grande importance quand on fait usage des couleurs d'aniline (V. § 275).

245. Un grand nombre de matières colorantes ne servent pas exclusivement à la coloration des noyaux ; elles agissent aussi, avec plus ou moins d'intensité, sur d'autres parties de la cellule.

246. Les colorants, qui se conservent le mieux, et qui, par suite. sont seuls employés sont :

Le *carmin*, obtenu de la cochenille.

L'*hématoxyline*. obtenue du bois de campêche.

Les *couleurs d'aniline* (couleurs dérivées du goudron de houille).

L'*acide picrique*.

Pour des cas spéciaux, l'orcéine et le sulfo-indigo-tate de soude.

247. Les couleurs d'aniline ne sont pas toutes utilisables pour la coloration du noyau, mais seulement quelques-unes d'entre elles, comme la safranine, le vert de méthyle, le brun de Bismarck et la fuchsine.

248. On colore des morceaux entiers avant de les couper : c'est **la coloration en masse** ; ou bien on colore les coupes : c'est **la coloration en coupes.**

La première permet d'agir rapidement ; la dernière offre les avantages suivants : elle permet de contrôler à chaque instant la coloration sous le microscope ; elle autorise l'usage de beaucoup de matières colorantes qui ne peuvent pas être employées dans la coloration en masse ; c'est à elle qu'on a recours dans la plupart des colorations combinées. Dans certaines circonstances, on peut combiner les deux colorations, et colorer le même objet d'abord en masse, puis en coupes.

249. On fera bien, pour se familiariser avec la technique des colorants, de commencer par l'héma-toxyline (ou par l'Hémalun, V. § 261), et, au début, de colorer des coupes non collées ; on emploiera ensuite le colorant connu depuis déjà bien longtemps, le car-min, en commençant par la *coloration en masse* ; on finira par les différentes couleurs d'aniline.

250. Voici les règles générales que l'on suit quand on veut procéder à la coloration des tissus :

Les coupes *non collées* sont portées avec une spa-tule et une aiguille dans un verre de montre contenant environ 5 c.c. de colorant (par **ex**. de l'hémalun). Elles doivent, comme dans toutes les manipulations suivan-tes, présenter toujours une surface lisse à la spatule sur laquelle elles reposent.

Si la solution colorante n'est pas alcoolique, mais aqueuse, il ne faudra pas transporter directement de

l'alcool dans le colorant (par ex. l'hémalun) les coupes
que l'on viendra de débarrasser de leur paraffine (V.
§ 206) : on les fera auparavant séjourner quelques minutes dans l'eau ou, mieux encore, dans une solution
de 1 à 2 0/0 d'alun. Sans cette précaution, l'alcool contenu dans la coupe donne, avec le colorant, un précipité
qui peut devenir gênant dans certaines circonstances.
Les coupes collées peuvent, sans inconvénient sensible,
passer de l'alcool dans l'eau ; quand on a affaire à des
coupes délicates et non collées, il est toujours bon d'intercaler un ou plusieurs mélanges, par exemple l'alcool
à 50° et celui à 70°, ou bien ceux à 40°, 60°, 80°... etc.
pour éviter les forts courants qui résultent du mélange
et qui lacèrent les tissus.

Si on a laissé les coupes séjourner trop longtemps
dans le colorant, on les portera de la solution aqueuse
(s'il s'agit par exemple d'hémalun) dans une grande
coupe pleine d'eau, où elles devront se laver pendant
au moins 10 minutes. Si on les y laisse davantage, 1
ou 2 heures environ, la coloration devient plus nette.

Les coupes colorées dans des solutions alcooliques
seront lavées dans de l'alcool ; on obtiendra des résultats différents suivant qu'on emploiera l'alcool à 50°,
70°, 95°, etc., ou l'alcool absolu.

Les coupes lavées dans l'eau devront être débarrassées de leur eau ; pour cela, avec une spatule et
une aiguille, on les porte successivement, pendant
3 minutes, dans une petite coupe contenant de l'alcool à
70°, puis à 96° et enfin à 100° ; de là, elles passent dans
le xylol.

Le transport dans l'alcool absolu exige les plus grandes
précautions ; on doit éviter que les coupes s'enroulent
ou se plissent ; une fois formés, ces plis persistent, car les
coupes durcissent très vite dans l'alcool absolu ; aussi
s'exposerait-on à les endommager, en essayant, après
coup, de les rendre lisses à l'aide d'instruments. Il est
toutefois aisé d'avoir raison de ces plis ; pour cela, on n'a
qu'à porter à nouveau la coupe dans l'eau : grâce au
durcissement dont nous venons de parler, la coupe
perdra ses plis par le simple effet du mouvement.

6.

Du xylol, les coupes sont portées sur le porte-objet ; on y dépose une goutte de baume de Canada et on recouvre le tout du couvre-objet (V. § 229).

Il faut, avec l'hématoxyline, éviter l'emploi de l'essence de girofle, ou bien, alors, il faut de nouveau bien laver avec le xylol ; la pratique apprend, en effet, que cette essence a une influence préjudiciable sur la conservation des couleurs.

On peut faire subir à des couvre-objet recouverts de préparations les mêmes manipulations qu'aux coupes elles-mêmes ; seulement, il conviendra de substituer à la spatule une fine pincette pour transporter les couvre-objet d'un liquide dans l'autre.

251. Avec des coupes déjà collées, l'opération est beaucoup plus simple. Comme récipients pour les

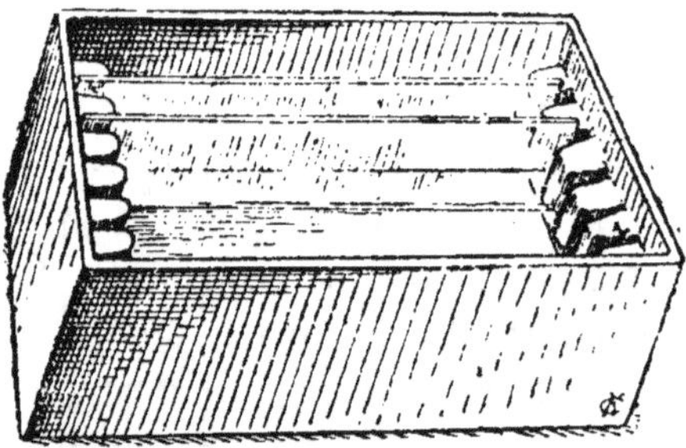

Fig. 1. — Cuvette de porcelaine à rainures.

colorants, on emploie, dans ce cas, des verres qui sont d'un usage courant dans la technique des colorations sur porte-objet. Ils sont cylindriques, sans col, et se ferment avec un bouchon en verre. Leur hauteur est telle qu'un porte-objet anglais placé dans leur intérieur dépasse encore leur bord d'environ 5 mm. Ils ne doivent pas être assez larges pour qu'un porte-objet anglais placé dans leur intérieur puisse tomber au fond.

Si on désire traiter simultanément un grand nombre de porte-objet, on se trouvera bien de la cuvette de porcelaine ou de verre à rainures (V. fig. 1) qu'on peut se procurer chez Martin Wallach, à Cassel.

Le porte-objet sur lequel on a collé avec l'albumine les coupes à la paraffine, suivant les indications du § 210 et suivants, est d'abord porté dans le verre de xylol, puis dans celui de l'alcool absolu ; il reste environ 5 minutes dans chacun d'eux ; enfin, on le plonge dans le colorant. Dans ce cas encore, on peut intercaler un séjour dans l'eau entre le séjour dans l'alcool et le plongement dans le colorant.

Le traitement ultérieur de ces coupes collées est le même que celui des coupes non collées ; il faut seulement se rappeler qu'elles devront séjourner un peu plus longtemps dans les liquides, qui, en effet, ne pourront agir que sur une de leurs faces.

S'il s'agit de coupes collées, on peut éventuellement observer sous le microscope, à un faible grossissement, les porte-objet que l'on retire du bain dans lequel ils se lavent : on se rend compte ainsi du degré de coloration obtenu et l'on examine, en particulier, les noyaux qui doivent ressortir avec netteté.

Le débutant doit bien se garder d'essuyer le côté du porte-objet sur lequel les coupes se trouvent collées ; il les détruirait.

Coloration au carmin.

252. Carmin de *Schneider* (1880). On fait bouillir de l'acide acétique à 45 0/0 ; on le sature avec du carmin et on filtre après le refroidissement.

253. *Carmin de Grenacher*.
Si l'on dissout par la cuisson 1 à 2 gr. de borax dans 100 gr. d'eau, et que l'on dépose, dans cette solution, de 1/2 à 3/4 gr. de carmin, ce dernier se dissoudra en peu de temps avec une teinte presque foncée : après le refroidissement, on ajoute goutte à goutte de l'acide acétique dilué jusqu'à ce que la couleur ait changé et affecte celle d'une solution ammoniacale ordinaire. On laisse reposer le tout 24 heures et on filtre ensuite.

Cette solution colore en peu de temps d'une manière diffuse ; aussi les coupes doivent-elles être plongées dans l'acide chlorhydrique à 1 p. 1.000 d'alcool à 70° et y séjourner jusqu'à la disparition des nuages colorés que présente la coupe. On lave alors à l'alcool, et on continue d'opérer comme à l'ordinaire. Alcool absolu ; xylol ; baume de Canada.

Les carmins, que l'on emploie aujourd'hui de préférence, sont le carmin aluné (1) et le carmin boraté, tous deux dus à *Grenacher* (1879), et ceux de *Paul Mayer* (carmalun et paracarmin).

254. *Carmin aluné. Préparation*. On mélange 1/2 à 1 gr. de carmin avec 100 cc. d'une solution de 1 à 5 0/0 d'alun ordinaire ou ammoniacal. On fait bouillir le tout pendant 1/4 d'heure, et on filtre après avoir laissé refroidir.

Coloration : Les coupes sortant de l'eau sont placées dans cette solution et se trouvent colorées au bout d'une demi-heure. On lave à l'eau, et puis on les soumet à l'action de l'alcool, etc. ; elles présentent une coloration

---

(1) Nous croyons devoir recommander le *carmin aluné à l'acide acétique de Henneguy.*

On fait bouillir du carmin en excès dans une solution saturée d'alun de potasse. Après refroidissement, on ajoute 10 0/0 d'acide acétique cristallisable, et on laisse reposer le mélange pendant plusieurs jours. Il se fait un dépôt de carmin et d'alun ; on filtre.

Pour colorer les pièces, on les met dans l'eau distillée, à laquelle on ajoute quelques gouttes de la solution de carmin, de manière à obtenir une teinte rose foncé. Elles restent dans la teinture 24 à 48 heures, selon leur nature, puis, on les lave pendant 1 heure ou 2 dans de l'eau distillée. Il importe d'employer de l'eau distillée, pour éviter la formation de cristaux dans les pièces. On traite ensuite par l'alcool à la manière ordinaire.

L'avantage de ce carmin est d'avoir un *pouvoir pénétrant* très grand et de colorer également toutes les parties aussi bien profondes que superficielles. Il a l'inconvénient de donner une coloration lilas qui n'est pas agréable à l'œil ; mais on peut rendre la coloration plus rouge en plaçant les pièces lavées dans de l'alcool additionné d'acide chlorhydrique, comme lorsqu'on emploie le carmin au borax. Les colorations se conservent très bien dans le baume, moins bien dans la glycérine.

(*Note du traducteur.*)

presque exclusive du noyau. Parmi les tissus, les muscles seuls se colorent un peu. Un fait très important, c'est que le carmin aluné, après qu'il a longtemps servi, ne donne pas de coloration diffuse, et convient, par suite, merveilleusement pour la coloration en masse, par exemple pour des embryons, et pour des éléments de tissus. La solution moisit facilement, et demande à être additionnée d'un peu d'acide phénique.

255. *Carmalun* de *P. Mayer* (1892). Acide carminique, 1 gr. ; alun, 10 gr.; eau distillée, 200 c. c. Faire dissoudre à chaud ou à froid ; décanter ou filtrer ; ajouter, comme antiseptique, quelques cristaux de thymol. Cette solution se conserve bien. *Colorations en masse*. Lavage à l'eau : dans ce cas, le plasma demeure légèrement coloré. Si l'on veut obtenir une coloration tout à fait pure du noyau, on lavera dans une solution d'alun, ou, dans des cas difficiles, avec un acide très faible.

Pour la coloration d'objets de grandes dimensions, nous possédons les deux solutions suivantes de carmin boraté.

256. *La solution aqueuse de carmin boraté*. Voici comment on la prépare :

On broie ensemble dans un mortier 8 gr. de borax et 2 gr. de carmin, et on y ajoute 130 cc. d'eau distillée. Au bout de 24 heures, on décante et on filtre. Les morceaux de 1/2 à 1 cm. de diamètre, ceux notamment qui ont été fixés avec le sublimé, sont maintenus dans cette solution pendant 24 heures ; ils y éprouvent très peu ou point du tout d'altération. On les porte ensuite dans l'alcool à 70° contenant de 1/2 à 1 C/0 d'acide chlorhydrique, où ils restent également 24 heures ; de là, ils passent et séjournent encore tout un jour dans l'alcool à 70° pur, puis dans l'alcool à 95° ; on les inclut enfin et on les coupe.

Ils présentent une vraie coloration de la chromatine qui peut rivaliser avec celle due à la safranine. Il va de soi qu'on peut colorer après coup et faire une double coloration.

257. On évitera le contact de l'eau pour les morceaux à colorer, en usant d'une solution de carmin spiritueux ou alcoolique.

On emploie très fréquemment la *solution alcoolique* de *carmin boraté*. On fait une solution avec :

   2 à 3 gr. de carmin ;
   4 gr. de borax ;
   93 cc. d'eau.

On ajoute 100 cc. d'alcool à 70°, on secoue et on filtre. On colore comme au § 256.

258. Pour les colorations en masse et en coupes, P. Mayer (1881) recommande la solution suivante de carmin :

On met 4 gr. de carmin dans 15 cc. d'eau ; on chauffe, et on ajoute, en même temps, 30 gouttes d'acide chlorhydrique : après quoi, on y verse 95 cc. d'alcool à 85°, on fait bouillir le tout, et on neutralise avec l'ammoniaque. Après le refroidissement, on filtre. On colore comme au § 256.

On empêchera les vapeurs de l'alcool de s'enflammer en faisant bouillir cet alcool avec beaucoup de précaution.

259. *Paracarmin* de *Paul Mayer* (1892).

  Acide carminique . . . . . .   1 gr.
  Chlorhydrate d'aluminium . . 1/2 gr.
  Chlorhydrate de chaux . . .   4 gr.
  Alcool à 70° . . . .   100 cc.

On obtient ainsi un colorant très facile à préparer, et qui offre la très précieuse propriété de se dissoudre dans l'alcool à 70° ; les préparations en coupes ou en masse n'ont pas besoin, après avoir été fixées, d'être mises en contact avec l'eau. L'emploi du colorant est des plus simples ; le paracarmin colore rapidement, et les petits fragments ne risquent pas de prendre un excès de coloration.

Le lavage se fait également dans l'alcool à 70° ; 24 heures suffisent pour colorer des fragments mesurant 2 centimètres.

En cas d'excès de coloration, on lave dans l'alcool à 70° contenant 1/2 0/0 de chlorhydrate d'aluminium, ou bien encore dans l'alcool à 70° contenant 2,5 0/0 d'acide acétique. L'action colorante du paracarmin se porte principalement sur les noyaux.

260. *Cochenille à l'alun*. On mélange 25 gr. de cochenille pulvérisée et 25 gr. d'alun calciné que l'on verse dans 800 gr. environ d'eau distillée : le tout est soumis pendant 1/2 heure à l'ébullition, et la solution se trouve alors réduite à 600 gr. (il faut agiter tout le temps). On ajoute quelques cristaux de thymol, et, après refroidissement, on filtre à plusieurs reprises.

Des embryons s'y colorent, suivant leur taille, pendant une 1 2 heure, ou même un jour entier et davantage ; ils sont ensuite lavés jusqu'à disparition de tout nuage de colorant.

Avant la coloration, les embryons, à leur sortie de l'alcool, feront un séjour dans l'eau ; on ne les en retirera que lorsqu'ils seront tombés au fond, et qu'ils auront été complètement débarrassés de leur alcool (Czokor, C. Rabl, 1894 (1)).

Coloration à l'hématoxyline.

L'hématoxyline introduite par Waldeyer dans la technique microscopique est d'un emploi très varié : elle sert à colorer les noyaux ; comme matière colorante, elle répond aussi à d'autres fins spéciales.

(1) *Partsch* (1877) fait bouillir de la cochenille avec une solution d'alun à 5 0/0, filtre, et ajoute un peu d'acide salicylique pour prévenir le développement de moisissures. *Henneguy* fait remarquer que les deux formules de *Partsch* et de *Czokor* ont été soigneusement étudiées par *Paul Mayer* (1892) qui trouve celle de Partsch la plus rationnelle. Elle contient la bonne proportion d'alun, tandis que la formule de Czokor n'en contient pas assez. Aussi la solution de *Partsch* se conserve mieux ; celle de Czokor précipite volontiers.

Ce mode de préparation conseillé par *Rabl* n'est qu'une modification insignifiante de celui de *Czokor*.

D'après *Lee* et *Henneguy* (1902). ces solutions colorent en un temps plus ou moins long des tissus qui ont subi n'importe quel genre de préparation préalable. Elles sont peut-être supérieures comme richesse de coloration au carmin et à l'alun.

On les emploie de la même manière.

On peut l'employer pour les colorations des coupes et pour les colorations des masses (coloration des coupes §§ 261, 267, 268, 271).

261. *Paul Mayer* (1891 et 92) recommande une solution alunée d'hématéine, *hémalun*. On dissout, en chauffant, 1 gr. d'hématéine dans 50 c. c. d'alcool à 90°, et on verse le tout dans une solution formée de 50 gr. d'alun dans 1 l. d'eau, en ayant soin d'ajouter du thymol. Après refroidissement, on peut filtrer : l'hématéine est connue dans le commerce sous le nom d'hématéine cristallisée. On la prépare en laissant s'évaporer à la température ordinaire et à l'abri de la poussière, une solution aqueuse d'hématoxyline (1 : 20) additionnée d'1 c. c. d'ammoniaque caustique. Les avantages de l'hémalun sont considérables : il est susceptible d'être employé dès après avoir été préparé, sans besoin de mûrir ; il agit rapidement ; allongé avec de l'eau, il ne colore jamais avec excès et pénètre profondément ; il peut, en conséquence, être utilisé pour la *coloration en masse*.

Après la coloration, on lave dans l'eau distillée.

262. *Hématoxyline alunée de Bœhmer. Préparation* : Voici d'après *Bœhmer* (1865) et Frey (1868) la méthode à suivre : On dissout 0,35 parties d'hématoxyline dans 10 parties d'alcool absolu. Une 2ᵉ solution se compose de :

0,1   d'alun ;
30   d'eau distillée.

On porte quelques gouttes de la première dans la seconde, jusqu'à ce qu'on obtienne un beau violet.

On arrive au même but par la méthode suivante : On prépare une solution aqueuse de 1 à 2 0/0 d'alun et une solution saturée d'hématoxyline dans l'alcool absolu. On verse goutte à goutte la seconde dans la première, jusqu'à ce que la solution devienne violette : la dose n'en est pas la même pour les différentes préparations d'hématoxyline. Cette solution prend, au repos, une teinte bleu foncé ; il faut la filtrer avant de s'en servir. Elle doit *mûrir*, c'est-à-dire qu'elle ne saurait être employée

qu'après un repos de 15 jours dans un flacon ouvert, à
l'abri de la poussière. Si la solution alcoolique d'hématoxyline employée est ancienne (quelques mois) et est
devenue couleur de rouille, il est inutile de la faire
mûrir (Apathy, 1896).

L'hématoxyline de Bœhmer s'emploie pour la *coloration des coupes*. Elle donne d'excellents résultats avec
les coupes d'objets fixés dans l'acide nitrique, l'acide
picrique, l'alcool ou le sublimé ; elle réussit moins pour
les préparations à l'acide chromique, à l'acide osmique,
ou encore pour celles traitées avec un mélange où entre
ce dernier acide. Ces coupes collées à l'albumine ou
même non collées, sont susceptibles d'être colorées.

263. Avec l'*hématoxyline de Bœhmer* (une solution
bien mûre), on peut colorer pendant 2 minutes et laver
10 minutes dans l'eau (si on laisse les coupes de 1 à
2 heures dans l'eau, la coloration devient plus nette) ;
on peut aussi colorer de 3 à 5 minutes. On doit agir
par tâtonnement, c'est-à-dire sortir du colorant la coupe,
la porter dans l'eau et examiner si elle a atteint le degré de coloration voulu. Cette coupe doit être d'un bleu
clair, mais pas trop foncé. Après quoi, on lave pendant
environ 10 minutes, et on traite les coupes comme il a
été dit précédemment.

Il est, par ce procédé, possible que les coupes soient
trop colorées ; on se conforme, dans ce cas, aux indications du § 264.

264. Avec l'hématoxyline (celle de Bœhmer, par
exemple), il peut arriver que l'on obtienne une coloration trop forte ; dans ce cas, les coupes affectent une
teinte bleu foncé. Il ne sert alors à rien de laver, même
longtemps ; toutefois les coupes peuvent venir à bien
si l'on a soin de les plonger, collées ou non collées, dans
de l'eau additionnée d'un peu d'acide, dans les proportions, par exemple, d'une goutte d'acide chlorhydrique pour 30 cc. d'eau. On les y laisse jusqu'à ce
qu'elles aient perdu leur éclat rouge et soient devenues
violettes ; de là, on les transporte dans l'eau de fontaine et on les traite ensuite à la manière habituelle.

D'autres acides tels que l'acide sulfurique ou l'acide
oxalique rendent aussi de très bons services. Lorsqu'on

se sert de l'acide oxalique, on doit se faire une règle de n'employer que de l'eau distillée pour éviter la formation de cristaux.

Il est possible que l'on ait à faire une correction dans un sens tout opposé : un trop long séjour dans l'acide amène la rubéfaction des coupes ; on y remédie, en les plongeant pendant un temps très long dans l'eau de fontaine, ou bien par un procédé plus rapide, en ajoutant à l'eau un soupçon d'ammoniaque, par exemple, une goutte pour 100 cc. Les coupes redeviennent alors bleues.

265. Les différents résultats d'une bonne coloration à l'hématoxyline sont : une teinte bleue intense de la chromatine des noyaux ; toute la gamme des nuances bleu clair dans les éléments des différentes cellules ; une intensité de coloration assez grande dans la substance fondamentale du cartilage hyalin, etc.

266. **Hématoxyline de Delafield** (Voir Prudden, 1885). Pour avoir 600 cc. du liquide, on dissoudra 4 gr. d'hématoxyline cristallisable dans 25 cc. d'alcool absolu. On verse le tout dans 400 cc. d'une solution aqueuse concentrée d'alun ammoniacal. Au bout de 3 à 4 jours, pendant lesquels le liquide reste exposé à la lumière dans une bouteille ouverte, on filtre, et on ajoute 100 cc. de glycérine et autant d'alcool méthylique. Deux jours après, on filtre de nouveau. En général, avant de l'employer, on allonge ce liquide avec de l'eau.

Coloration comme avec l'hématoxyline de Bœhmer ; lavage à l'eau ; coloration des coupes.

267. L'*hématoxyline de Friedlænder* (1882) se compose de :

Hématoxyline	2,0
Alcool	100,0
Eau distillée.	100,0
Glycérine	100,0
Alun	2,0

On peut, à l'occasion, ajouter 10 cc. d'acide acétique à la solution pour éviter l'excès de coloration (*Ehrlich*).

Coloration : Une coupe placée dans cette solution brune se colore également en brun au bout de peu de temps ; on la lave dans l'eau distillée, et, en quelques minutes, sa couleur se change en bleu. Cette méthode se prête également à la coloration en masse.

268. L'hématoxyline (alcoolisée) de *Kleinenberg* (1876).
— 1° On prépare une solution saturée de chlorure de calcium dans de l'alcool à 70° et on y ajoute autant d'alun qu'il peut s'en dissoudre. — 2° On mélange une solution saturée d'alun de l'alcool à 70° avec la première dans le rapport de 8 à 1. — 3° On verse dans ce mélange, et goutte à goutte, une solution alcoolique concentrée d'hématoxyline jusqu'à ce que la masse devienne bleue.

Une pratique assez longue est nécessaire pour arriver à coup sûr à fabriquer un bon colorant semblable ; il est indispensable d'obtenir la liqueur voulue pour des préparations qui ne doivent pas être mises en contact avec de l'eau.

269. *Hansen* (1895) obtient une hématoxyline avec laquelle on n'a pas à se préoccuper de la « maturité » qui, bien des fois, est gênante, par l'oxydation à chaud de la solution alunée d'hématoxyline. Voici comment il faut opérer : α) On fait dissoudre 1 gr. d'hématoxyline dans 10 gr. d'alcool absolu ; — β) puis, à chaud, 20 gr. d'alun ordinaire dans 200 gr. d'eau distillée ; après le refroidissement on filtre. Le lendemain, on fait un mélange de α et de β. On verse 3 cc. d'une solution aqueuse saturée à 15° C. de permanganate de potasse dans une coupe en porcelaine, ainsi que la solution alunée d'hématoxyline ; on agite le tout et on chauffe jusqu'à l'ébullition ; cette dernière doit durer 1/2 à 1 minute ; après quoi on fait refroidir rapidement et on filtre.

L'eau oxygénée (V. § 794) peut être, comme le permanganate de potasse, employée pour obtenir la maturité de l'hématoxyline (Unna).

270. *Mélange de glycérine, d'hématéine et d'alun (Glychœmalaun de P. Mayer)* (1896). Ce colorant peut se conserver très longtemps. Hématéine 0,4 gr. ; alun 5 gr. ; glycérine 30 cc. ; eau distillée 70 cc. On triture l'hématéine dans un mortier et on la fait dissoudre dans une petite quantité de glycérine ; on ajoute ensuite le reste de la glycérine ainsi que la solution d'alun (préparée à froid ou à chaud). Comme un peu d'alun se dépose facilement, on filtre la solution au bout de quelques jours.

271. La coloration à l'hématoxyline de **R**. **Heidenhain** (1886) est une coloration *en masse*. *Préparation* : On fait une solution aqueuse à 1/3 0/0 d'hématoxyline ; on peut employer le colorant à l'état frais, mais on ne peut pas le conserver longtemps à la lumière.

Coloration : Les objets fixés dans l'alcool, ou dans une solution saturée d'acide picrique, sont plongés dans le colorant pendant 24 heures, puis, durant le même temps, dans une solution aqueuse à 1/2 0 0 de chromate de potasse ; cette solution ne tarde pas à se colorer sous l'influence des nuages qui se dégagent de la matière colorante ; aussi devra-t-on la renouveler à plusieurs reprises. Les morceaux sont alors lavés à l'eau et passent ensuite dans des alcools de plus en plus concentrés. — Alcool absolu, xylol ; on peut inclure dans la paraffine. Cette méthode est réservée pour les coupes très fines de 5 μ ou au-dessous. Indépendamment de la coloration du noyau, on obtient une coloration remarquable du protoplasma.

Ce procédé de coloration convient parfaitement aux préparations qui ont été fixées à l'alcool ou à l'acide picrique (V. §§ 90 et 124). Une solution d'hématoxyline à 1/2 0/0 et une solution de chromate de potasse de 1/2 à 1 0/0 agissant seulement pendant une heure, toutes deux employées à haute dose, et la dernière souvent renouvelée, donnent d'après *Apathy* une coloration très nette d'un gris de cendre, qui permet de percevoir distinctement les éléments d'une coupe même épaisse.

272. *Hématoxyline à l'alun de fer* de M. *Heidenhain* (1892, 94 et 96). Des coupes de préparations au sublimé collées avec de l'eau (coupes ne devant pas dépasser 5 μ), sont placées pendant 2 ou 3 heures dans une solution aqueuse de 1/5 à 4 0/0 d'alun ferrique (sulfate double d'ammoniaque et de sesquioxyde de fer $(NH^4)^2 Fe^2 (SO^4)^4$. (Pour les centrosomes ou corpuscules polaires, on emploie une solution à 2 1/2 0/0 et l'opération dure de 6 à 12 heures, au lieu de 2 à 3 heures.) Après un scrupuleux lavage dans l'eau, on colore pendant 24 à 36 heures dans une solution d'hématoxyline (1 gr. d'hématoxyline dans 10 parties d'alcool et 90 d'eau qu'on laissera reposer pendant 4 semaines et qu'on allongera alors de son volume d'eau distillée).

On lave les coupes devenues « noir d'asphalte » dans la même solution d'alun de fer (2 1/2 0/0). On contrôle le progrès de la décoloration sous le microscope après lavage du porte-objet dans une grande quantité d'eau (pour les centrosomes on aura recours à l'*immersion à eau*) : on pourra, d'ailleurs, dans ce but, replacer, autant de fois qu'on voudra, les coupes dans l'eau. Finalement, on lavera de 10 à 15 minutes à l'eau courante.

Résultat : Coloration des microsomes et des éléments grossiers de la chromatine, des capillaires biliaires, des muscles striés.

Après l'action de cette hématoxyline, on pourra colorer le protoplasme avec une très faible quantité de rubine en solution légèrement acide (M. *Heidenhain* et *R. Krause*) (1).

273. *Coloration à l'hématoxyline de Nissl* (1894b). Les coupes très fines séjournent 1/2 heure dans la teinture d'acétate ferrique ; puis elles sont lavées superficiellement à l'eau pour être à nouveau plongées pendant 1/2 heure dans la solution à hématoxyline de Weigert (hématoxyline 1, alcool 10, eau 100). Après un second lavage rapide à

(1) S. G. *Hickson* (1901) laisse les coupes pendant 1 à 3 heures dans une solution d'alun de fer (1/100 d'alun de fer dans l'alcool à 70°) ; il les lave rapidement dans l'alcool à 70°, puis les place dans une solution de 1/2 p. 100 de braziline dans l'alcool à 70°, pendant 3 à 16 heures. Lavage à l'alcool à 70° pur, puis traitement par les alcools gradués, et montage au baume. Il est rarement nécessaire de traiter les coupes par l'alun de fer après la coloration.

La coloration de la chromatine est nettement définie, et le cytoplasme a une teinte différente. L'avantage de cette méthode sur celle de l'hématoxyline au fer serait que les coupes ne sont pas passées à l'eau et que le nombre des lavages est très réduit (In *Lee* et *Henneguy*, 1902).

(*Note du traducteur.*)

l'eau, on les porte, pour obtenir la différenciation,pendant un temps très court,dans une partie d'acide chlorhydrique pour 100 parties d'alcool à 70° ; puis 10 minutes dans l'eau ; enfin, après leur passage dans l'alcool et le xylol, elles sont montées dans le baume de Canada.

274. Pour les services spéciaux que rendent les colorations à l'hématoxyline de *Weigert, Pal, Kultschitzky*, v. § 553 et suivants, 556, 558 et suivants ; de *Benda*, § 695.

Couleurs d'aniline.

275. Avec les couleurs d'aniline, on obtient, après la méthode *régressive* (V. § 243 et suiv.), des colorations particulièrement nettes (par exemple, de la chromatine).

De bonnes colorations du noyau, en partie progressives, en partie régressives,sont fournies par la safranine, la thionine, le violet de gentiane, le vert de méthyle et le brun de Bismarck. D'autres parties de la cellule sont, d'ailleurs, aussi très bien colorées par l'éosine, l'orange G, la fuchsine acide, etc. Dans ce dernier cas, ces couleurs d'aniline sont rarement employées, mais bien plutôt combinées avec d'autres qui ont une affinité spéciale pour le noyau (*Double coloration* et *colorations combinées* : Voir le chapitre suivant).

La puissance de coloration d'une grande partie d'entre elles, si on fait abstraction du temps, est presque indépendante de leur degré de concentration ; c'est une règle, dans la coloration progressive, de faire usage de solutions faibles. Pour la coloration régressive, on se servira, au contraire, dans la plupart des cas, de solutions concentrées.

276. *Ehrlich* (1891) classe les couleurs de la houille en se plaçant sous un autre point de vue que les chimistes. Il appelle *colorants acides* les combinaisons dans lesquelles la substance colorante proprement dite joue le rôle d'un acide : le picrate d'ammoniaque, par exemple.

Fuchsine acide, Orange, Nigrosine, Bordeaux, Rouge Congo, Benzoazurine, Éosine, Érythrosine, Vert lumière S. F., Induline.

Les *colorants basiques* sont, comme l'acétate de Rosaniline, ceux dans lesquels la substance colorante joue le rôle de base combinée avec un acide indifférent. Ainsi le bleu de méthylène N., la Safranine, le Vert de méthyle, la Thionine, le Violet de gentiane, la Fuchsine (Magenta), le Brun de Bismarck, le Violet de méthyle, etc.

Quant aux *colorants neutres*, tel le picrate de Rosaniline, ils sont dus au concours d'une base et d'un acide colorants.

En dehors du chapitre sur le *sang* et la *lymphe* (voir ce chapitre) nous n'aurons que rarement recours à la classification d'Ehrlich, car la généralisation d'Ehrlich, exacte au point de vue théorique, ne se laisse pas appliquer sans beaucoup de restrictions aux réalités de la technique. Nous n'avons pas seulement à nous préoccuper dans nos recherches de la puissance de coloration, mais aussi de la résistance du colorant vis-à-vis des opérations ultérieures (lavage, déshydratation, montage, etc.); bref, ce qui nous intéresse surtout, c'est de savoir comment se comportera *finalement* la substance colorante, lorsqu'on l'aura soumise à la somme des manipulations qu'exige la *méthode régressive* (**P. Mayer**, 1898).

277. Les couleurs d'aniline que nous allons passer en revue et celles que nous citerons dans le chapitre des colorations doubles et combinées, sont celles dont on fait usage pour les *cas généraux* de la coloration en coupe et de la coloration en masse. Dans la Partie spéciale de ce livre, nous parlerons des couleurs d'aniline dont on recommande l'emploi en vue de *cas particuliers* (par exemple : le Bleu de méthylène, le dahlia, etc.).

Coloration du noyau avec les couleurs d'aniline (basiques).

278. La **Safranine** est un excellent colorant du noyau, surtout dans les préparations fixées avec la liqueur de Flemming.

Voici la formule de la solution de safranine d'après Pfitzner (1880) :

> 1 p.   de safranine ;
> 100 p.   d'alcool absolu ;
> 200 p.   d'eau distillée.

On commencera par dissoudre la safranine dans l'alcool, ce qui dure 24 heures ou plus longtemps ; après quoi, on ajoutera l'eau.

On colore les coupes pendant 24 heures ; puis, on lave dans l'alcool absolu. Si l'on fait agir de l'alcool absolu faiblement acidulé, jusqu'à 1/2 0/0 d'acide chlorhydrique, sur des coupes d'objets fixés dans la liqueur de Flemming colorées avec la safranine, il se fait une sélection ; certaines parties du noyau, la chromatine, se trouvent seules colorées. Alcool absolu, xylol, baume de Canada (1).

279. La *Thionine* en solution aqueuse concentrée est d'après P. *Mayer* (1898), un excellent colorant de la chromatine par voie progressive et par voie régressive ; elle agit rapidement. Si l'on suit la dernière voie, la différenciation dans l'alcool pour des préparations qui ont été fixées par le sublimé et la liqueur de Flemming est très longue : elle exige des heures.

280. Le **Vert de méthyle** est un colorant du

---

(1) *Henneguy* (1898) recommande le *mordançage au sulfocyanure d'ammonium*. Il place les coupes pendant dix minutes dans une solution à 1 0/0 de sulfocyanure d'ammonium faiblement teintée par le Violet acide (Säureviolett) et l'orange G. Au sortir de la solution elles sont rapidement lavées à l'eau, puis mises pendant 1/4 d'heure dans une solution de *Safranine* de *Zwaardemaker* (mélange à parties égales de solution alcoolique de safranine et d'eau anilinée. L'eau anilinée se fait en agitant un peu d'huile d'aniline avec de l'eau qu'on filtre ensuite. Cette solution se conserve indéfiniment). Nouveau lavage à l'eau, puis nouvelle immersion dans la solution de sulfocyanure déshydratation rapide par l'alcool absolu, essence de girofle et montage au baume. Les éléments nucléaires sont nettement colorés en rouge, tandis que les formations cytoplasmiques sont teintées en bleu ou en gris bleuâtre.

noyau. *Préparation* : 1 pour 100 p. d'eau distillée + 25 p. d'alcool absolu ; la coloration s'opère en 10 minutes. Si l'acte de la coloration doit durer 24 heures, on diluera la solution avec de l'alcool à 20 0/0 dans la proportion de 1 à 2 ou au-dessus. Coloration des coupes ; lavage à l'eau ; lavage pendant un temps très court (1 à 2 minutes) dans l'alcool à 70° ; alcool absolu, 1 minute ; xylol ; baume de Canada.

Ce qui fait la supériorité du vert de méthyle sur la safranine, c'est que l'emploi en est plus facile dans les *colorations combinées* : avec les colorants rouges (par ex. éosine, fuchsine acide et Orange).

Pour l'emploi du vert de méthyle comme colorant du noyau dans les tissus frais, voir § 322.

281. **Brun de Bismarck** d'après Weigert (1878). — *Préparation* : on fait bouillir 1 p. dans 100 p. d'eau et on filtre ; après quoi, on ajoute 1/3 du volume d'alcool absolu. — *Coloration* (coloration des coupes) ; la durée de la coloration par le Brun de Bismarck n'est pas fixe ; elle peut varier de 2 à 24 heures, parce qu'il ne colore pas facilement avec excès ; on lave dans l'eau ; puis, successivement, dans l'alcool absolu, le xylol, le baume de Canada ; on peut aussi passer de l'eau dans la glycérine. Coloration du noyau très pure. D'après P. *Mayer*, le Brun de Bismarck se recommande aussi pour la coloration en masse.

282. *Fuchsine* (Magenta). Se prépare comme la safranine.

283. *Violet de gentiane*. Préparation et coloration comme la safranine.

Colorations combinées.

284. Lorsqu'on fait agir sur une même coupe certains colorants, soit en mélange, soit l'un après l'autre, on se trouve en présence d'un fait vraiment surprenant.

Les différents tissus de la coupe ne présentent pas tous uniformément la couleur du mélange : les uns se montrent sensibles à certains colorants, et les autres à d'autres.

On met à profit dans la coloration ce pouvoir électif des tissus ; on parle de *double coloration* dans le cas où on fait usage de deux colorants, et de *colorations combinées* quand on en emploie plusieurs.

Quand une coupe se comporte d'une façon identique vis-à-vis de deux colorants, on n'a pas affaire le moins du monde à une double coloration dans le sens que nous attachons à ce mot. Ce que nous appelons coloration double consiste uniquement dans certaines associations de couleurs bien déterminées, qui ont une importance considérable dans les recherches histologiques.

Exemples de colorations combinées : On peut employer un colorant spécial pour le noyau, et après lui, un autre sans effet sur la chromatine, mais très actif vis-à-vis du reste du noyau et de la cellule. Ces colorants du protoplasma sont, par exemple, l'éosine et l'orange.

Une association de plusieurs colorants des noyaux permettra, en outre, de distinguer, les unes des autres, les différentes parties, ou même les différentes sortes de noyaux.

On peut encore associer plusieurs colorants sans action sur le noyau à un autre qui le colore et on aura ainsi trois ou plusieurs colorations.

Une série de couleurs s'emploie en vue de recherches tout à fait spéciales ; on les associe quelquefois en mélange convenable à un colorant du noyau.

Nous ferons suivre ici un choix des colorations combinées les plus importantes, dont nous dirons un mot à tour de rôle : Emploi de différents colorants conjointement avec le carmin, l'hématoxyline, la safranine et le vert de méthyle.

Comme colorant se prêtant à la double coloration avec l'hématoxyline, nous devons signaler en particulier l'éosine. On peut avec l'éosine se faire la main aux doubles colorations (V. § 292).

285. *Pikromagnesiakarmin* (Picro-carmin magnésique), de *P. Mayer* (1897).

On commence par préparer du carmin magnésique : Carmin 1 gr. et magnésie calcinée 0 gr. 1, soumis pendant 5 minutes à l'action de 20 cc. d'eau distillée bouillante ; la solution est ensuite étendue de 50 cc. d'eau ; puis, on filtre et on y verse 3 gouttes de Formol.

A 1 vol. de ce carmin on ajoute 9 vol. d'une solution de picrate de magnésie (200 cc. d'une solution à 0, 5 0/0 d'acide picrique dans de l'eau distillée avec 0 gr. 25 de carbonate de magnésie, chauffés jusqu'à ébullition ; on laisse déposer, puis on filtre).

On se procurera un picrate de magnésie bien stable chez Grübler de Leipsick.

On peut aussi ajouter à 1 vol. de carmin magnésique 4 vol. de la solution déjà mentionnée de picrate de magnésie et 5 vol. du carmin magnésique faible dans 100 cc. d'eau de magnésie (0 gr. 1 de magnésie séjourne pendant une semaine dans 100 cc. d'eau ordinaire ; on doit agiter très souvent ; puis, on laisse déposer et on décante). On lave dans l'eau distillée ou dans l'eau de magnésie.

Ce carmin colore rapidement les coupes ; il peut aussi être employé pour la coloration en masse.

286. *Picrocarmin* (1) *de Weigert* (1881). On met

(1) *Lœwenthal* (1892) recommande l'emploi d'un *Picrocarmin hématoxylique*. On prépare les deux solutions suivantes :

I. *Picrocarmin sodique*	Gr.	II. *Solution d'hématoxyline*	Gr.
a) Carmin en poudre.	0,4		
Soude caustique solide.	0,05	a) Hématoxyline . . .	0,1
		Alcool absolu . . .	10
Eau distillée . . .	100,00	b) Alun	0,1
b) Ac. picrique solide	0,25	Eau distillée. . . .	10

On verse la solution d'hématoxyline dans le picrocarmin sodique par petites portions, et en agitant le liquide. Un précipité apparaît plus ou moins vite ; on fait mieux d'abandonner le mélange pendant 10 à 15 heures ; on filtre. On obtient environ

2 gr. de carmin dans 4 cc. d'ammoniaque, et on laisse reposer pendant 24 heures, en évitant toute évaporation ; puis, on ajoute 200 gr. d'une solution aqueuse concentrée d'acide picrique, et on laisse de nouveau reposer 24 heures.

On verse ensuite une très faible quantité d'acide acétique ; celui-ci provoque peu à peu un fort précipité qu'on ne peut faire disparaître, même en agitant. On filtre après 24 heures. Si le fin précipité passe à travers le filtre, on ajoute un soupçon d'ammoniaque qui suffit à le dissoudre.

Le picrocarmin dissout l'albumine.

287. Carmin-bleu de Lyon. On prépare au préalable une coloration au carmin (coloration en masse ou en coupes : par exemple, le carmin aluné ou le carmin boraté). On dissout du bleu de Lyon dans l'alcool absolu, et on le dilue dans ce même alcool, jusqu'à ce que leur liquide ne paraisse plus qu'à peine bleu. Les coupes s'y colorent en 24 heures.

Le colorant, comme matière à double coloration, est d'un utile emploi dans les recherches d'ordre général. Pour les recherches spéciales, voir son emploi, § 458.

288. *Paul Mayer* (1896) a fait remarquer que le *carmin d'indigo* peut être employé d'une façon très simple, comme suit : à de l'hémalun ou à du carmalun

100 cc. de solution colorante. On ajoute ensuite environ 2 à 2 1/2 cc. d'acide acétique glacial. On verse l'acide à l'aide d'une pipette, goutte à goutte, et en agitant le flacon. Il se produit encore un précipité ; on filtre au bout de 12 à 24 heures. Il est nécessaire d'abandonner ce liquide pendant 4 à 6 semaines dans un flacon bien bouché à l'émeri. On filtre et on conserve la solution dans le flacon bouché à l'émeri.

C'est en vue de la coloration des coupes d'organes divers (système nerveux central excepté) durcis dans l'alcool que le picrocarmin hématoxylique présente des avantages réels.

Pour plus de détails, voir le *Recueil inaugural de l'Université de Lausanne* (1892).

(*Note du traducteur.*)

il ajoute, suivant les besoins, 1/20-1/5 de son volume d'une solution de 0 gr. 1 de carmin d'indigo dans 50 cc. d'eau distillée (ou d'une solution d'alun à 5 0/0).

289. Apathy (1896) recommande le carmin d'indigo pour colorer des préparations fixées dans la liqueur de Hermann et qui ont déjà été soumises à l'action de 'a safranine.

290. Dahlia-Carmin aluné, Westphal (voir Ehrlich (1876), § 371).

291. L'*acide picrique* ne sert pas exclusivement à la fabrication du picrocarmin ; il peut encore être employé comme *second colorant*. On se pourvoit d'une solution aqueuse saturée d'acide picrique comme pour la fixation. Pour les besoins de la coloration, on l'étend d'eau dans la proportion de 1 à 3 ; cette solution peut servir à colorer après coup des préparations déjà colorées par le carmin, l'hématoxyline ou la safranine. Cette coloration, après coup, de coupes ne réclame pas un temps long : 2 à 5 minutes suffisent : on lave ensuite à l'eau ; — alcool, xylol, baume de Canada. Il faut, quand on lave, ne pas oublier que l'acide picrique disparaît rapidement tout entier sous l'action de l'eau courante ; mais l'œil suffit pour faire saisir le moment précis où la coupe, sur le point de perdre l'acide picrique qu'elle contient, présente encore une teinte jaune. — Cette coloration après coup avec l'acide picrique est encore praticable pour les colorations en masse, et demande, suivant la grosseur de l'objet, de 2 à 24 heures. L'acide picrique agissant comme acide sur les préparations colorées en masse dans le carmin boraté, leur enlève l'excès de carmin ; aussi, dans ces circonstances, les morceaux peuvent-ils être portés directement du carmin boraté dans l'acide picrique, sans passer auparavant dans l'alcool acidulé.

Si on place des morceaux tout d'abord dans l'acide picrique pendant 24 heures, et si on les colore après coup avec le carmin, par exemple le carmin aluné, on obtient, dans certains ordres particuliers de recherches, de bonnes colorations. Ce procédé s'applique aux objets fixés dans l'acide picrique aussi bien qu'à ceux qu'on a fixés dans le sublimé ou l'alcool. Dans beaucoup de cas, l'acide picrique s'emploie en solution alcoolique.

292. *Eosine. — Hémalun. — Coloration en deux temps.*

Cette double coloration exige au préalable une bonne coloration de la préparation avec l'hématoxyline (V. § 250) et son lavage à l'eau. On porte ensuite cette préparation dans une solution d'éosine. La solution aqueuse d'éosine à 1 0/0 est, dans ce cas, le plus convenable.

Pour la plupart des objets, il suffit de la diluer de 3 à 5 fois son volume. Les coupes y séjournent de 3 à 5 minutes, et 1 minute seulement, si les solutions sont plus fortes. On lave immédiatement après, soigneusement, avec de l'eau qui doit être renouvelée jusqu'à disparition complète de toute teinte rouge. Ces coupes passent ensuite de 2 à 5 minutes dans l'alcool à 96°, puis, pendant 1 minute, dans l'alcool absolu ; xylol, baume de Canada.

Il importe au premier chef que la coloration à l'éosine ne soit pas trop forte, car une préparation trop colorée perd de sa netteté.

Il est possible de corriger un excès de coloration d'éosine en lavant la préparation dans l'alcool faible à 70° ou 80°. La durée du lavage peut varier de quelques minutes à plusieurs heures.

L'hématoxyline fut, pour la première fois, proposée comme colorant par Fischer (1875).

293. Rawitz (1895) recommande de colorer *d'abord avec l'éosine* et *ensuite avec l'hématoxyline*. Il se sert d'une solution très diluée d'éosine (de 1 à 3 gouttes d'une solution d'éosine concentrée pour 25 à 50 cc. d'eau distillée) et y colore pendant 24 heures.

Après quoi, il lave pendant 10 minutes à l'eau distillée, colore dans une solution faible d'hématéine ou d'hématoxyline, et poursuit ensuite les manipulations ordinaires. Nous avons obtenu de bons résultats avec ce procédé.

294. Coloration de *van Gieson* (citée par **v.** *Kahlden* 1895). — 1. Séjour dans le liquide Müller ou dans l'alcool ; 2. Coloration pendant 1/2 heure dans l'hématoxyline ; 3. Sérieux lavage à l'eau ; 4. Coloration pendant 3-5 minutes dans un mélange composé de : une solution aqueuse concentrée d'acide picrique et une solution aqueuse concentrée de fuchsine acide (la liqueur doit être d'un rouge foncé) ; 5. Lavage à l'eau pendant 1/2 minute ; 6. Alcool, essence de houblon, baume de Canada. La méthode est très simple et donne une très jolie coloration double : les noyaux deviennent d'un rouge foncé, le tissu interstitiel d'un rouge brillant. Un autre avantage présenté par ce procédé consiste en ce que les substances amyloïdes, collagènes, hyalines et muqueuses se colorent en même temps. Van Gieson a recommandé l'usage de l'hématoxyline de Delafield ; mais l'hématoxyline alunée ordinaire donne de très bons résultats. Il est bon de surcolorer les coupes parce que l'acide picrique joue le rôle de décolorant.

295. *Hématoxyline. — Orange*, G. — Une fois le noyau coloré avec l'hématoxyline (par exemple celle de Bœhmer), on pourra colorer après coup avec l'orange comme on l'a fait avec l'éosine : le procédé est le même et les résultats sont semblables. Il sera bon toutefois, dans ce cas, de colorer avec des solutions plus fortes, de 1 0/0, et plus rapidement, durant 24 heures environ, puis de laver dans l'alcool à 96° ; alcool absolu, xylol, baume de Canada.

296. *Hématoxyline. — Rouge Congo.* V. § 600 et 612.

297. *Hématoxyline. — Safranine* (*C. Rabl*, 1885). On ne colore qu'avec une très faible intensité avec l'hématoxyline de Delafield les coupes fixées avec l'acide chromo-formique, ou avec une solution de chlorure de platine (V. §§ 129 et 130). On les lave dans l'eau et dans l'alcool légèrement acidulé, et ensuite, on les colore avec la safranine (une solution alcoolique saturée et filtrée de safranine : 1 volume + 2 volumes d'eau) ; l'opération dure de 12 à 24 heures ; 2 à 4 heures suffisent généralement. On traite alors les objets avec l'alcool absolu jusqu'à ce que toute teinte rouge ait disparu.

298. *Hématoxyline-Carmin (R. Heidenhain).*

Après la coloration en masse de Heidenhain (V. § 271) on peut encore obtenir une bonne coloration du noyau en faisant, par exemple, agir de nouveau en masse le carmin aluné de Grenacher, ou bien en colorant après coup les préparations avec l'hématoxyline de Bœhmer.

299. *Double coloration à l'hématoxyline. Apathy* (1889) recommande le procédé de coloration suivant (spécialement pour le système nerveux des Hirudinées) qui fournit des images très instructives : de petits objets sont portés dans une solution aqueuse à 1/2 0/0 d'hématoxyline et y restent 1/2 heure ; ils sont ensuite rapidement lavés à l'eau. On les traite alors pendant 2 heures par une solution aqueuse à 1 0/0 de bichromate de potasse ; on les lave à nouveau, et enfin on les coupe.

Les coupes sont, à ce moment, colorées, à la manière ordinaire, par une solution aqueuse faible d'hématoxyline alunée (Apathy préconise l'inclusion dans la celloïdine).

300. Vert de méthyle — Eosine (en mélange). —
1 0/0 d'une solution aqueuse de vert de méthyle. 60 parties
1 0/0 d'une solution aqueuse d'éosine. . . . . . . 1 partie
On complète les 100 parties avec l'alcool absolu.
On colore pendant 10 minutes ; on lave pendant 5 minutes dans l'eau.
Alcool absolu, 1 minute ; xylol ; baume de Canada.
Dans ce procédé de coloration, ainsi que dans les suivants, le vert de méthyle joue le rôle de colorant du noyau ; l'éosine ou la fuchsine acide qui l'accompagne colore les autres parties de la cellule.

301. Le *vert de méthyle* peut être mélangé avec la *fuchsine acide* ; il entre dans ce mélange 60 p. d'une

solution aqueuse à 1 0/0 de vert de méthyle et 20 parties
d'une solution aqueuse à 1 0/0 de fuchsine acide. On
colore comme précédemment ; mais le lavage dans l'eau
durera moins de temps, parce que la fuchsine acide dis-
parait rapidement sous l'action de l'eau ; ensuite : alcool
absolu ; xylol ; baume de Canada.

302. Il peut être avantageux de colorer successivement avec le vert de méthyle et avec la safranine, dans
certaines recherches spéciales, pour obtenir une différenciation de noyaux différents par exemple.

**303. Vert de méthyle. — Fuchsine acide. —
Orange (Biondi-Ehrlich)**. Recommandés et modifiés
par *R. Heidenhain* (1888). Ce mélange et d'autres
semblables, dans lesquels les couleurs *acides* (au sens
d'*Ehrlich*) prédominent sont aussi appelés « *mélanges
triacides* ».

Préparation : On fait des solutions aqueuses saturées de ces 3 colorants ; on les laissera reposer pendant
plusieurs jours en ayant le soin de les agiter à plusieurs
reprises. On mélange alors :

> 100 cc. d'orange ;
> 20 » de fuchsine acide ;
> 50 » de vert de méthyle.

On fera bien de se procurer directement ce mélange
en poudre chez Grübler, à Leipzig.

Coloration : On dilue 1 partie de la solution saturée
dans 60 à 100 parties d'eau. On colore pendant 24 heures ; après quoi, on lave dans l'alcool. Alcool absolu ;
xylol ; baume de Canada. Ce procédé convient aux préparations au sublimé : il procure, indépendamment des
résultats déjà mentionnés de l'emploi du vert de méthyle-éosine et de la fuchsine acide, la coloration par
l'orange des globules du sang.

L'ancienne formule de *Ehrlich-Biondi* est :

> Solution saturée d'orange. . . . . 10 cc.
> Fuchsine acide. . . . . 1 —
> Vert de méthyle . . . . 3 —

R. Krause (1893) déclare que les meilleurs résultats sont obtenus par les préparations fixées dans le sublimé ou les mélanges dans lesquels entre ce sel.

Préparation du colorant : Rubine S. (il s'en dissout 20 gr. dans 100 cc. d'eau), Orange G (8 gr. dans 100 d'eau), Vert de méthyle (8 gr. dans 100 d'eau). Des solutions aqueuses saturées, on fait un mélange composé de : 4 cc. de la première et de 7 cc. de la seconde ; on ajoute enfin 8 cc. de la troisième.

Par ce procédé seul, on évitera tout précipité.

Pour colorer, on verse 1 cc. de cette solution mère dans 50 ou 100 cc. d'eau. La coloration dure 24 heures et s'adresse à des coupes collées avec de l'eau ou de l'alcool faible. Ces dernières, avant d'être colorées, pourront, quelquefois, avec avantage, séjourner de 1 à 2 heures dans l'acide acétique à 2 0/00 (M. *Heidenhain* [1892] verse dans le colorant, et goutte à goutte, de l'acide acétique [1 : 500], en agitant tout le temps de l'opération ; il s'arrête lorsque le liquide présente un ton vigoureux de carmin). On lave dans l'alcool à 90° pur ou légèrement acidulé.

304. *Liste des colorations combinées les plus usitées.*

Carmin.

Carmin.	Hématoxyline	§ 298
—	Acide picrique	§ 291
—	Carmin indigo.	§ 288
—	Induline.	§ 369 et suiv.
—	Dahlia	§ 371
—	Bleu de Lyon.	§ 287
Picrocarmin		§ 286
Pikromagnesiakarmin.		§ 285

Hématoxyline

Hématoxyline.	(Hémalun).	Eosine . . .	§ 292
—	—	Orange . . .	§ 295
—	—	Acide picrique. . . .	§ 291
—	—	Rouge Congo	§ 600 et § 612
—	—	Safranine. .	§ 297
—	—	Picrocarmin.	§ 286 (note)

Hématoxyline. (Hémalun). Orcéine. . . § 398
   —   —   Mucicarmin. § 607
   —   —   Fuchsine aci-
               de—Ac. picrique §§ 294, 323, 584
— Carmin (d'après R. Heidenhain) § 298
— Rubine (d'après M. Heidenhain) § 272

Safranine

Safranine. — Violet de gentiane . . . . § 693
   —   — Violet de gentiane. - Orange § 321 et sa note
   —   — Vert de méthyle . . . . . § 302
   —   — Acide picrique . . . . . . § 291
   —   — Carmin indigo . . . . . . § 289

Vert de méthyle

Vert de méthyle. — Eosine . . . . § 300
   —   — Fuchsine acide . . . . § 301
   —   — Fuchsine acide. — Orange. . § 303
Consulter aussi pour ce chapitre VIII : *Gierke*, 1884, 1885.

IXe CHAPITRE

Méthode de reconstruction (1)
par *G. Born* (de Breslau).

305. Une *représentation matérielle des éléments
cellulaires* s'acquiert le plus souvent par l'examen successif des différents plans optiques *d'une seule et même
coupe*; lorsqu'une forme particulière ou l'extension des
éléments cellulaires (cellules de Purkinje de l'écorce
cérébelleuse par exemple) créent des difficultés dans
cette étude, il faut combiner plusieurs images fournies
par des coupes *nombreuses et diversement orientées*.

Il est plus difficile, par ce seul moyen, de se faire une
représentation matérielle, dans l'espace, *d'organes pluri-*

(1) Nous devons la traduction assez délicate de ce chapitre
spécial à M. le Dr A. Weber, de Nancy, à qui nous adressons nos
vifs remerciements : M. Weber a eu, d'ailleurs, souvent et avec
grand succès, recours à la méthode de Born.
                     (*Note du traducteur.*)

cellulaires ; ainsi, tout récemment encore, les parties terminales de nombre de glandes examinées sur des coupes isolées, les avaient fait considérer à tort comme des glandes acineuses, en grappes, tandis qu'en réalité ces alvéoles étaient la section de tubes allongés, coudés et bosselés en certains points. Dans beaucoup de cas semblables, l'emploi de coupes épaisses fortement éclaircies ou aussi les procédés de macération *spécifiques* très appréciés des anciens histologistes (vinaigre de bois, acide chlorhydrique, alcalis concentrés, etc.) ont conduit au but ; cependant, pour certains objets de cette sorte, on a dû recourir à des reconstructions d'après les coupes (morphologie des follicules du corps thyroïde par J. Streiff, etc.).

Mais il reste un grand nombre de pièces anatomiques et surtout embryologiques qui sont et trop petites, et trop compliquées pour qu'on puisse se faire d'elles une représentation suffisante dans l'espace (représentation plastique), par la dissection et l'examen direct à la loupe ou à de faibles grossissements microscopiques ; d'autre part, ces pièces sont trop grandes et encore trop compliquées pour que leurs formes (celle des cavités notamment), puissent être convenablement étudiées sur des coupes isolées ou par des macérations. On est donc amené à faire une reconstruction de ces objets au moyen des aspects que présentent les différentes coupes d'une série.

306. La reconstruction peut être plane, purement graphique ; les dimensions perpendiculaires au plan où se fait la reconstruction ne sont représentées qu'en raccourci et par des ombres ; ou bien la reconstruction est plastique, dans l'espace. Dans les deux cas, on se sert toujours d'un *grossissement* plus ou moins considérable. Il est facile de comprendre que la reconstruction graphique n'est souvent qu'un moyen provisoire et doit être réservée aux cas les plus simples.

Toutes les méthodes de reconstruction nécessitent

de la peine et du temps ; on les évitera donc chaque fois que d'autres procédés tels que dissections, macérations, injections et corrosions pourront suffire ; mais on ne saurait trop se mettre en garde contre les reconstructions par la pensée, après un simple examen des coupes, pour tout objet un peu compliqué. A d'autres avantages, les reconstructions plastiques joignent celui d'être des préparations très agrandies et, par là, d'autant plus facilement *démontrables*.

307. Toute *reconstruction suppose une série complète de coupes parallèles* d'un objet ; cette condition toujours indispensable (certaines reconstructions exceptées), est facilement remplie avec tous les microtomes modernes. Le plus souvent on se servira d'une série d'épaisseur régulière ; quelquefois, si on le juge nécessaire, on pourra intercaler en certains points, des coupes moitié moins épaisses. En tous cas, l'épaisseur des coupes doit être fixée et connue. D'après la dimension des objets et la possibilité d'en réussir plus ou moins bien les coupes, on choisira des épaisseurs de 6, 8, 10, 12, 15, 20 μ. Théoriquement, la direction du plan de section est indifférente : dans la pratique, il vaut mieux se servir de coupes parallèles ou perpendiculaires à l'axe principal de l'objet.

La coloration en masse est absolument préférable à la coloration des coupes sur lame ; de même l'inclusion à la paraffine plutôt que celle au collodion. Les coupes fixées sur le porte-objet doivent toujours être parfaitement *planes*, sans aucun déplacement (même des portions isolées périphériquement), sans déchirures, ni plissements. Pour éviter ces inconvénients, voir les procédés indiqués § 210 et suivants et § 311. L'exactitude et la perfection de chaque reconstruction dépendent entièrement de la réussite de la série des coupes : *c'est perdre son temps et sa peine qu'essayer d'obtenir des reconstructions avec des séries incomplètes, irrégulières et mal étalées.*

308. *Méthodes de reconstructions en surface.*

1. *On se propose d'obtenir une image dans un plan perpendiculaire au plan de section de la série* ; c'est la *construction projective* de His, le procédé le plus ancien et actuellement encore le plus employé avec succès.

Prenons un exemple : on veut reconstituer avec un grossissement de 50 diamètres l'aspect qu'auraient en *coupe médiane* les organes d'un petit embryon humain qui a été débité en série de coupes régulières et transversales de 20 μ d'épaisseur. Voici comment on devra s'y prendre ; on fera de différents côtés et à un grossissement connu (5 ou 10 diamètres), des dessins de l'embryon coloré en masse et éclairci dans de l'essence de cèdre, ou un autre liquide éclaircissant ; pour l'exemple que nous avons choisi, une *vue de profil* exacte est nécessaire. Lorsque cela est possible, on recommence les dessins tandis que l'embryon est dans la paraffine liquide.

On dessine successivement chaque coupe transversale de 20 μ d'épaisseur à un grossissement de 50 diamètres ; c'est sur les dessins ainsi obtenus qu'on pourra prendre les mesures importantes.

Si l'on n'a pas de plan de définition (a) (V. § 310), il est nécessaire de connaître la direction du plan de section de la série, sinon il faut le rechercher en comparant certains points des coupes avec le dessin de profil de l'embryon, où on précise ces points. Lorsqu'on possède un plan de définition, il est superflu de rechercher la direction des coupes.

a) Sur un papier quadrillé au millimètre, on colle un calque obtenu en agrandissant la vue de profil de l'embryon à 50 diamètres ; on prend soin que les lignes horizontales du quadrillage soient exactement parallèles à la direction des coupes, connue au préalable ou déterminée après coup. Cela fait, on numérote d'avant en arrière les lignes transversales répondant à la position des différentes coupes de la série, et, sur chacune de ces lignes, on porte, à leur place respective, les mesures des divers organes prises sur la ligne médiane des dessins obtenus par agrandissement à 50 diamètres des coupes sériées. La réunion ultérieure des différents points qui se correspondent donne le tracé des organes en question vus en coupe médiane.

b) On prolonge la ligne médiane du dessin des coupes jusqu'à ce qu'elle coupe la ligne de définition qu'on a eu soin de dessiner à côté de la coupe. Les points d'intersection de ces deux lignes sont portés sur une des verticales du papier quadrillé et numérotés suivant la coupe à laquelle ils appartiennent. A partir de cette ligne, on marque sur les horizontales convenables, les distances qui sur les dessins des coupes séparent la ligne de définition des contours et des organes de l'embryon ; les points correspondants sont ensuite joints les uns aux autres. On obtient ainsi le profil de l'embryon et la position des différents organes sur un plan médian.

Il est clair qu'avec cette méthode, on peut aussi projeter et représenter sur le plan médian des dimensions prises sur des plans latéraux ; de cette façon on obtient non seulement le contour des organes sur la ligne médiane, mais aussi leur silhouette prise sur différents plans. On pourra aussi obtenir avec des coupes transversales des vues latérales de l'objet, des vues ou des coupes frontales.

C'est par une étude approfondie des différentes coupes d'une série et de vues totales, que His arriva à *modeler* l'objet en question (ou certains de ses organes), en ayant toujours présentes à l'esprit les dimensions observées sur les différentes coupes ; ce procédé, malgré les remarquables résultats qu'il a donnés entre les mains de son auteur, n'a trouvé que de rares imitateurs, à cause des exigences considérables que, par suite des chances d'erreurs nombreuses et subjectives, il impose à l'habileté artistique et technique du travailleur.

2. Isolement graphique de Kastschenko (1886,87, 88. Voir aussi p. 355 dans Zeitschr.f. wiss. Mikr. 1887). On suppose que l'objet monté dans la paraffine est entouré, à peu de distance, par des surfaces de définition se coupant à angle droit et perpendiculaires au plan des coupes, ou que tout près de l'objet, il y a un plan avec stries de définition (voir § 310). Sur un carton et à un grossissement donné, on dessine les unes par dessus les autres, les coupes sériées des organes à isoler graphiquement, en ayant soin que chaque fois les lignes de définition et leurs dentelures qui correspondent à la section des stries se recouvrent exactement. On obtient ainsi un ensemble de lignes figurant des contours, d'après lequel on peut facilement réaliser, en l'ombrant convenablement, une *vue de l'organe perpendiculaire au plan de section des coupes.*

309. Pour les *reconstructions plastiques,* on emploie communément maintenant la *méthode de modelage au moyen de plaques* (Born). Le principe est le suivant :

On choisit dans chaque coupe d'une série régulière les parties que l'on veut reconstruire plastiquement ; on les dessine à un grossissement donné sur des plaques qui sont d'une épaisseur proportionnelle à celle des coupes et au grossissement employé.

Les parties intéressantes sont ensuite découpées dans les plaques, et les fragments successifs ainsi obtenus, ajustés ensemble. Si cet assemblage est convenablement fait, sans déviation latérale, on doit obtenir après régularisation des intervalles entre les bords des plaques, une *représentation plastique dans l'espace agrandie et exacte* de l'objet qui a servi à obtenir les coupes sériées.

Voici un exemple pour nous faire mieux comprendre : au moyen d'une série de coupes transversales de

20 μ proposons-nous de reconstruire plastiquement à 50 diamètres, l'intestin d'un petit embryon humain. Nous dessinerons toutes les sections du tube intestinal à un grossissement de 50 diamètres sur des plaques épaisses de 50 × 20 μ c'est-à-dire 1 mm.; puis, nous assemblerons convenablement les découpures des plaques de cire et nous obtiendrons la reconstruction plastique de l'organe cinquante fois grossi.

En ce qui concerne les détails de la méthode, voir ce qui suit ; pour plus de précision, on recourra aux articles cités.

310. *Plans et stries de définition*. — Lorsqu'on n'est pas obligé de reconstruire d'après une série déjà existante, on ne négligera pas de tracer sur le bloc de paraffine, tout contre l'objet, un *plan* et des *stries de définition* perpendiculaires au plan de section des coupes. On a ainsi, à côté de chaque coupe, une *ligne de définition dentelée* (pour le but et la signification de ces lignes voir § 314). Le nouveau procédé Born et Peter (1898.99) pour l'obtention du plan et des stries de définition, qui a déjà très fréquemment fait ses preuves et que nous allons exposer, s'applique à la confection habituelle du bloc de paraffine. Au sujet des autres méthodes plus anciennes pour l'obtention de lignes de définition, méthodes dont on ne peut se passer en certains cas, voir l'index bibliographique.

On construit un *moule à angles droits* (parallélipipède rectangle), en appliquant sur un socle plan et pourvu de trois pieds deux équerres (cadre de Naples) ; on place ces dernières de telle sorte qu'elles coïncident exactement avec les côtés (longs de 2 cm.) d'un carré gravé sur le socle. Ce carré qui forme ainsi le fond du moule, porte sur une bande médiane une série de stries très rapprochées les unes des autres, parallèles entre elles et aux deux côtés du carré. Il est préférable de se servir d'un socle et d'équerre en verre (on en trouvera d'excellents mais fort coûteux chez Zeiss de Jena). En métal tout mécanicien peut en construire (on en trouvera spécialement chez Kleinert, à Breslau, Breitestrasse). Avant de se servir du moule, on commence par en nettoyer très soigneusement les parois et le socle à l'alcool, puis au chloroforme et même, en dernier lieu, on peut les frotter avec une goutte d'un mélange à parties égales de glycérine et d'alcool absolu ; on porte alors l'appareil à environ 50° centigrades, et on y verse la paraffine chauffée vers 70°. L'objet imprégné de paraffine y est transporté et, si l'on désire une série de coupes transversales, orienté de telle sorte que son axe longitudinal soit perpendiculaire à la paroi située du côté de l'opérateur ; c'est contre cette paroi que sera la *base* du bloc de paraffine. Avec l'instrument en verre, cette orientation est facilitée par des lignes noircies, se coupant à angle droit qui se trouvent à la face inférieure du socle et qui sont visibles par transparence. Le moule est ensuite entouré d'eau glacée, et le refroidissement du bloc régularisé par l'addition de gouttes de paraffine chaude afin d'éviter qu'aucun côté du bloc ne se rétracte. Après un séjour prolongé dans l'eau glacée, les équerres et le socle se détachent *parfaitement* ; on obtient ainsi un bloc de paraffine à angles droits (parallélipipède rectangle). Au moyen du *rasoir placé transversalement et fixé définitivement*, on a égalisé un plan sur la paraffine qui recouvre le porte-objet du micro-tome ; sur ce plan on pose la *base* du bloc et on l'y fixe par de la paraffine chaude ; à ce moment, *l'axe longitudinal de l'objet, la face du bloc (plan de définition) qui reposait sur le socle et sur laquelle sont les stries parallèles, ces stries elles-mêmes (stries de définition) sont tous perpendiculaires au plan de section des coupes.* La face du bloc où sont les stries reçoit une mince couche de vernis noir à l'alcool ; lorsqu'on veut faire des colorations sur coupe, ce qu'il est préférable d'éviter, on remplace le vernis par du collodion fluide délayé avec du noir de fumée. Après dessiccation complète de la couche de vernis, on enlève du bloc de paraffine, et avec précaution, tout ce qui n'est pas indispensable. Ce qui persiste est plongé un instant dans de la paraffine à 75°; on répète l'opération après refroidissement aussi fréquemment qu'il est nécessaire pour recouvrir le plan et les stries de définition d'une couche de paraffine épaisse d'environ un millimètre.

Le rasoir étant fixé, on sectionne l'objet en série; les coupes sont perpendiculaires à l'axe longitudinal de la pièce, au plan et aux stries de définition. Tout contre chaque coupe se trouve une *ligne de définition* fine, noire et dentelée. *Si l'on superposait un certain nombre de coupes de la série en ayant soin que toutes les dentelures des lignes de définition coïncident exactement de façon à reconstituer dans le sens vertical le plan et les stries de définition, les coupes des différents organes s'assembleraient aussi correctement, c'est-à-dire sans déviation latérale.* De la même manière, avec cette différence que ce ne sont pas les coupes, mais leurs dessins agrandis qu'on superpose, les lignes de définition pourront aussi bien servir pour des reconstructions graphiques (§ 308), que pour la méthode de reconstruction plastique.

311. *La série des coupes.* — Les coupes étalées sur de l'eau chauffée (jusqu'à 40°) sont rangées sur le porte-objet; après dessiccation, on les recouvre suivant le procédé de Strasser, d'une mince couche de collodion riciné appliquée avec un pinceau tendre bien essuyé (collodion 10 vol. Ether 10 vol. Huile de ricin 10 vol.). On laisse sécher peu de temps cette couche de collodion et on place les lames dans du toluol ou un autre dissolvant juste le temps nécessaire pour dissoudre la paraffine; puis on les recouvre d'une lamelle sous laquelle on a mis une goutte de baume. Un trop long séjour dans le toluol, le xylol ou un autre liquide dissolvant détruit facilement la frêle ligne de vernis. Dans certains cas, lorsqu'on désire colorer sur lame, ou bien inclure dans la celloïdine, on recourra aux procédés indiqués dans les articles cités.

312. *Le dessin.* — On se sert, pour dessiner les coupes, du prisme d'Oberhauser, du miroir d'Abbe ou plutôt de l'appareil à projection qui, même aux forts grossissements (100 à 150 diamètres) toujours préférables, permet d'obtenir un champ considérable et plan. Si l'on prépare les plaques en les cylindrant comme nous l'expliquerons plus loin, on dessinera avec un crayon à copier (pour pouvoir prendre un calque) sur un papier d'impression aussi peu encollé que possible ; sur des plaques toutes faites, on peut dessiner avec un crayon tendre. On doit prendre pour règle de mettre plutôt trop d'indications sur ses dessins que pas assez.

313. Au début, les *plaques* étaient coulées en cire ; maintenant on se sert surtout de plaques faites au rouleau, en cire et en papier (procédés de Strasser et de Born). Dans ces plaques, une couche de cire est comprise entre deux feuilles de papier : sur l'une des feuilles on a tracé le dessin (on prend pour ce côté du papier d'impression le moins encollé qu'il soit possible ; voir le paragraphe précédent) ; l'autre feuille est une simple couverture de papier de soie : ce revêtement de papier donne aux plaques, et par suite à tout le moule, un degré d'élasticité très considérable. Le Dr Grübler, de Leipzig, fournit de ces plaques d'épaisseurs usitées ; mais comme on ne se sert que d'une minime portion de chaque plaque, l'emploi de plaques du commerce devient assez coûteux, et on ne peut que conseiller de fabriquer soi-même les plaques de cire et de papier suivant les conseils donnés par Born (1888). On s'est servi quelquefois de carton, de plomb, etc. ; mais ces matériaux sont moins recommandables.

314. *Découpage et assemblage des fragments des plaques de cire*. Pour le découpage, on se sert de petits couteaux courts, étro its et pointus (scalpels usés). On commence par enlever les cavités, tout en ménageant entre les portions persistantes non caustiques ou qui n'ont que de faibles points d'attache entre elles, des ponts ou travées d'union.

Plus tard, lorsque les morceaux séparés seront assemblés, on détruira ces travées ; si des parties du moule doivent demeurer isolées, les points d'union seront remplacés par des fils métalliques. Au niveau de la *ligne de définition*, on laisse une bande de cire de la largeur du doigt sur laquelle on découpe les dentelures des stries de définition ; naturellement cette bande de cire est réunie par des travées au reste de la coupe.

Si l'on doit reconstruire sans lignes de définition, on n'a cependant pas à craindre de commettre d'erreur trop considérable : Le profil d'organes étendus longitudinalement, tels que la corde dorsale, les vaisseaux sanguins, etc., permettra d'éviter les déviations latérales dans la superposition des coupes ; de plus, les coupes d'un objet un peu compliqué, possèdent toujours un grand nombre de points de repére d'importance plus ou moins secondaire qui rendent possible ou vraisemblable un certain assemblage à *l'exclusion de tout autre*, et restreignent la possibilité d'une erreur.

Il est pourtant préférable et plus sûr d'avoir, à côté de chaque coupe, une ligne de définition. Dans ce cas, on ne se sert que des bandes de cire sur lesquelles on a dessiné la ligne de définition pour faire la superposition des coupes ; on s'assure que toutes les lignes de définitions avec leurs dentelures coïncident pour éviter toute déviation latérale dans les formes de l'objet (voir la fin du paragraphe 310).

8.

315. *Achèvement du modèle*. — On commence par superposer correctement environ 5 découpures, qu'on fixe provisoirement les unes aux autres en perforant leurs faces par une spatule étroite et fortement chauffée ; puis, on égalise les *escaliers* entre les coupes et on arrondit leurs bords avec une spatule large et chaude. On ajoute 5 à 6 coupes aux premières et on continue de même. Qu'on n'aille pas croire, comme beaucoup le pensent, qu'un moule avec *escaliers* inégalisés, soit plus naturel qu'un moule régularisé et poli.

Pour rendre accessibles à la vue les cavités, on ne bâtira plus toujours le modèle d'une seule pièce, mais après un assemblage provisoire et une régularisation de certaines surfaces, on le découpera en plusieurs morceaux. Dans d'autres cas, on pratiquera des fenêtres, on placera des tiges de soutien, ou d'union etc.

Voir plus haut quel est le *moment opportun* pour supprimer les travées provisoires.

Enfin, on polit le moule le plus possible, soit avec une spatule chaude, soit avec un pinceau large trempé dans de l'essence de térébenthine, soit avec la pulpe du doigt. Un modèle régularisé, sur lequel les inégalités accidentelles sont disparues, met mieux en relief les caractères des formes que ne pourrait le faire un moule brut et non poli.

Pour mettre encore mieux en évidence les détails, on colore diversement avec des couleurs à la détrempe les différentes parties du moule (1).

(1) Le Dr *Denis*, de Liège, qui a expérimenté la méthode de Born dans ses *Recherches sur le développement de l'oreille interne chez les Mammifères* (1901), s'exprime ainsi : « Cette méthode bien employée permet d'obtenir une reproduction fidèle de l'organe étudié, avec une exactitude pour ainsi dire toute mécanique. Cette méthode, si simple qu'elle paraisse, exige cependant quelques précautions, si l'on veut se mettre à l'abri de toute cause d'erreur. Ainsi, afin d'éviter la rétraction que subit la paraffine ordinaire en se refroidissant, rétraction pouvant amener des déformations plus ou moins sensibles

Bibliographie pour le Chapitre 9.

Born G. 1883 et 1888, *Born* G. et *Peter K*, 1898, *His* W. 1868 et
1887, *Kastschenko* N. 1886, 1887 et 1888; *Peter K*, 1899, *Strasser*
H. 1886 et 1887 — *Alexander* G. (in Zeitschr. f. wiss. Mikr.
tome XV).

316. Liste des termes techniques (1).

Un organe est *fixé, conservé* ; il n'a généralement pas
besoin d'être *durci*. Le durcissement est nécessaire
pour les coupes avec le rasoir. Une fois fixé, l'objet est,
si l'on veut, *lavé* et ensuite *traité* par l'alcool, pour être
privé de son eau (et non pour être durci). On l'*inclut*
ensuite dans la paraffine, etc. L'*inclusion* se décompose
en plusieurs actes : tout d'abord, l'objet est soumis à
l'action du xylol, etc., puis, à celle du mélange, et finalement à celle de la paraffine pure. L'opération consiste
à faire passer successivement l'objet dans ces trois liquides. Il est alors placé dans un moule et il doit y être
orienté.

Avant d'être coupé avec le microtome, il doit être
disposé sur le chariot à objet après avoir été fixé par la
fusion sur un cylindre, un morceau de bois, etc. On
l'oriente alors au moyen de l'appareil à orientation. Le
traitement ultérieur comprend tout d'abord le *collage*,
puis l'*enlèvement de la paraffine* sous l'action du xylol
et la *coloration des coupes*, dans le cas où on n'a pas

de l'objet enchassé, il est bon de se servir, pour l'enrobement
de paraffine recuite, ce qui diminue beaucoup cet inconvénient. Il est ensuite presque nécessaire de se ménager,
dans chaque coupe, certains points de repère fixes, qui servi-
ront de plan de direction lors de la reconstruction du modèle
lui-même, et empêcheront ainsi les superpositions des plaques
en cire suivant une direction inexacte », et il ajoute : « Tous
les embryons dont nous nous sommes servi pour cette méthode
ont été coupés au microtome de Jung a raison de 15 μ d'épaisseur par coupe. Ces coupes ont été collées sur porte-objet au
moyen d'un mélange de collodion et d'huile de ricin, fixateur
favorisant beaucoup l'étalement régulier de la coupe. »

(*Note du traducteur.*)

(1) Dans certains traités, les mêmes termes techniques sont
souvent pris dans des sens différents ; l'expression « inclure ».
par exemple, sert chez plusieurs auteurs, et quelquefois aussi
chez le même, à désigner toutes sortes d'opérations différentes.
Il n'en peut résulter que des malentendus ; pour éviter cet inconvénient, nous réunissons ici quelques-uns des termes les plus
fréquents que nous ayons à employer.

auparavant *coloré en masse.* Après la coloration, il peut être question de *lavage* ; si c'est d'une coloration du noyau qu'il s'agit, on peut colorer après coup, à l'aide d'autres matières colorantes (*coloration du plasma*). On parle alors de *colorations combinées* ; si on n'emploie que 2 colorants, c'est alors ce qu'on appelle : *double coloration.* Vient enfin le montage dans le baume de Canada : on peut procéder à cette opération en plaçant tout d'abord l'objet dans la glycérine, puis en le *bordant.*

PARTIE SPÉCIALE

La Cellule.

317. La cellule diffère en général d'un tissu à l'autre. Il est cependant possible, dans les cellules les plus différentes, de rendre visibles des éléments analogues au moyen des mêmes méthodes, par exemple la chromatine du noyau (1), certains détails

(1) Nous devons à *Laveran* (1900) une *méthode nouvelle de coloration des noyaux* applicable en particulier à l'étude des Hématozoaires endoglobulaires. L'expérience acquise par l'auteur lui permet de dire qu'il s'agit d'une méthode générale qui donne d'excellents résultats.

L'auteur emploie les réactifs suivants qui doivent être préparés à l'avance.

1) Bleu de méthylène à l'oxyde d'argent ou *bleu Borrel*. Dans une fiole de 150 cc. environ, on met quelques cristaux d'azotate d'argent et 50 à 60 cc. d'eau distillée ; quand les cristaux sont dissous, on remplit la fiole avec une solution de soude et on agite ; il se forme un précipité noir d'oxyde d'argent qui est lavé à plusieurs reprises à l'eau distillée, de manière à enlever l'azotate de soude et l'excès de soude. On verse alors sur l'oxyde d'argent une solution aqueuse saturée de bleu de méthylène préparée avec du bleu de méthylène médicinal de Höchst ; on laisse en contact pendant 7 à 8 jours en agitant à plusieurs reprises.

2) Solution aqueuse d'éosine à 1 p. 1.000 (éosine soluble dans l'eau de Höchst).

3) Solution de tannin à 5 0/0.

Il est bon de mettre dans les fioles qui contiennent les solutions d'éosine et de tannin de petits morceaux de camphre, afin d'empêcher la production des moisissures.

On prépare, *au moment de s'en servir*, le mélange colorant d'après la formule suivante :

```
Solution d'éosine à 1 p. 1.000 . . . . . . . .  4 cc.
Eau distillée. . . . . . . . . . . . . . . . .  6 cc.
Bleu Borrel . . . . . . . . . . . . . . . . . . 1 cc.
```

On se sert, pour préparer ce mélange, d'une petite éprouvette graduée ; les solutions d'éosine et de bleu de méthylène sont filtrées *séparément* au moment où l'on fait le mélange ; on

particuliers de structure dans le protoplasma (1), etc.

318. La chromatine est soluble dans les acides forts, insoluble dans les acides faibles ; elle se dissout dans les alcalis. L'action prolongée des sels d'acide chromique l'affecte sensiblement.

On rend les mitoses visibles en fixant les morceaux au sublimé, § 116, à l'acide picrique, § 124, ou à l'acide nitrique, § 123 ; en employant, soit la coloration en masse avec l'hématoxyline, § 271 ou le carmin, §§ 254 et suiv., § 259, soit : 1° la coloration en coupes avec l'hé-matoxyline, §§ 261, 266, le carmin, §§ 254 et suiv., 259, ou encore la safranine, § 278.

Comme objets de recherches, on choisira de préfé-rence, à cause de la dimension considérable des élé-ments, les Amphibiens parmi les Vertébrés, et notam-ment les têtards de grenouilles et de crapauds. Plus favorables encore, mais plus difficiles à se procurer, sont les embryons de Salamandra mac. et atra.

On étudiera aussi les mitoses dans les cellules vé-

agite avec une baguette de verre, et l'on verse le liquide coulant dans un godet de porcelaine.

Lorsqu'on suppose que la coloration est suffisante, la prépa-ration est lavée à grande eau, puis soumise à l'action de la solution de tannin pendant 1 minute environ ; on lave de nou-veau à l'eau distillée et on sèche.

Avant de monter dans le baume, on examine la préparation à sec ; si la préparation est trop intense, ou s'il existe un dépôt granuleux abondant, on lave à l'alcool absolu.

La solution de bleu Borrel doit être renouvelée lorsqu'elle donne rapidement un abondant précipité après son mélange à la solution d'éosine (V. note du § 346).

(Note du traducteur.)

(1) Un élève d'Ehrlich, *Michaëlis*, recommande une coloration « vitale » au *vert Janus* ou Safraninazodiméthylaniline qui met en relief dans la parotide, le pancréas (V. chap. XI, note 1 du § 623), certaines différenciations cellulaires qu'elle colore, et colore seules, en vert foncé. On emploie ce colorant en solution au 40.000ᵉ dans l'eau salée à 7 ou 8 pour 1.000.

Nous croyons devoir citer encore, comme un excellent fixateur de la cellule, le mélange d'acide picrique et de formol de *Bouin* (Voir note 2 du § 132).

(Note du traducteur.)

gétales, par exemple dans la région terminale de jeunes racines d'oignons. Il faut planter ces oignons dans un verre à jacinthe ; on les traite comme les tissus animaux.

319. *Hammer* (1891) dit que les mitoses chez l'homme cessent de se produire après la mort, et qu'elles se détruisent par chromatolyse, le fuseau achromatique se maintenant longtemps.

320. Les méthodes les plus sûres pour l'étude approfondie de Mitoses sont : *a*) la fixation avec la liqueur de Flemming, § 108, suivie de la coloration en coupes avec la safranine, § 278 (Flemming) ; — *b*) la fixation de Rabl avec une solution de 1/10 à 1/8 0/0 de chlorure de platine ; lavage dans l'eau ; transport dans des alcools de plus en plus concentrés. Coloration avec l'hématoxyline de Delafield, § 266. Examen de l'objet dans l'alcool méthylique (ou dans l'eau) ; — *c*) la fixation d'après la méthode de Hermann avec la liqueur de Flemming modifiée, § 112, pendant quelques jours ou même une semaine ; lavage à l'eau courante ; séjour de 24 heures dans l'alcool absolu ; au sortir de l'alcool, transport et séjour des morceaux de 12 à 24 heures dans l'acide pyroligneux brut ; puis, lavage durant 24 heures et transport dans l'alcool. La coloration des coupes avec la safranine, § 278, ou avec la safranine de Gram, § 693, peut se faire, mais ne s'impose pas, parce que, même sans coloration, beaucoup de détails sont visibles. Les méthodes *b* et *c* permettent de voir distinctement quelques détails de structure du protoplasma, et *c* montre spécialement le centrosome avec une grande netteté ; — *d*) le mélange subliméacide acétique, voir § 702.

Beaucoup de procédés recommandés dans le chapitre « Technique embryologique » pour la fixation et la coloration des œufs peuvent être aussi utilisés avec avantage pour l'étude de la cellule.

321. Pour colorer le centrosome, les filaments du fuseau, le filament de linine et les rayonnements polaires, Flemming recommande la méthode suivante (1). Fixer... etc. d'après § 108 ; colorer les coupes ou les lamelles minces pendant 2 à 3 jours dans la *safranine*, § 278; laver rapidement dans l'eau distillée; transporter dans l'alcool absolu faiblement acidulé avec HCl (1/1000), jusqu'à ce qu'il ne se dissolve plus que peu de colorant ; laver rapidement dans l'eau distillée ; transporter les coupes dans une solution aqueuse très foncée de *violet de gentiane* où elles séjournent de 1 à 3 heures ; laver de nouveau rapidement dans l'eau distillée, les porter dans une solution aqueuse concentrée d'*orange* jusqu'à ce qu'elles commencent à prendre une couleur violette (quelques minutes) ; les laver rapidement dans l'alcool absolu ; les éclaircir dans l'essence de girofle ou dans l'huile de Bergamote, et finalement les monter dans le baume de Canada. Il faudra s'arrêter au moment où, *seuls*, les centrosomes et les filaments resteront colorés.

Dans les œufs de l'Ascaris megalocephala qui ne contiennent que 2 ou 4 chromosomes, les éléments chromatiques et achromatiques de la cellule se présentent sous une forme beaucoup plus simple.

(1) Nous devons à l'obligeance de M. le professeur *Laguesse* (1901) la communication du mode d'emploi suivant de la méthode de coloration Flemming-Reinke à la safranine — gentiane— orange.

À 3 c.c. d'une solution saturée aqueuse ancienne de violet de gentiane, ajouter goutte à goutte, en remuant avec un agitateur, de 3 à 6 gouttes d'une solution concentrée d'orange G ; puis, toujours en remuant et goutte à goutte, 3 à 4 c.c. d'eau distillée qui dissolvent le précipité. Verser la solution en une boîte de verre rectangulaire avec couvercle (catalogue de Leune); y retourner la lame de façon à ce que les coupes collées regardent en bas, 24 h. — Lavage rapide dans l'alcool absolu. Différenciation dans l'essence de girofle ; pour l'arrêter, xylène : les coupes ont été préalablement mordancées de 2 à 24 h. au sulfite de potasse à 2 0/0, colorées 2-3 heures par safranine-aniline.

(Note du traducteur.)

Pour l'étude des centrosomes, nous renvoyons aussi à la méthode de l'hématoxyline à l'alun de fer de M. Heidenhain (V. § 272).

On peut, d'après *Solger* (1889), examiner facilement les centrosomes non colorés dans les cellules à pigment de la peau du brochet dans les régions frontale et éthymoïdale. Liqueur de Flemming ou sublimé. Le brochet sera, avant d'être tué, maintenu dans l'obscurité, afin que les granulations pigmentées se distribuent également dans la cellule à pigment.

322. Voici la technique pour l'étude d'autres structures du protoplasma :

On fixe les morceaux dans des solutions d'acide picrique ou dans l'alcool faiblement iodé ; on les colore avec l'hématoxyline ; on les a préalablement traités avec l'acétate de fer, puis rapidement lavés et soumis à une solution aqueuse à 1/2 0/0 d'hématoxyline ; voir aussi §271. On les coupe ensuite en tranches très minces (1/2-1 μ).

Un éclairage favorable, un fort grossissement et des milieux peu réfringents sont des conditions d'examen qui permettront d'obtenir bien colorées les structures les plus diverses du protoplasma ; les cellules animales s'étudieront dans les œufs ovariens des poissons osseux, dans les globules du sang de la grenouille ou dans l'épithélium de l'intestin grêle (Bütschli, 1892).

Les savants belges *Van Benedén* et *Neyt* emploient de préférence, et avec succès, un mélange composé de vert de méthyle et d'une solution d'acide acétique glacial, soit pour colorer seulement, soit pour fixer et colorer tout ensemble. On dissout le vert de méthyle dans l'acide acétique glacial, dans la proportion de 2 à 3 0/0 (Carnoy) ; on colore pendant 1/2 heure, on lave dans le susdit acide à 2-3 0/0, et on remplace ce dernier par la glycérine.

323. Pour mettre à jour la *structure granuleuse des cellules*, *Altmann* (1894) a recours à la méthode suivante : Il fixe au moyen d'un mélange, à volumes égaux, d'une solution à 5 0/0 de bichromate de potasse et d'une solution à 20 0/0 d'acide osmique ; il y porte les fragments d'organes d'animaux tués à la minute, les y laisse 24 heures, les lave dans l'eau courante pendant plusieurs heures et les fait passer quelque temps dans les alcools à 75°, 90 et 100° ; après quoi, viennent : un mélange de 3 p. de xylol pour 1 p. d'alcool absolu ; le mélange de xylol et de paraffine.... etc. Enfin, Altmann en fait des coupes de 1 à 2 μ d'épaisseur.

Pour le collage, voici comment il procède : il fait une solution assez concentrée de caoutchouc dans le chloroforme qui porte en pharmacie le nom de traumaticine (gutta-percha 1 + 6 chloroforme) et l'étend de 25 fois son volume de chloroforme ; il verse un peu de cette dernière solution sur le porte-objet, laisse égoutter et, après l'évaporation du chloroforme, chauffe fortement le porte-objet à la flamme du gaz. Ces dispositions prises, il place sur les porte-objets les coupes à la paraffine qu'il mouille avec un pinceau, d'une solution de coton-poudre dans l'acétone et l'alcool (2 g. de coton-poudre sont dissous dans 50 cc. d'acétone ; et 5 cc. de cette solution sont ensuite dilués dans 20 cc. d'alcool) ; puis, il les presse fortement avec du papier buvard sur les porte-objets, les sèche et les débarrasse de la paraffine en la fondant. Ainsi traitées, les coupes peuvent, sans aucun risque, subir l'action des divers dissolvants et colorants.

Les coupes ainsi collées, Altmann les dégage, au moyen du xylol, de leur paraffine, et les porte ensuite dans l'alcool ; il prend une solution aqueuse d'aniline saturée à froid et filtrée, dans 100 cc. de laquelle il dissout 20 gr. de fuchsine acide ; il place quelques gouttes de ce nouveau liquide sur le porte-objet qu'il expose à une flamme à l'air libre, jusqu'à ce que la face inférieure en accuse un degré sensible de chaleur, et qu'il voie fumer la solution colorante. Il laisse ensuite refroidir, et lave le colorant dans une solution d'acide picrique formée du mélange d'un volume d'une solution concentrée d'acide picrique dans de l'alcool absolu et de 2 volumes d'eau. Il verse alors une nouvelle quantité de la solution d'acide picrique sur le porte-objet qu'il chauffe de 30 à 60 secondes. Il dépendra de l'expérience personnelle et de l'habileté d'un chacun que ce chauffage se fasse dans des conditions de continuité et d'efficacité qui assurent de bons résultats. On remplacera avec avantage le baume du Canada au xylol, soit par le paraffinum liquidum d'après *Altmann*, soit par le baume du Canada dont on aura fait évaporer la térébenthine (V. § 229).

Les granulations doivent apparaître fortement colorées ; le reste, au contraire, doit être incolore, ou ne présenter qu'une teinte gris jaunâtre.

324. Altmann (1894) indique le procédé suivant comme permettant de maintenir les tissus dans leur état naturel, avec leur faculté de réaction intacte, et revêtant, par suite, un caractère universel ; il aurait, de plus, l'avantage de conserver, comme pas un autre, les formes les plus ténues : on fait congeler de petits morceaux d'organes frais, et on les fait complètement sécher dans cet état de congélation à une température inférieure à — 20° C. dans le vide et au-dessus de l'acide sulfurique. Le dessèchement dure deux jours. On maintient, pour plus de sûreté, la température pendant tout ce temps de préférence à — 30° C, parce que de — 10° à — 15° les objets se ratatinent. Il convient de dessécher au-dessous de la température critique. Il sera préférable de disposer d'un outillage spécial à cet usage.

On inclut directement, dans le vide, avec la paraffine fondue, les préparations dont le volume n'a pas changé.

325. Méthode d'*Altmann* (1892) pour l'étude du *réseau intergranulaire dans le noyau.*

> Mélange A : Molybdate d'ammoniaque.   2,5
>   Acide chromique.   0,25
>   Eau   100

(d'après les objets, l'acide chromique sera employé à 1/4 ou 1 0/0). Avec le molybdate d'ammoniaque, seul, les noyaux apparaissent homogènes ; avec addition de 0,5-1 0/0 d'acide chromique, ils présentent des réseaux grossiers. Dans la solution A, les objets frais séjournent 24 heures environ ; on les transporte ensuite directement dans l'alcool, et, quelques jours après, dans la paraffine pure. Coloration à l'hématoxyline, la gentiane, etc.

326. D'après Fischer (1899 et aussi 1893), des solutions d'albumine acide traitées par le mélange d'*Altmann* (V. § 323) fournissent des précipités intéressants : ils se comportent, en effet, vis-à-vis des colorants, comme les granulations d'*Altmann*. Si, au lieu de suivre les prescriptions d'Altmann, on opère la double coloration simultanée (mélange d'ac. picrique et fuchsine acide), on obtient alors une inversion de la coloration des granulations, les granulations grosses et les moyennes se colorent en jaune picrique pur ; toutes les petites, jusqu'aux plus infimes, en rouge intense.

Fischer conclut de cette observation que la coloration d'*Altmann* ne représente pas un réactif spécifique des granulations cellulaires.

Consulter aussi pour l'Histologie de la Cellule les travaux de : *Flemming* (1882; 91 a et b ; 95), *Hermann* (1893), *Häcker* (1899).

IIᵉ CHAPITRE

Épithéliums (1) et Endothéliums.

327. On se procure des épithéliums *frais*. en râclant légèrement avec un scalpel tranchant la surface de l'organe. Pour avoir des épithéliums pavimenteux, il faut s'adresser à la cavité buccale ; pour observer des épithéliums vibratiles, le milieu classique est la muqueuse du palais de la grenouille, ou les lamelles branchiales des Lamellibranches. Beaucoup de parasites qui se rencontrent dans la vessie et le cloaque de la grenouille ont leur corps recouvert de cils vibratiles.

On examine tout d'abord les épithéliums dans la solution de sel physiologique, et on fera bien de se rendre compte de l'action des acides faibles et des alcalis sur le mouvement des cils vibratiles (1 p. de potasse caustique dans 1.000 d'eau ; l'action des alcalis est excitante). Dans les préparations de la salive buccale, on rencontre de petits corpuscules salivaires, chez lesquels on observera des mouvements moléculaires.

328. On fait alors l'examen des épithéliums en les isolant. Pour cela, on place dans les *liquides dissociateurs*, des lambeaux d'épithélium ou même des organes entiers recouverts d'épithélium (par exemple l'intestin, la trachée) ; au bout d'un temps plus ou

(1) Pour la *fixation* des épithéliums, v. la note 2 du § 132, p. 50.

moins long, on peut, en les secouant ou les effilant à l'aide d'aiguilles, voir les cellules s'isoler et nager librement ; l'examen peut se faire dans le liquide dissociateur lui-même ; ou bien encore, on additionne de glycérine, on colore en déposant une goutte de picro-carmin sur le bord du couvre-objet et on borde.

Parmi les **dissociateurs** les plus efficaces, nous signalerons :

329. L'alcool au tiers, de Ranvier (28 p. d'alc. abs. et 72 p. d'eau). Des lambeaux de moyenne dimension d'un épithélium frais séjournent de 12 à 24 heures dans une petite quantité de ce liquide ; à l'aide de simples secousses, ou bien encore en les effilant sur le porte-objet au moyen d'aiguilles, on arrive à les dissocier. On obtient ainsi des cils les épithéliums vibratiles ; on peut, si l'on veut, colorer après coup sur le porte-objet.

Comme autres milieux isolants pour les épithé-liums, nous citerons :

330. Le sérum iodé de M. Schultze (V. § 73).

331. L'acide osmique à 1 p. 1000.

De petits morceaux restent 24 heures ou plus, dans ce liquide ; on les lave ensuite dans l'eau, et on les effile soit dans l'eau elle-même, soit dans la glycérine.

332. Une solution très faible d'acide chromique à 1/10 0/0, qu'on laisse agir pendant 24 heures ou même pendant des semaines : dans ce dernier cas, on ajoute un petit morceau de camphre.

333. Une solution très faible, de 1/2 à 1 0/0 de bichromate de potasse ou d'ammoniaque ; durée de l'action égale à celle de la précédente solution.

334. Avec de fortes solutions de sel marin pouvant atteindre 10 0/0, on obtient, notamment pour les épithé-liums cylindriques, de bonnes dissociations ; elles dévoilent la présence, dans la région basale, de prolongements longs en forme de filaments quelquefois même ramifiés.

335. *Ewald* (1897) dissocie les épithéliums des muqueuses avec l'alcool au tiers de Ranvier pendant 24 heures ; il fixe dans l'acide osmique à 1/2 0/0 et lave à l'aide d'un siphon (V. § 336) ; il verse alors de l'eau, laisse reposer et a, de nouveau, recours au siphon. On peut de la même façon colorer avec le carmin aluné ou le picrocarmin, laver ensuite et conserver dans l'alcool à 50° pour monter plus tard dans un mélange de glycérine et de gélatine.

Pour les cellules vibratiles, la macération se fera plutôt dans le liquide de Müller que dans l'alcool au tiers. Epithélium du pharynx de la grenouille : dissocier pendant 24 heures ; colorer, comme plus haut, dans une solution aqueuse à 1/3 0/0 d'hématoxyline en faisant aussi usage de siphon ; laver et monter.

336. Dans le *siphon* du Dr *Mays* que recommande *Ewald* (1897), la plus courte branche qui plonge dans le liquide est, à sa partie inférieure, recourbée de nouveau en haut, et tronquée très près du coude, l'ouverture libre du siphon étant ainsi dirigée en haut. Avec un pareil instrument, on peut enlever tout le liquide jusqu'à la dernière goutte, sans avoir à se préoccuper du dépôt.

337. En 1891, *Soulier* a attiré l'attention sur des mélanges déterminés de sulfocyanure de potassium ou d'ammonium et de liqueur de *Ripart* et *Petit* (V. § 76), dont les proportions varient d'objet à objet, et qui rendent de précieux services pour la dissociation des épithéliums. Le sulfocyanure de potassium comme le sulfocyanure d'ammonium employés seuls, agissent avec trop d'intensité comme isolants, et altèrent les épithéliums d'une façon extraordinaire. La liqueur de Ripart et Petit, au contraire, fixe mais n'isole pas. Ce double fait a suggéré à l'auteur la possibilité d'obtenir par tâtonnements un liquide à la fois isolant et fixateur en vue de certains épithéliums. On peut encore, d'ailleurs, pour la même fin, combiner entre eux d'autres liquides, par exemple la potasse caustique en solution faible avec Ripart et Petit, etc.

338. Des épithéliums ou des endothéliums frais examinés par leur surface, ne permettent à l'observateur de distinguer que très imparfaitement les limites respectives des cellules. Pour rendre ces limites apparentes, on a recours à la **méthode au nitrate d'argent**. (*Ranvier* [1868 et 1889].)

On lave rapidement dans l'eau distillée des membranes, des morceaux de mésentères, de péricarde, minces et frais, des vaisseaux coupés ténus, des alvéoles pulmonaires insufflés d'air, etc., pour les débarrasser des globules du sang, etc., qui y adhèrent. On les porte alors dans une solution aqueuse à 1/2 0/0 environ de nitrate d'argent où ils restent jusqu'au moment où ils commencent à perdre leur transparence. Ce moment arrivé, les morceaux passent de la solution de nitrate d'argent dans une grande quantité d'eau distillée et y séjournent, exposés dans un endroit ensoleillé, jusqu'à ce qu'ils commencent à brunir. On lave encore fortement à plusieurs reprises à l'eau distillée, et on les examine dans la glycérine ou dans d'autres liquides analogues ; ou bien, on les transporte, mais par gradation, dans l'alcool absolu, dans lequel il faut avoir grand soin de déployer convenablement les membranes, c'est-à-dire les étendre à l'aide d'aiguilles sur un liège. Xylol ; baume de Canada.

Quand les opérations ont bien réussi, les limites entre les cellules ou les surfaces de contact des cellules paraissent noires, la substance cellulaire et les noyaux, incolores ou faiblement teintés.

On peut colorer les noyaux après coup, soit avec le carmin boraté, soit avec l'hématoxyline ; on fera très bien de procéder à cette coloration après le traitement par l'alcool (1).

(1) D'après *Lœwenthal* (1893), pour obtenir la *coloration des noyaux des cellules endothéliales* après le traitement par l'argent des séreuses, le carmin aluné donne, entre les mains des débutants, de meilleurs résultats que l'hématoxyline. Les préparations sont beaucoup plus propres, sans précipités. La membrane doit, seulement, être exposée aussi peu que possible à l'action du nitrate d'argent. La coloration du noyau est pâle. La préparation doit séjourner au moins 1/2 heure dans le carmin aluné.   (*Note du traducteur.*)

339. En 1844, C. Krause, avec l'aide du nitrate d'argent, a mis à jour dans l'épiderme les limites respectives des cellules, et, dans une thèse soutenue en 1854 sous la présidence de *Coccius*, *Flinser* a fait remarquer qu'à la suite de la cautérisation de l'épithélium de la cornée par le crayon de nitrate, il se produit des précipités entre les cellules.

340. On doit éviter avec le plus grand soin le contact de spatules en fer-blanc, d'aiguilles en fer, de pinces, etc., avec la solution d'argent, et l'on peut facilement s'aider d'instruments improvisés en bois, en corne, de poils ou de piquants. Deux simples piquants d'oursin tiendront lieu d'aiguilles ; deux petits morceaux de bois ou de corne convenablement taillés et fixés sur le prolongement d'une pince ordinaire, une lamelle mince et large de bois dur, feront très bien l'affaire dans ce cas.

341. Comme dissolvant pour le nitrate d'argent, on peut remplacer l'eau par l'acide osmique à 1/2 0/0 ou par l'acide nitrique à 2 ou 3 0/0. On laisse agir les liquides pendant 1/4 d'heure environ ; on lave un peu plus longtemps, à peu près 1/2 heure, à l'eau distillée, et on porte les objets dans l'alcool à 70°. On colore après coup, si l'on veut, avec l'hématoxyline ou le carmin, et on monte la préparation dans le baume de Canada, à la manière ordinaire.

342. En traitant des tissus tels que des mésentères, des tendons, de petits nerfs, etc., par une solution de sel marin au bleu de méthylène (V. § 548), on réussit à mettre à jour les limites entre les cellules dans les endothéliums ou dans les cellules des tendons, et, secondairement, les Croix de Ranvier (1).

(1) M. le professeur *Dogiel* a bien voulu nous communiquer la note suivante au sujet de l'*Imprégnation des tissus par le bleu de méthylène* : On peut se servir du bleu de méthylène, non seulement pour la coloration des éléments nerveux, mais aussi pour l'imprégnation des tissus lorsqu'il s'agit de mettre en évidence les *contours* des cellules épithéliales, ou d'obtenir des images négatives des lacunes (espaces non limités

343. On met en évidence le réseau des lignes de séparation des cuticules épithéliales, en se conformant aux prescriptions du paragraphe 272.

par un endothélium continu), et des fins canaux lymphatiques (tubes limités par un endothélium continu, etc.). Pour colorer la substance intercellulaire des cellules épithéliales, on choisit une muqueuse ou une séreuse quelconque, par exemple la muqueuse de la cavité buccale, celle de l'intestin, ou bien le péricarde, le péritoine, etc. On fait séjourner ces organes pendant 15 à 20 minutes dans une solution de sel marin au bleu de méthylène (1/2-1 0/0), et on les transporte ensuite dans une solution de picrate ou de molybdate d'ammoniaque, où elles resteront 30-60 minutes.

Dans le premier de ces deux cas, il est indispensable de rincer préalablement la membrane choisie dans une première solution de picrate d'ammoniaque, avant de la mettre dans la solution de picrate définitive ; cela fait, on procède à l'inclusion dans un mélange à parties égales de glycérine et de la solution de picrate d'ammoniaque.

Dans le second cas, il faudra laver les préparations pendant 20 à 30 minutes dans de l'eau distillée, les déshydrater, et les monter dans le baume.

En fixant le bleu de méthylène dans de la solution de molybdate d'ammoniaque, il est bon d'ajouter à cet agent une petite quantité de solution d'acide osmique à 1/2 0/0, par exemple 2 à 3 gouttes pour 30 à 50 cc. de la solution, attendu que, sans cela, l'épithélium pourrait, par endroits, se détacher de la surface des membranes qu'il recouvre.

Sur de semblables préparations, les *limites* des cellules épithéliales se détachent admirablement, et bien souvent, les noyaux mêmes des cellules se colorent en même temps, d'où résultent des images bien plus instructives qu'avec l'imprégnation des tissus au nitrate d'argent. Quelquefois même, on réussit à distinguer nettement les ponts plasmatiques qui passent à travers la substance intercellulaire colorée, sous la forme de minces lignes blanches.

Pour imprégner les lacunes et les fins canaux lymphatiques, les vaisseaux lymphatiques et sanguins, on met les membranes minces, par exemple la cornée, le centre tendineux du diaphragme, la capsule fibreuse des reins, etc., pendant 20, 30, 40 minutes dans la solution de bleu de méthylène indiquée ci-dessus; après quoi on fixe le bleu de méthylène (V. § 550 et suiv.).

Si on traite les préparations de cette façon, la substance fondamentale du tissu conjonctif se colore avec plus ou moins d'intensité, tandis que les lacunes et les fins canaux lymphatiques, ainsi que les vaisseaux lymphatiques et sanguins demeurent blancs et non colorés. De plus, les limites des cellules des endothéliums et des fibres musculaires lisses ressortent nettement dans les vaisseaux sanguins, comme dans les préparations

344. Pour rendre apparents les *ponts intercellulaires*, *Kolossow* (1892) recommande la méthode suivante qui présente de grands avantages : de fines membranes, de très petits fragments de tissus (des objets qui, même, ont été auparavant fixés), sont plongés pendant 1/4 d'heure environ dans l'acide osmique à 1/2-1 0/0, ou bien dans :

Alcool.	50 cc.
Eau.	50 »
Ac. azotique conc..	2 »
Acide osmique.	1-2 gr.

Après quoi, ils passent dans une solution aqueuse de tannin à 10 0/0 ou dans le développateur suivant :

Eau.	450 cc.
Alcool à 85 0/0.	100 »
Glycérine.	50 »
Tannin puriss.	30 »
Acide pyrogallique.	20 »

(Pour fabriquer le développateur, on fait dissoudre 30 gr. de tannin dans 100 cc. d'eau ; on filtre au bout de 1 ou 2 jours ; puis, on ajoute au liquide filtré 30 gr. d'acide pyrogallique dissous dans 100 cc. d'eau ; enfin, on verse le restant d'eau, l'alcool et la glycérine.)

Les morceaux séjournent quelques minutes dans le développateur ; ils sont ensuite lavés pendant 5 minutes dans une solution étendue d'acide osmique. Eau distillée, alcool, etc.

345. *Kolossow* (1898) recommande la méthode suivante : on lave les vaisseaux des organes à étudier en faisant circuler dans leur intérieur une solution à 0, 6 0/0 de sel marin ; puis, on leur injecte le mélange que voici :

Solution aqueuse d'acide osmique à 1/2 0/0.	100 cc.
Acide nitrique à 30 0/0	1/2-1 cc.
Acide acétique	1 cc.
Nitrate de potassium.	10-12 gr.

imprégnées au nitrate d'argent. Dans certains cas, au lieu d'images négatives, on obtient des images positives, c'est-à-dire que les lacunes et les vaisseaux lymphatiques se colorent, la substance fondamentale restant non colorée.

Au total, les préparations ainsi obtenues sont beaucoup plus nettes et démonstratives que les préparations traitées au nitrate d'argent : en outre, contrairement à celles-ci, elles ne noircissent pas avec le temps.   (*Note du traducteur.*)

Les organes débités en petits morceaux séjournent de 16 à 24 heures dans l'acide osmique à 1/2 0/0 et, pendant le même temps, dans une solution à 10 0/0 de tannin que l'on renouvellera jusqu'à disparition complète de la teinte noire. Eau, alcool à 70°,85°, 96° ; alcool absolu. On coupe dans la paraffine. La coloration n'est pas nécessaire.

Une méthode tout à fait analogue a été préconisée par *Woronin* (1898).

IIIᵉ CHAPITRE

Sang (1) et Lymphe.

346. Les globules rouges du sang peuvent s'obtenir **directement**. On se procure une goutte de sang en se piquant soi-même, par exemple à la surface infé-

(1) *Laveran* (1900) préconise pour la coloration des noyaux des *hématozoaires* du paludisme et des hématozoaires endoglobulaires des oiseaux une méthode que nous avons exposée plus haut (V. note 1 du § 317), et qui est applicable à la coloration des noyaux, en général.

Pour colorer une préparation de sang, on procède comme il suit :

Le sang desséché en couche mince à la surface d'une lamelle couvre-objet est fixé par l'alcool absolu (15 minutes environ). On prépare les solutions d'éosine et de bleu de méthylène mentionnées dans la note 1 du paragraphe 317, et on place la lamelle sur laquelle le sang a été desséché à la surface du liquide de manière à ce qu'elle surnage pendant que la coloration s'opère.

Si le sang a été desséché sur une lame porte-objet, on colore dans une boîte de Pétri, par exemple, en ayant soin de placer la surface recouverte de sang de manière à ce qu'elle baigne dans la partie supérieure du liquide sans que le précipité qui se forme toujours plus ou moins rapidement vienne s'accumuler à sa surface.

Si le sang a été recueilli récemment, il suffit pour la coloration de la chromatine de la plupart des hématozoaires, et notamment de l'hématozoaire du paludisme, de laisser la préparation pendant 5 à 10 minutes dans le liquide colorant. Pour la colo-

rieure du doigt ; on presse suffisamment pour faire sortir la goutte ; on peut la porter directement sur le porte-objet, la recouvrir d'une lamelle et l'examiner.

Pour obtenir les globules dans leur disposition en piles de monnaies, on prendra une goutte plus grosse. Il faut opérer rapidement, parce que les globules ne tardent pas à s'altérer très profondément par suite de l'évaporation, ou pour toute autre cause.

On obtient de meilleurs résultats en plaçant au-dessus de la piqûre deux couvre-objet serrés l'un contre l'autre, et en faisant alors sortir la goutte de sang; celle-ci s'introduit naturellement dans l'espace capillaire et s'y répand en une mince couche. Au lieu de deux couvre-objet, on peut encore naturellement combiner d'une manière convenable un porte-objet et un couvre-objet. Cela fait, on a soin d'éviter l'entrée de l'air dans la goutte que l'on va examiner, et pour cela, on borde d'huile le couvre-objet.

347. A l'étude d'un nombre suffisant de globules rouges sans altération, succédera immédiatement celle

ration de la chromatine des hématozoaires endoglobulaires des Oiseaux et des Flagelles, il est nécessaire de laisser les préparations pendant plusieurs heures, et quelquefois pendant 12 heures, dans le bain colorant.

Lorsque le sang est desséché depuis longtemps, la coloration se fait plus lentement que lorsque la dessiccation est récente ; l'auteur a réussi cependant à obtenir de bonnes colorations de la chromatine des hématozoaires du paludisme dans des préparations de sang qui dataient de plusieurs années.

Pour la durée de la coloration, quelques tâtonnements sont inévitables, car cette durée varie avec la nature des hématozoaires, avec le temps qui s'est écoulé depuis que le sang a été recueilli et desséché, et aussi avec les solutions d'éosine et de bleu de méthylène dont le pouvoir colorant n'est pas toujours le même.

(Pour le lavage et le montage, voir la note susdite.)

Les hématies doivent être colorées en rose et les noyaux des leucocytes en violet foncé.

Le protoplasma des hématozoaires se colore en bleu pâle, la chromatine en violet ou en rouge violace.

(*Note du traducteur.*)

d'une goutte de sang sur une préparation montée sans grande précaution. Les globules se hérissent de pointes et prennent la forme de « pomme épineuse ». On ajoute de l'eau à ces préparations, et aussitôt on voit se gonfler les globules que l'eau a atteints. La matière colorante du globule (l'hémoglobine) se dissout alors dans l'eau, et les globules eux-mêmes, de plus en plus pâles, se dérobent bientôt à l'œil de l'observateur.

348. Sous l'action de l'acide acétique étendu, les globules se gonflent au premier contact de l'acide, se rembrunissent, et ne tardent pas à perdre leur matière colorante.

349. On ne doit pas oublier de faire intervenir la bile du même animal ; on a, en effet, alors l'occasion d'assister à une dissolution directe des globules ; ils se gonflent et font véritablement explosion.

350. La couche corticale des Erythrocytes ne se laisse pas traverser par les solutions de sel marin qui provoquent leur ratatinement, mais bien par l'urée.

Les érythrocytes ne sont pas pénétrés par les sels de soude, de potasse, de chaux, de baryte, de strontium, etc., pas plus que par la dextrose et l'inosite : ils se ratatinent dans ces substances. Ils sont, au contraire, pénétrés par le chlorate d'ammoniaque, l'acétate d'ammoniaque, l'oxalate d'ammoniaque, l'alcool méthylique et éthylique, la glycérine, l'acétamide, le biuret, la pyridine (*Cohnstein*, 1896).

351. Pour l'examen des globules, on emploie la **liqueur d'Afanassiew** (1884) ; on dissout 0 gr. 6 de peptone desséchée dans 100 p. de la solution de sel physiologique ; on ajoute 1 : 10.000 ou même 1 : 20.000 de violet de méthyle, et on fait bouillir le mélange. On en dépose une goutte sur la peau, par exemple à la face inférieure du doigt, après avoir eu soin de la bien nettoyer ; on fait une piqûre au-dessous de cette goutte de façon que le sang pénètre directement dans la liqueur sans entrer en contact avec l'air. Cette liqueur conserve aussi les globules rouges et blancs.

Comme elle s'altère avec beaucoup de facilité, il faut avoir le soin de stériliser les flacons destinés à la renfermer ; on la filtre après l'avoir fait bouillir, et on y ajoute une quantité très minime de sublimé ou d'acide phénique.

On conserve également bien les globules du sang, en faisant, d'une manière analogue, usage d'acide osmique (sans addition de colorant).

352. De nombreux liquides employés comme fixateurs provoquent dans les globules du sang des modifications grossières dans leur structure et leur forme ; c'est le cas de la solution de *Hayem* (*Kaiserling* et *Germer*, 1893).

353. *Ewald* (1897) (pages 257 et suiv.) recommande l'*acide osmique* pour l'étude des globules du sang : les globules rouges y acquièrent une teinte vert olive : pour les Amphibiens et les Reptiles, on emploie une solution à 0,5 0/0 d'acide osmique dans une solution de sel à 0,5 0/0 ; pour les Mammifères, une solution à 0,5 0/0 d'acide osmique dans de la solution de sel à 0,6 et à 0,7 0/0.

On mélange 3-4 gouttes de sang avec 10 cc. du liquide.

Sur l'endroit où se fait l'incision, on verse un peu de ce liquide afin que le sang ne se trouve jamais au contact de l'air ; puis on agite, et, au bout de 24 heures, on transporte le dépôt dans un petit tube à essais qu'on remplit d'eau : on laisse reposer, on enlève ensuite la liqueur avec le siphon de Mays (V. § 336), et on répète encore une fois l'opération.

Pour des globules nucléés, on verse une solution de carmin aluné qu'on fait agir pendant 24 heures ; après quoi, on a recours au siphon et on ajoute de l'alcool à 50° où les globules peuvent séjourner pendant des années (pièces de démonstrations pour les cours). Le montage se fait soit à travers l'alcool absolu, l'essence de girofle et le baume du Canada en se servant du siphon, soit encore dans la glycérine.

354. Nous possédons une série de méthodes de

coloration pour reconnaître les **globules rouges sur
des coupes** dans les vaisseaux d'objets fixés.

355. La double coloration par l'hématoxyline et
l'éosine (V. § 292) communique aux globules rouges
une teinte rouge d'un éclat tout particulier qui les fait
reconnaître immédiatement.

356. Wissozky (1877) fait agir l'éosine sur l'hémoglobine aux doses suivantes :

> Eosine 1
> Alun 1
> Alcool. 200

La réaction se fait encore mieux quand on a traité au
préalable les globules du sang pendant 2 minutes par
l'acide osmique à 1 0/0 (*Thanhoffer*, 1877).

357. Pour les préparations au sublimé, *R. Heidenhain* (1888) recommande la méthode de *Ehrlich* et
Biondi (V. § 303) qui colore le sang en orange.

Le mélange de *sublimé* et de *chlorure de sodium*
fixe bien les globules rouges et ne dissout que peu l'hémoglobine, *H. F. Müller*.

358. On dévoile la présence des **globules blancs**
dans le sang des Mammifères, en ajoutant un peu d'a-
cide acétique à une goutte de sang sur le porte-objet.
Lorsque les globules rouges ont perdu leur netteté
(V. § 347), les noyaux des globules blancs apparaissent
clairement.

359. On peut observer les mouvements *amiboïdes*
des globules blancs du sang des Mammifères, en exposant les préparations à une température correspondant
à peu près à celle du corps ; on y arrive au moyen de
la platine chauffante. Il faut opérer rapidement. A la
température ordinaire, il est possible de constater les
mouvements amiboïdes des globules blancs chez les
Amphibiens, par exemple chez la grenouille et la salamandre ; on voit ces mouvements encore plus nettement
dans la lymphe de l'écrevisse commune.

360. Pour faire des préparations microscopiques à une température constante, d'un degré d'élévation déterminé, on a construit une série d'appareils connus sous le nom de *platines chauffantes*. Celle de M. Schultze (1865) est à la fois simple et bien appropriée à sa destination.

Elle se compose d'une plaque de laiton que l'on peut fixer avec des crampons à la platine du microscope ; cette plaque présente en son milieu une ouverture, correspondant au trou de la platine et qui permet le passage des rayons lumineux. Tout près de cette ouverture se trouve un thermomètre disposé de façon qu'on peut lire constamment la température de la platine, et par suite celle de l'objet qu'elle supporte ; la table de laiton se prolonge latéralement en deux bras sous lesquels on peut établir des lampes à alcool ; elles transmettent par conductibilité à la table le degré d'élévation de température désiré. Il existe des appareils modernes qui sont plus maniables et en même temps plus exacts.

361. Il ressort de l'expérience suivante une preuve indirecte du mouvement amiboïde des leucocytes : on introduit un petit morceau de moelle de sureau dans le cœur lymphatique d'une grenouille, organe qui se trouve dans la région dorsale ; on coud la blessure. Au bout de 24 heures, on tue l'animal, on fixe le petit morceau de sureau, on l'imprègne avec la paraffine, on le coupe et on le colore. On le trouve alors entièrement traversé de leucocytes.

362. On assure la conservation indéfinie des globules rouges ou des globules blancs, en enfumant de vapeurs d'acide osmique une couche de sang très mince étendue sur le porte-objet (V. § 104).

363. On peut s'y prendre de différentes façons pour étendre la goutte de sang sur le porte-objet ou sur le couvre-objet : on introduit par capillarité une goutte de sang fraîchement retirée de l'animal, entre deux couvre-objet superposés, qu'on sépare alors l'un de l'autre ; on peut aussi placer directement une goutte de sang sur le porte-objet, et l'étendre alors soit avec une baguette de verre, soit avec un second porte-objet tenu obliquement ou disposé à plat par rapport au premier. Avec un peu d'exercice, on obtient de bons résultats en procédant, dans cette étude du sang, de la façon suivante : on saisit avec une pince la pointe du cœur ; on la coupe et on étend le sang en couche mince sur le porte-objet avec la pointe même du cœur.

364. On peut encore s'y prendre plus grossièrement, mais non sans succès, en faisant dessécher soit à l'air, soit, plus rapidement, sur une lampe à alcool une couche aussi mince que possible de sang frais étendue sur un couvre-objet (V. § 363) ; puis, on la recouvre avec un couvre-objet que l'on borde (V. § 234), et on peut alors conserver la préparation. **Préparations par dessiccation**.

365. On peut encore colorer à nouveau les préparations qui ont subi ce traitement, à la condition que les globules du sang aient été, après la dessiccation, collés d'une façon suffisante sur le porte-objet, pour permettre les manipulations nécessaires.

La double coloration par l'hématoxyline et l'éosine trouvera ici avantageusement sa place.

366. Une excellente méthode à suivre pour faire des **préparations du sang**, consiste à étendre le sang en couche aussi mince que possible sur le porte-objet (V. § 363), et à plonger ce dernier, immédiatement après, pendant 10 minutes, dans une **solution aqueuse concentrée de sublimé** au sel marin (V. § 118). On la lave alors avec de l'eau que l'on renouvelle plusieurs fois ; on peut porter la préparation directement, ou bien dans le colorant, ou, entre les deux, dans l'alcool. Cette méthode fixe convenablement les globules du sang et de la lymphe ; elle permet, grâce à la propriété qu'elle a également de coller, une série de doubles colorations (par exemple hématoxyline-éosine ; vert de méthyle-éosine, l'orange pouvant remplacer l'éosine).

367. *Ehrlich* (1891) conseille de ne colorer les préparations du sang qu'après les avoir exposées à une température de 120°, température qu'on ne peut obtenir qu'avec des appareils spéciaux ; de son côté, *Nikiforoff* pense qu'il convient de remplacer ce traitement préalable par l'immersion de la préparation pendant 1 à 2 heures dans un mélange à volumes égaux d'alcool absolu et d'éther (L'alcool ne devra pas contenir d'eau ; on la lui enlève au moyen de sulfate de cuivre calciné [V. § 140)]. Ces préparations sont alors séchées à l'air ; on pourra les colorer d'après la méthode d'*Ehrlich*, et cela avec le même succès.

368. *Ehrlich* a réuni en groupes distincts les cellules de structure granuleuse, d'après leur manière de se comporter avec les couleurs d'aniline (V. § 276) ; il les désigne par les lettres α-ε. Voici ces différents groupes :

369. 1. Cellules éosinophiles ou acidophiles avec les granulations α : elles se rencontrent dans le sang, la lymphe et les tissus. Elles sont caractérisées par leur affinité pour la grande série des colorants acides, c'est-à-dire de ceux chez lesquels l'acide fournit le principe colorant.

Au premier rang se trouve l'éosine.

On colore pendant 12 heures dans une solution d'éosine saturée dans la glycérine, ou bien dans l'induline, ou encore dans une solution aqueuse d'orange saturée, ou enfin dans un mélange d'éosine, de glycérine et d'induline, les deux colorants étant simultanément dissous dans la glycérine jusqu'à saturation ; on lave avec l'eau, on laisse sécher et on monte la préparation dans le baume de Canada. Les granulations sont alors d'un rouge pourpre. On peut aussi employer l'hématoxyline d'*Ehrlich* (V. § 267) dans laquelle on ajoute 1 g. ou 0,5 g. d'éosine. Avant d'user de la liqueur, on l'expose pendant 3 semaines à la lumière : on colore en quelques heures, et on lave dans l'eau. Les noyaux sont bleus ; les granulations d'un rouge vif.

370. 2. Les cellules aux granulations β (amphophiles, indulinophiles) sont sensibles aux colorants acides et basiques. On les trouve dans le sang du cobaye, du lapin et des oiseaux. *Procédé* : on fait agir sur des préparations sèches une solution saturée d'éosine, de jaune de naphthylamine ou d'induline dans la glycérine ; l'hémoglobine devient jaune ; les noyaux apparaissent noirs ; les granulations γ rouges et les granulations β noires.

371. 3. Cellules aux granulations γ (Mastzellen des Allemands) sont sensibles à tous les colorants basiques ; on les trouve dans le tissu conjonctif et dans le sang. Ehrlich les colore avec le Dahlia en solution saturée dans : acide acétique glacial, 12,5 ; alcool absolu, 50 ; eau distillée, 100 ; il fait agir ce colorant sur des préparations de morceaux desséchés ou fixés pendant 24 heures, au moins, dans l'alcool. Il emploie aussi la méthode suivante :

Carmin aluné-Dahlia (Westphal, 1880). On traite avec ce mélange les coupes qui ont été pendant une semaine, au moins, fixées dans l'alcool :

Carmin. . . . .   2 gr.
Eau distillée. . . . .   200 cc.
Alun . . . .   2 gr.

On fait bouillir le tout pendant 1/4 d'heure ; on filtre (Carmin de Partsch-Grenacher), et on ajoute 1 cc. d'acide phénique. Dans cette solution de carmin, on verse 200 cc d'une solution saturée de Dahlia dans l'alcool absolu, 100 cc. de glycérine et 20 cc. d'acide acétique glacial. On agite le tout et on laisse reposer quelque temps. Les coupes faites dans les morceaux fixés à l'alcool séjournent dans cette liqueur 24 heures, et même plus longtemps ; après quoi, on les porte pendant le même temps dans l'alcool absolu. Les coupes se décolorent, les noyaux seuls conservent quelque chose de la couleur rougeâtre, mais les granulations des « Mastzellen » (et la substance fondamentale du cartilage) restent d'un bleu intense. Objets d'observation : tissu conjonctif interlobulaire du foie, intestin, etc.

372. 4. Cellules aux granulations δ (basophiles) d'Ehrlich ; ce sont des granulations très fines que l'on rencontre dans les leucocytes mononucléaires du sang de l'homme. On les met en évidence dans des préparations chauffées ou non, au moyen d'une solution aqueuse concentrée de bleu de méthylène. On ne les a encore que peu étudiées.

373. 5. Granulations neutrophiles (ε) (dans les leucocytes polynucléaires du sang de l'homme et du pus).

Elles s'observent sur des préparations desséchées. Voici la composition du colorant neutre d'après Ehrlich : à 5 vol. d'une solution aqueuse saturée de fuchsine acide, on ajoute, en ayant soin d'agiter, 1 vol. d'une forte solution aqueuse de bleu de méthylène et 5 vol.

d'eau ; on laisse reposer quelques jours, et on filtre. On laisse alors agir le colorant de 2 à 5 minutes, et on lave rapidement dans l'eau ; puis, on absorbe le liquide avec du papier buvard, on sèche et on monte dans le baume de Canada. Les globules rouges du sang apparaissent rouges, les granulations ε violettes et les granulations α d'un pourpre vif.

Ces cellules proviennent, à l'état de cellules *mononucléaires*, de la rate, des glandes lymphatiques, de la moelle des os, et se transforment dans le sang en cellules polynucléaires (leucocytes mononucléaires avec granulations ε dans le sang qui circule, dans le cas unique de leucémie myélitique). Si l'on colore pendant quelques minutes avec la solution de Biondi (V. § 303), l'hémoglobine deviendra jaune, les granulations α seront rouges et les granulations ε vertes.

374. *R. Heidenhain* (1888) prône la méthode de coloration de Biondi-Ehrlich (§ 303) modifiée par lui, pour distinguer sur des coupes les espèces suivantes de cellules migratrices :

1. Les cellules avec un protoplasma très réduit, presque incolore.

2. Les cellules avec un protoplasma plus abondant, d'un rose clair.

3. Les cellules granuleuses.

4. Les cellules avec un noyau d'un gris bleu très foncé et un protoplasma d'un rouge très sombre (formes de dégénérescence pour Heidenhain).

375. Plehn (1890) étudie le sang entre deux gouttes de Paraffinum liquidum (d'abord une goutte de cette paraffine ; puis du sang par dessus ; une seconde goutte de paraffine, et enfin le couvre-objet).

376. La formation de ce qu'on appelle les **cristaux d'hémoglobine** (C.B. *Reichert* [49 b]) s'obtient de la manière suivante : on emprunte une petite quantité de sang à un animal qui vient d'être tué : cheval ou cobaye. On le défibrine, en le battant et en l'agitant avec du mercure ; on agite ce sang défibriné longtemps au contact de l'éther sulfureux que l'on verse goutte à goutte jusqu'à ce qu'on obtienne la couleur de laque bien connue. Le sang couleur de laque ne doit plus présenter sous le microscope de globule rouge intact ; le colorant rouge du sang s'est dissous. On le dépose ainsi défibriné et décoloré de 12 à 24 heures dans un vase plat sur de la glace. Si maintenant on en place une goutte sur le porte-objet, et qu'on la laisse dessus pendant 1/2 heure, elle se prend à sécher en commençant par les bords où se forme un anneau sombre très net. (On peut hâter l'opération en chauffant légèrement le porte-objet.)

Si l'on recouvre alors la goutte avec un couvre-objet de moyenne dimension, on voit apparaître dans le voisinage immédiat de l'anneau et sur l'anneau lui-même, un grand nombre de cristaux dont on peut, même avec un faible grossissement, observer directement la formation au microscope.

On n'a aucun avantage à faire des préparations durables à cause de la complication du procédé à employer.

Il est possible de provoquer la formation de ces cristaux dans du baume de Canada très dense ; ils se conservent pendant des mois entiers.

377. Quand on enferme hermétiquement du sang défibriné dans un tube de verre, et qu'on le fait séjourner pendant 2 ou 3 jours dans une étuve (à 40° C.), si l'on brise l'extrémité du tube, et si on laisse s'écouler dans un plat ce sang ainsi traité, on voit à l'œil nu se former des cristaux d'hémoglobine très nets. Gscheidlen (1876).

378. Les cristaux se forment encore dans les circonstances suivantes : on prend une goutte de sang, et, au moyen de la pointe d'une aiguille, on le mêle avec soin à une goutte d'égale dimension d'une solution de sel marin d'un degré quelconque de concentration. On chauffe avec précaution jusqu'à ce qu'il reste un résidu sec brun de rouille, et on recouvre ce dernier avec un couvre-objet. On fait pénétrer sous celui-ci un peu d'acide acétique que l'on chauffe en le portant par deux fois jusqu'à l'ébullition ; on doit bien prendre garde, en se livrant à cette opération, que le couvre-objet ne saute ou ne se brise ; on fait bouillir deux fois, en remplaçant l'acide acétique évaporé par une nouvelle quantité d'acide frais.

Après la complète évaporation de l'acide, on peut introduire directement le baume de Canada sous le couvre-objet.

On obtient d'innombrables cristaux d'un brun noirâtre susceptibles de se conserver très longtemps dans le baume. Ce sont les **cristaux d'hémine de Teichmann** (1853). (Hémine = chlorhydrate d'hématine). Ces cristaux sont presque insolubles dans l'eau, l'alcool. l'éther, l'ammoniaque, l'acide acétique, les acides sulfurique et nitrique étendus ; ils sont dissous par la potasse **caustique**.

Dans ces conditions, il se produit des masses amorphes d'Hémine et des cristaux de sel marin qui souillent les préparations.

379. On peut accidentellement rencontrer un autre dérivé de la substance colorante du sang, dans les foyers apoplectiques, dans les corps jaunes de l'ovaire, etc. Ce sont des masses d'un jaune rouge constituées par des **cristaux d'hématoïdine** roussâtres, rhomboïdaux et ne contenant pas de fer (Virchow, 1847).

On peut les conserver dans le baume de Canada.

380. On obtient des globules contenant des cristaux avec le sang de la salamandre, dont on recueille 3-4 gouttes dans un verre de montre où se trouvent 10 cc. d'une solution étendue de sel marin à 0,45 0/0 ; on laisse reposer et déposer pendant 24 heures.

On peut conserver ces globules par le procédé d'*Ewald* (V. § 335) avec l'acide osmique à 1 0/0 (avec addition d'un égal volume d'une solution de sel marin). On conservera également avec l'acide osmique des globules de Mammifères (chien) contenant des cristaux, obtenus par la méthode de Rollet (congélation).

381. Pour rendre la fibrine observable sur le porte-objet, on laisse séjourner en repos pendant 2 heures une goutte de sang dans une chambre humide ; on recouvre le tout avec un couvre-objet, et on lave avec de l'eau qu'on ajoute d'un côté de la lamelle, et qu'on absorbe de l'autre, avec du papier buvard. Après avoir ainsi entraîné le plus grand nombre des globules, on ajoute de l'iodure de potassium ioduré qui colore du jaune dense au brun les petits filaments et les réseaux de fibrine.

382. *Coloration de la Fibrine* (*Neelsen*, Grundriss

der path. hist. Technik). Méthode de *Weigert*. On fixe de préférence dans l'alcool. Les coupes restent 10 minutes au moins dans une solution de violet de gentiane dans de l'eau anilinée ; puis, on les lave rapidement dans une solution à 0,6 0/0 de sel marin et on les traite pendant 10 minutes au moins par une solution d'iodure de potassium ioduré (1 : 2 : 300) (dans une petite coupe ou mieux sur le porte-objet). On les étend alors sur le porte-objet, on les sèche en les pressant avec du papier filtre et on les traite avec de l'huile d'aniline (2 p. pour 1 p. de xylol) que l'on renouvelle à plusieurs reprises, jusqu'à ce qu'elles deviennent transparentes et que la coloration apparaisse nettement. On se débarrasse avec soin de l'huile d'aniline par le xylol ; après quoi, on monte dans le baume de Canada.

383. *Coloration de la Fibrine*, d'après *Kockel* (1899). Les morceaux inclus dans la paraffine (ayant son point de fusion à 56° C.) sont débités en coupes minces (5 μ) ; celles-ci sont collées sur le porte-objet d'après les instructions du § 218, avec un mélange d'albumine et de glycérine et débarrassées de leur paraffine ; elles sont ensuite transportées à travers l'alcool et l'eau dans une solution aqueuse à 1-5 0/0 d'acide chromique où elles séjournent de 5 à 10 minutes. Après un lavage de quelques secondes seulement, car elles doivent conserver leur teinte jaune, ces coupes passent de 15 à 20 minutes dans la solution d'hématoxyline de *Weigert* (1885) composée de :

Hématoxyline . . . . 0,75 à 1 partie.
Alcool absolu. . . . . 10 parties.
Eau distillée. 90   —
Solution saturée de carbo-
   nate de lithine. . . . . 1 partie.

Les coupes sont alors rincées dans l'eau, puis traitées pendant une minute. jusqu'à ce qu'elles deviennent d'un bleu foncé par une solution d'alun aqueuse et concentrée (10 0/0 environ) ; après quoi, on les lave de nouveau dans l'eau. Cela fait, elles passent de 3 à 6 minutes dans le mélange suivant dû à Weigert :

Borax	2,0	parties.
Ferricyanure de potassium .	2,5	—
Eau distillée	100,0	—

Dans ce liquide que l'on additionne d'environ 3 fois son volume d'eau, s'opère la différenciation. On lave à l'eau. On colore avec le carmin aluné pour faire apparaître les noyaux, et on monte immédiatement dans le baume du Canada.

Cette méthode de *Kockel,* il est vrai, ne colore pas exclusivement la fibrine, mais aussi (comme, parfois, celle de *Weigert*) les muscles (les fibres lisses montrent une striation fibrillaire), les globules du sang, les capillaires biliaires, etc.; mais cette particularité ne donne lieu, d'ailleurs, à aucune méprise.

384. On peut étudier la **circulation du sang** dans un grand nombre d'objets. Les plus favorables sont les *têtards* des grenouilles et des crapauds que l'on peut se procurer en si grand nombre pendant l'été. On enveloppe dans du papier buvard imbibé d'eau le corps épais et la tête de ces têtards, et on place l'animal sur le porte-objet. Le têtard s'agite tout d'abord violemment, mais il commence bientôt à respirer difficilement et se calme. Dans les membranes minces, par exemple sur les bords étalés et à la pointe de la queue, on peut déjà avec un grossissement moyen observer la circulation du sang ; elle est parfaitement observable sur une foule de points du corps de la grenouille.

385. On rend les grenouilles immobiles généralement en les paralysant avec du *curare.* Ce poison agit, on le sait, sur les plaques terminales motrices des muscles striés ; il est sans action sur celles du cœur comme sur celles des muscles lisses ; il n'agit pas non plus sur les nerfs sensitifs. Quand on injecte une dose suffisante de curare dans le cœur lymphatique d'une grenouille, tout mouvement cesse bientôt chez elle ; mais les battements du cœur, c'est-à-dire la circulation, persistent.

Jusqu'à présent, on n'a pu opérer qu'avec un extrait de curare, jamais avec une substance chimiquement pure ; aussi est-il impossible de doser d'une manière bien exacte. Avec une grenouille de grosseur moyenne, on emploie environ de 1/10 à 1/5 de gr. de la solution aqueuse à 1 0/0 que l'on injecte dans le cœur lymphatique dorsal. Si, au bout d'une heure, on n'a pas réussi, on fera une seconde injection. Les doses en usage ne se sont jamais montrées suffisamment actives pour arrêter le cœur.

386. Chez une grenouille ainsi curarisée, la circulation du sang s'observe directement sur ses *membranes natatoires* transparentes. On étend ces dernières en écartant l'un de l'autre deux doigts du pied, et en les fixant au moyen de deux aiguilles d'entomologiste (Carlsbad) au-dessus d'une ouverture pratiquée à l'emporte-pièce sur une plaque de liège ; on aura soin de choisir une plaque assez grande pour qu'on puisse y placer la grenouille. On fait coïncider l'ouverture du morceau de liège avec celle de la platine du microscope, et on examine la membrane en question.

Une seconde partie du corps de la grenouille, où l'on peut observer la circulation du sang dans les papilles, les muscles, etc. est la *langue.* Elle présente une masse charnue fixée en avant à l'angle du maxillaire inférieur. On peut facilement l'extraire de la bouche et en faire l'examen aussi bien sur sa face dorsale que sur sa face ventrale. Il est possible, en l'étirant convenablement, de la rendre très mince ; après quoi, on la tend au moyen d'aiguilles au-dessus d'un trou pratiqué sur une plaque de liège.

Une troisième région est le *mésentère* de la grenouille ; mais ici une petite intervention chirurgicale s'impose. On fait dans la peau une incision de 1/2 cm. de long suivant la ligne axiale du côté droit ; il faut bien se garder de léser des vaisseaux, accident d'ailleurs facile à éviter, vu qu'ils apparaissent luisants au travers de la peau qui est mince. On fend alors la couche musculaire située au-dessous par une deuxième incision d'égale longueur à l'aide d'une pince qu'on introduit dans l'ouverture, on fait sortir le lacet de l'intestin grêle ; on l'étend au-dessus de la portion trouée d'un morceau de liège avec des aiguilles enfoncées au travers du canal intestinal. La préparation est alors achevée.

Une quatrième région est *le poumon* de la grenouille.

On peut encore ici atteindre le but sans recourir à des moyens spéciaux. On choisit des grenouilles chez lesquelles les poumons sont remplis d'air, condition qu'un gonflement particulier de l'animal décèle au simple aspect. S'il en est autrement, on leur insuffle de l'air au moyen d'une canule introduite dans le larynx. Dans la partie supérieure de la ligne axiale, on fait dans la peau une incision qu'on élargit ensuite graduellement. L'opération devra se faire avec beaucoup de prudence, car il existe dans cette région une grosse veine à trajet sinueux. On a sous les yeux la couche musculaire sous-jacente qui, dans les poumons remplis d'air, est si mince, qu'on peut voir au travers les grands alvéoles des poumons ; on fait alors une coupe de 1/2 cm. de largeur, oblique ou transversale, au travers des fibres musculaires, ne nécessitant aucune perte de sang.

Le poumon distendu fait saillie à la manière d'une hernie ; on le sort tout entier, avec précaution, par l'ouverture que l'on a pratiquée. Ce sac pulmonaire peut être examiné dans une « *chambre de Holmgren* » construite tout exprès pour cet usage ; si elle fait défaut, on pourra, pour faire échapper l'air, percer le sac pulmonaire, de part en part, à l'aide d'aiguilles qu'on aura fait rougir au feu afin d'éviter toute hémorrhagie ; après quoi on déploiera le poumon avec soin, au-dessus d'une ouverture, et on le fixera avec des aiguilles également rougies. On garantira, durant le temps de l'observation, les parties contre l'évaporation en les humectant avec une solution à 1 0/0 de sel marin, et on le recouvrira d'un couvre-objet.

Les points où l'on peut étudier la circulation sont très nombreux. Pour en rester à la grenouille, on peut s'adresser à la *vessie*, aux *muscles striés* de maints endroits du corps, etc. Chez les petits poissons et leurs embryons, on examinera les *parties caudales* ; chez le triton, les *branchies externes*, et, surtout, on mettra à profit, dans l'occasion, les *branchies externes* si longues et si volumineuses des salamandres. On peut enfin utiliser pour le même objet les disques germinatifs d'embryons d'oiseau (poulet, V. § 723) âgés de 2 ou 3 jours.

Dans ces recherches, il importe de tenir compte de l'existence des courants axial et marginal, et du mouvement de pulsation dans les artères, etc. On saisit de l'œil, quand les conditions de l'observation sont favora-

bles, le retour du courant dans les capillaires. Aux points
de bifurcation des capillaires, les globules du sang restent quelquefois adhérents les uns aux autres, et prennent
une longueur primitive. Si un de ces globules se détache et devient libre, il reprend ses premières dimensions (élasticité).

Les mésentères, comme aussi les poumons, peuvent,
par suite du dessèchement ou de variations de température, etc., présenter brusquement certains états que
l'on considère comme les préludes de l'inflammation ;
ils laissent voir alors l'émigration des globules blancs
du sang au travers des parois des vaisseaux.

387. *L'appareil de Thoma* destiné à la *numération des
globules du sang* est fabriqué par C. *Zeiss*, d'Iena ; il consiste en un tube capillaire en verre présentant dans son
tiers supérieur une dilatation ampullaire qui renferme
une petite boule de verre. L'extrémité antérieure du
petit tube est munie d'une division allant de 0.1, 0.5,
1 à 101 : de plus, est annexée à l'appareil une cellule
hématimétrique construite par Abbe et Zeiss, fixée avec
du ciment sur un porte-objet, et ayant exactement
0.1 mm. de profondeur. Son fond est partagé en carrés
microscopiques ; l'espace au-dessus de chacun de ces
carrés mesure 1/4.000 mm. Chacun de ces 16 carrés est
marqué de traits particulièrement forts.

Voici la méthode que l'on suit pour faire l'évaluation :
On fait entrer par capillarité du sang dans le tube jusqu'à la division 0.5 ou 1. On essuie alors la pointe du
petit tube capillaire et on y introduit une solution à
3 0/0 de sel marin jusqu'au degré 101. On opère un
mélange intime des deux liquides, et on fait sortir la
colonne liquide qui se trouve dans le capillaire en y soufflant de l'air. (On lave, après s'en être servi, le tube capillaire avec de l'eau, puis avec de l'alcool et enfin avec
de l'éther.)

On remplit la chambre en verre du porte-objet avec
ce mélange de sang et de sel marin ; on la recouvre du
couvre-objet, on laisse reposer la préparation pendant
quelques minutes ; après quoi on examine. On compte
toujours 16 carrés un à un, et on prend la moyenne des
nombres obtenus ; on opère pour ce dénombrement de
la manière suivante : quand le niveau du sang atteint la
marque 0.5, la dilution est dans la proportion de 1 : 200 ;
le sang monte-t-il dans le tube capillaire jusqu'à la
division 1, le mélange est dans la proportion de 1 : 100.

En multipliant le nombre des globules sanguins trouvés dans l'évaluation des carrés par 4,000, et, à nouveau, d'après le degré de la dilution, par 100 ou 200, et en divisant par le nombre des carrés comptés, on a le nombre des globules sanguins contenus dans 1 cc. de sang. Quand on opère avec une solution à 3 0/0 de sel marin teinte par un peu de violet de gentiane (1), on arrive à distinguer plus aisément les leucocytes, colorés aussi en bleu, des globules sanguins, chez lesquels la teinte rouge pâle domine la plupart du temps.

Voir pour la technique du sang et de la lymphe : *Ehrlich* (1891), *H. F. Müller* (1892), *Engel* (1898) *et Grawitz* (1899).

IVe CHAPITRE

Tissu conjonctif et tissu adipeux.

388. On commence par examiner au microscope les **tissus conjonctifs à fibres parallèles** ; les objets qui se prêtent le mieux à ce genre d'étude et que l'on se procure le plus aisément sont les tendons (2) de la queue d'une souris ou d'un rat. Si, avec les ongles, on arrache deux vertèbres terminales de la queue avec la peau, et si, en les tirant, on les écarte l'une de l'autre, elles demeureront reliées par quelques filaments minces, longs et brillants ; ces filaments sont les tendons.

389. On coupe avec des ciseaux bien aiguisés un petit fragment de ces tendons, on l'effile sur le porte-objet d'après la méthode de la demi-dessiccation (*Ranvier*, 1889), c'est-à-dire, qu'on le dissocie dans aussi peu

---

(1) Ou mieux le *Violet hexaméthylé* (*Barjon* et *Regaud*, *Lyon médical*, 1895).

(2) *Retterer* (1898) fixe les tendons pendant 24 heures dans un mélange de sublimé et d'acide picrique (parties égales de solutions concentrées) ; il se débarrasse de la mucine en les plaçant de 1 à 3 jours dans une solution saturée d'acide picrique à laquelle il ajoute 2-3 0/0 de sel marin ; il les porte ensuite dans la paraffine.

(*Note du traducteur.*)

de liquide que possible, tout en ayant soin qu'il ne se dessèche pas pendant ce temps, ce qu'on évite en ne discontinuant pas d'humecter de son haleine le porte-objet.

390. Quand on observe dans de l'eau (*Rollet*, [1859 et 1871] recommande l'eau de chaux ou l'eau de baryte pour l'examen des fibrilles), on aperçoit des groupes plus ou moins grands de fibrilles tendineuses et, dans certaines circonstances, les fibrilles elles-mêmes.

391. Si on ajoute à ces préparations ainsi effilées une légère quantité d'une solution à 1 0/0 d'acide acétique, les fibres et les fibrilles se gonflent fortement et deviennent finalement d'une transparence telle qu'on ne les distingue plus qu'avec peine. Les noyaux des cellules tendineuses apparaissent alors avec une grande netteté.

392. Une solution de potasse caustique, surtout à chaud, dissout ces fibres tendineuses ainsi que ces fibrilles.

393. On met en évidence, dans les coupes, les *fibrilles conjonctives* par la méthode de *Hansen*.

Coloration du tissu conjonctif de Hansen. — *Hansen* (1898 a) prépare une solution-mère :

100 c.c. d'une solution aqueuse saturée d'acide picrique ;

5 c.c. d'une solution à 2 0/0 de fuchsine acide dans l'eau (Ce mélange peut se conserver longtemps).

Avant de s'en servir, on ajoute à 30 c.c. de cette solution-mère 7 gouttes d'acide acétique à 1 0/0. On colore de 20 minutes à 24 heures, on égoutte et on porte les coupes dans l'eau (dans 30 c.c. de cette eau, on a versé 20 gouttes du colorant acidulé précédent) ; ce dernier séjour durera quelques secondes seulement ; puis, on déshydrate aussi rapidement que possible dans l'alcool à 96° et dans l'alcool absolu. Xylol ; baume du

Canada épais. Les fibrilles conjonctives se colorent en rouge ; toutes les autres parties de la coupe, en jaune. On peut colorer préalablement, par exemple avec l'hématoxyline.

394. *Schaffer* (1899) emploie, pour la coloration élective du tissu conjonctif, le mélange suivant :
Solution aqueuse saturée d'acide picrique. 100.
Rubine acide (Patent-Sœrerubin) . . . . 0,15.
Acide acétique . . . . 2 gouttes.
Fixation par le sublimé ou l'alcool ; durée de la coloration de 1 minute à plusieurs heures ; si on a, au préalable, coloré les noyaux par l'hématoxyline aluminique (Hématoxylin-Thonerde), on ne fera agir que pendant quelques minutes la solution de rubine et d'acide picrique. Puis, on passe directement dans l'alcool à 95° où on rince les coupes avec soin.

Schaffer (1899) recommande pour l'étude des membranes très minces, une coloration par la picronigrosine due à *Freeborn*. Les coupes collées avec l'eau sont colorées pendant 1/2 heure (Freeborn dit 3 minutes) ou plus longtemps dans le mélange suivant : solution aqueuse concentrée d'acide picrique, 90 c.c. ; solution aqueuse de nigrosine à 1 0/0, 10 c.c. Après quoi, on lave, on déshydrate, et on monte dans le baume du Canada. Les fibres conjonctives sont d'un bleu clair ; les noyaux, noirâtres et tout le reste d'un jaune verdâtre.

395. Le ligament de la nuque du bœuf permet d'étudier les grosses fibres du tissu **élastique** ; elles sont ici autrement difficiles à effiler, chaque fibre en s'isolant se courbant d'une manière particulière (forme en bâtonnet de Bischof).

396. Les réactifs, tels que l'acide acétique et la potasse caustique, sont presque sans action sur les fibres ainsi traitées ; les fibres élastiques sont très réfractaires, notamment vis à vis de la dernière substance. On peut mettre cette propriété à profit pour l'étude des fibres élastiques de finesse moyenne et extrême. Voici comment : on traite avec la lessive alcaline une lamelle mince d'un poumon frais, par exemple ; au bout d'un certain temps, deux heures environ, les tissus conjonctifs, le sang, etc., commencent à se dissoudre, et il ne reste plus que les petites fibres les plus fines qui entourent les alvéoles.

L'étude des *Fibres élastiques* sur coupes se fait suivant le procédé de *Weigert* et la méthode de l'Orcéine acidulée.

397. La coloration des fibres élastiques par le procédé de *Weigert* (1898) réussit après n'importe quelle fixation ; l'alcool et le formol se recommandent, il est vrai, spécialement, mais le liquide de *Müller* et la liqueur de *Flemming* peuvent aussi très bien être employés ; on peut avoir recours, pour les coupes, à la celloïdine ou au collodion, et à la paraffine.

On prépare une solution composée de 2 gr. de fuchsine (Synonymes : Rubine [mais non Rubine acide !], Rouge magenta, Rouge d'aniline) et de 4 gr. de Résorcine dans 200 c.c. d'eau, qu'on fait bouillir dans une coupe en porcelaine ; on y ajoute 25 c.c. de la liqueur de sesquichlorure de fer. Pharm. Germ. III, et on laisse bouillir encore de 2 à 5 minutes, tout en agitant.

On laisse alors refroidir et on filtre. Le précipité qui est resté sur le filtre est placé avec ce dernier dans la même coupe en porcelaine que l'on a fait sécher et qui contenait également, elle-même, un peu de précipité. Le tout est additionné de 200 c.c. d'alcool à 95° que l'on agite constamment : on chauffe pour faire dissoudre les précipités ; le papier filtré lui sera enlevé par morceaux. Finalement, on laisse refroidir, on filtre et on ajoute à nouveau 200 c.c. d'alcool à 95°. Après l'addition de 4 c.c. d'acide chlorhydrique, la solution colorante est prête.

Les coupes y demeurent de 20 à 60 minutes ; puis sont lavées dans l'alcool à 95° et enfin éclaircies avec le xylol. Elles peuvent aussi rester plus longtemps (quelques heures) dans le colorant, mais elles doivent alors, dans certaines circonstances, subir la différenciation dans l'alcool additionné d'acide chlorhydrique.

Après la coloration, les fibres élastiques apparaissent en bleu foncé ; elles sont presque noires sur un fond tout à fait clair. Les noyaux, après une courte action du colorant, ne sont pas teints ; ils peuvent, avant ou après la coloration, être avec succès soumis à l'influence du carmin ; la différenciation s'effectuera dans l'alcool acidulé par l'acide chlorhydrique.

D'après *Weigert*, le nouveau colorant obtenu en traitant la fuchsine comme on vient de le dire, est insoluble dans l'eau (1).

398. La *méthode de l'Orcéine (Taenzer)*, d'après *Unna* (1891) :

Orcéine	0,1
Alcool à 95°	20,0
Eau distillée.	5,0

A cette solution on ajoute, à volume égal, le mélange suivant :

Acide chlorhydrique	0,1
Alcool à 95°	20,0
Eau distillée.	5,0

Toutefois, on arrivera par tâtonnements à une juste proportion qui ne sera atteinte que lorsque les fibres élastiques, d'un brun saturé, se distingueront du reste du tissu bien plus faiblement coloré.

On colore pendant 24 heures (de préférence, des coupes non collées) ; puis, on provoque en 1/2 minute la différenciation dans l'alcool à 90° acidulé (les

(1) *Mayer* (*Lee* et *Mayer*, 1901) trouve avantageux d'ajouter une très faible quantité de sesquichlorure de fer.

On colore des coupes (Le matériel fixé n'importe comment) pendant 20 minutes à 1 heure ; on lave à l'alcool, et on éclaircit avec du xylol (pas avec une huile essentielle). Fibres élastiques bleu foncé sur fond clair ; les noyaux d'habitude ne sont pas colorés... on peut les colorer après coup par le carmin, etc.

(Note du traducteur.)

noyaux seront colorés par l'hématoxyline ou le bleu de méthylène) ; on passe ensuite à l'alcool absolu, au xylol, et enfin au baume du Canada.

399. Le tissu **aréolaire** s'emprunte de préférence au grand épiploon, à celui d'un lapin par exemple. Il convient de traiter par l'argent (V. § 338) de petits fragments de cet organe, et de les colorer ensuite avec le carmin (picrocarmin) ; dans ces conditions, on voit comment les cellules endothéliales revètent les faisceaux conjonctifs à mailles épaisses.

400. Le tissu *réticulé* (*adénoïde*) sera, de préférence, étudié dans les ganglions lymphatiques, la rate, le foie, les reins, etc. (V. à ce sujet, § 582 et suiv.).

401. On fait l'étude des éléments du **derme** par le procédé suivant : on tue un chien, on détache un fragment de sa peau, et on fait avec le nitrate d'argent (1 p. 1000) une injection interstitielle. Il se produit alors un petit œdème dans l'intérieur duquel les fibres sont un peu allongées ; on les fixe dans cet état.

On détache de cet œdème un petit lambeau avec des ciseaux courbes, et, sur le porte-objet, on isole ses fibres avec le plus grand soin en s'aidant de la loupe ; on verse dessus une goutte de picrocarmin.

On isole alors les faisceaux du tissu conjonctif, les fibres élastiques, les cellules du tissu conjonctif bien fixées, et éventuellement les cellules adipeuses. Parmi les fibres conjonctives, il y en a qui, souvent, présentent des étranglements et ont un trajet spiralé ; elles se comportent autrement que les fibrilles du même tissu.

402. *Ewald* et *Kühne* (1874) soumettent les tissus suivants à l'action digestive de la trypsine, par exemple avec un extrait de pancréas glycériné faiblement alcalin à la température de 35° C.

1° Les *tendons* se dissocient en petits groupes distincts ou en fibrilles ; de toutes les autres parti s, il ne reste que des noyaux ratatinés qui se détruisent aisément.

2° Le *tissu conjonctif alvéolaire* du mésentère se comporte comme les tendons ; les endothéliums sont dissous jusqu'aux noyaux eux-mêmes.

3° Le *tissu conjonctif réticulé* se présente dans un état de pureté parfaite.

4° Le *cartilage hyalin*. Cellules et noyaux sont dissous ; la substance fondamentale montre un réseau particulier un peu granuleux, ayant la consistance de la matière collagène.

5° Le *cartilage élastique* se comporte comme l'hyalin ; les fibres élastiques disparaissent.

6° Le *tissu élastique* se dissout.

7° Les *membranes dites amorphes* sont complètement dissoutes.

8° Le *foie* est complètement digéré, jusqu'aux noyaux et à la matière collagène. Le tissu conjonctif fibrillaire s'étend jusqu'à la veine intralobulaire.

9° Les *muscles* sont digérés avec leurs éléments conjonctifs eux-mêmes.

10° Les *épithéliums de la muqueuse* ne laissent subsister que les noyaux.

11° Dans les coupes de l'*épiderme* de l'homme, la couche de Malpighi disparaît la première ; puis, les cellules à dents s'isolent, et celles de la couche cornée prennent l'aspect de cellules creuses à double contour.

La trypsine est donc un réactif qui permet d'isoler de chaque tissu animal les *fibrilles et les réseaux collagènes*, la substance cornée et les noyaux.

403. Voici quelques-uns des résultats qu'a obtenus F. Mall (1891) dans son étude sur le tissu conjonctif et sa manière d'être vis-à-vis des réactifs.

Les fibres élastiques peuvent séjourner sans dommage dans l'acide acétique (ou dans une solution de ce même acide à 20 0/0 amenée à la température de l'ébullition). Elles deviennent seulement cassantes ; si on les fait cuire dans l'acide chlorhydrique concentré, la fibre élastique se désagrège très rapidement ; dans cet acide à 10 0/0 elle ne se modifie pas à la température ordinaire ; à 50 0/0, elle se dissout en 7 jours, et dans une solution concentrée, dès le second jour.

C'est l'intérieur de la fibre qui se détruit le premier, puis vient sa « membrane ». Pour rendre évidente cette

dernière, on fait cuire les fibres élastiques à deux reprises dans l'acide chlorhydrique concentré, et on verse
le tout dans l'eau froide. Quelquefois on distingue aux
membranes une striation longitudinale qui fait suppo-
ser l'existence d'une structure fibrillaire. La potasse
caustique concentrée détruit les fibres en peu de jours ;
en solution faible, son action se ralentit ; à 1 0/0, la
potasse caustique a besoin de mois entiers ; à 2 0/0,
d'un mois ; à 5 0/0, de 3 jours ; à 10 0/0, d'un jour ; à
20-40 0/0 de quelques heures pour provoquer la perte
de la fibre.

Même en ébullition, une solution faible de potasse
caustique ne dissout pas les fibres élastiques ; elles n'y
deviennent même pas cassantes. Si on opère la cuisson
dans la potasse à 5-10 0/0, les membranes de la fibre
s'isolent en 1-2 jours ; il en est de même dans la potasse
à 20 0/0, et à froid. La pepsine détruit l'intérieur de la
fibre, mais laisse intactes les « membranes ».

La *trypsine* dissout rapidement les fibres élastiques,
mais non le tissu des tendons ou le tissu réticulé ; ce
dernier peut, sans dommage aucun, y séjourner des jours
entiers. La putréfaction détruit le *ligament de la nuque*
en peu de jours : tout d'abord l'intérieur des fibres se désagrège, puis, les « membranes de la fibre ».

Pour mettre à jour l'intérieur de la fibre et « les
membranes de la fibre », on emploie une coloration au
rouge Magenta (Un petit grain de rouge Magenta pour
50 gr. de glycérine + 50 gr. d'eau). Le contenu se colore en rouge, la gaine de la fibre reste incolore.

Si l'on fait cuire un *tendon*, il se raccourcit. Si l'on
fixe le tendon avant de le faire cuire, le raccourcisse-
ment ne se produit pas, le tissu adénoïde se ratatine
par la cuisson, se gonfle au bout de peu de temps et
se dissout. — Le tissu du tendon et le tissu adénoïde se
ratatinent déjà à 72° C. Traités pendant un temps court
par l'acide osmique à 1/2 0/0, ils se ratatinent à partir
de 95° C. Ainsi modifiés par la chaleur, le réticulum et
le tendon se laissent facilement digérer par la pancréatine (trypsine) et se détruisent très aisément par la
putréfaction.

Dans l'*acide acétique* concentré ou au-dessous de 1/20
0/0, les fibres du tendon ne se gonflent pas. Dans les acides, entre 1/2 et 25 0/0, le résultat inverse est obtenu ;
à 25 0/0, l'acide les dissout au bout de 24 heures. Dans
l'*acide chlorhydrique* de 0,01 0/0 jusqu'à 6 0/0, ces fibres

ne se gonflent pas. Dans une solution de 6 jusqu'à 25 0/0, elles restent un certain temps sans se modifier, et ne se dissolvent que dans l'acide concentré. *Le tissu réticulé* se gonfle dans l'acide chlorhydrique jusqu'à 3 0/0, reste intact entre 3 et 10 0/0 ; il se dissout au bout de 24 heures dans l'acide à 25 0/0 et au-dessus. Traité par l'acide faible, et en cuisson, le tendon se dissout beaucoup plus rapidement que le tissu réticulé.

Dans le suc gastrique naturel du chien, les tendons ne se dissolvent pas plus vite que le tissu élastique ; dans le suc gastrique artificiel, au contraire, le tendon se dissout le premier ; puis, le tissu réticulé, et enfin la fibre élastique. La pancréatine n'attaque ni le tendon ni le tissu réticulé ; si on les fait cuire, ils sont facilement digérés par elle.

La putréfaction ne détruit ni le tendon, ni le réticulum, si ces tissus ont été retirés du corps ; dans le corps même, au contraire, et notamment à la température de 37°, ils se désagrègent rapidement.

404. *Hohl* (1897) recommande de faire *digérer* des coupes *collées* avec l'eau, d'objets préalablement fixés. Après l'enlèvement de la paraffine avec le xylol, les porte-objet sont placés dans l'alcool absolu ; comme la pancréatine n'agit efficacement que sur une préparation complètement privée de graisse, ceux-ci séjournent de 24 à 72 heures, à une température de 37° C., dans un flacon hermétiquement fermé, et contenant de la benzine ; puis, ils passent dans l'alcool absolu, l'alcool à 90°, à 70°, et, de là, sont exposés de 10 à 20 minutes à l'eau courante pour être plongés dans le liquide destiné à les digérer. Ils y restent de 24 à 10 heures, à une température de 20° à 37.

Après la digestion, le préparations sont lavées avec soin pendant 10 à 20 minutes à l'eau courante. Les porte-objet passent ensuite successivement : de 1 à 24 heures dans une solution aqueuse à 1/2 0/0 de tartrate ferrico-ammonique ; puis, rapidement dans l'eau, et de 3 à 24 heures dans une solution aqueuse et mûre à 1/2 0/0 d'hématoxyline.

Si, après avoir, en rinçant, enlevé le colorant, les travées du réticulum ne présentent pas encore une teinte très noire, la préparation est à nouveau placée pour 20 ou 30 minutes dans la solution de sel ferrique qui, chaque fois, doit être fraîchement préparée.

405. On a assez souvent l'occasion d'examiner des **cellules adipeuses** à l'état frais dans des parties de tissus conservés vivants, par exemple, dans les mésentères d'animaux de toute taille. Une préparation faite par dissociation d'un fragment emprunté au tissu conjonctif dermique fournit d'ailleurs aussi des matériaux suffisants.

406. Le tissu adipeux est brillant et ses cellules si grandes qu'on ne saurait, sur un objet frais, discerner les détails délicats de sa structure. Pour s'orienter dans la constitution d'une cellule adipeuse, on doit employer l'injection sous-épidermique au nitrate d'argent (V. § 401). Les préparations par dissociation donnent presque toujours des cellules adipeuses isolées, montrant avec netteté une goutte de graisse entourée (en coupe optique) d'un anneau protoplasmique. Ce dernier s'élargit à un des pôles de la cellule dont il enveloppe le noyau.

407. De petits morceaux de graisse pris au moment même sur le sujet, traités pendant 24 heures par l'*acide osmique* de 1/2 à 1 0/0, montrent leurs cellules adipeuses teintes en noir. Tout ce qui est coloré en noir par l'acide osmique n'est toutefois pas toujours de la graisse. Examinées de plus près, et pour cela, isolées le plus possible au moyen d'aiguilles, elles laissent voir leur intérieur entièrement occupé par une goutte de graisse colorée en noir : nous parlons de cellules appartenant à un tissu d'adulte. Cette goutte, vue dans le champ optique, est entourée par une ceinture de protoplasma gris et par la membrane : le protoplasma présente sur un des points, quand la cellule se montre dans une position favorable, un épaississement lenticulaire où est logé le noyau.

Ces petits morceaux de graisse traités par l'acide osmique, quand ils ont été conservés pendant long-temps dans l'alcool plus ou moins fort, ne se prêtent plus à l'étude des détails que nous venons de relever ; aussi est-il de la dernière utilité de les observer le plus vite possible.

Ces morceaux de tissu adipeux, une fois fixés dans l'acide osmique, sont lavés sur le porte-objet avec de l'eau distillée ; on les dissocie et on les transporte dans la glycérine (V. § 232) : on borde le couvre-objet et on a alors une préparation qu'on pourra indéfiniment conserver.

L'intervention de l'acide osmique dans une prépara-tion du tissu adipeux exclut son transport direct dans l'alcool ; elle y deviendrait tout à fait noire ; ce qu'on a de mieux à faire, c'est d'employer une solution d'acide osmique de 1 à 2 0/0 à l'abri de la lumière, de laver à l'eau distillée, et de transporter ensuite dans l'alcool ; la goutte de graisse ne tarde pas à y prendre une colora-tion intense.

La graisse, noircie dans l'acide osmique ou dans un mélange à l'acide osmique, se dissout dans la téré-benthine, le xylol, le toluène, l'éther et la créosote ; mais non dans l'essence de girofle, l'huile de Berga-mote et le chloroforme (l'huile de Bergamote dissout la graisse des capsules surrénales, H. *Rabl*, 1891, et de la région du Thymus, *Schaffer*, 1896).

La solubilité dans les préparations traitées uni-quement par l'acide osmique est toutefois beaucoup moins grande que dans les préparations fixées dans les mélanges (*Flemming*, 1889 a et b). La graisse trai-tée par le liquide de Müller noircit également dans l'acide osmique. — Au sujet du traitement par l'acide osmique de la graisse sur les coupes, voir *Unna* (1898).

Les portions de tissus contenant de la graisse devront donc séjourner, non dans le xylol etc., mais dans le chloroforme (V. § 147) avant d'être pénétrées par la paraffine, si l'on veut obtenir des cellules remplies de graisse noircie. Consulter aussi la coloration *d'Azoulay* (§ 560).

408. L. *Daddi* (1896) recommande le Soudan III pour la coloration des gouttelettes de graisse et des cellules adipeuses. Il nourrit des animaux avec cette substance pendant plusieurs jours : toute la graisse se colore en rouge. On peut aussi colorer en 5 ou 10 minutes dans une solution alcoolique saturée de Soudan des morceaux ou des coupes d'organes soit frais, soit fixés (dans des liquides qui ne dissolvent pas la graisse, par exemple le liquide de Müller). On lave dans l'alcool et on monte dans la glycérine ; la coloration n'est pas durable (1).

409. Quand on examine dans l'eau ou dans un liquide indifférent des cellules adipeuses fraiches, recouvertes par un couvre-objet, on remarque que ces cellules, ou plutôt leurs membranes, éclatent en plus ou moins grand nombre, et que, par suite, des gouttes de graisse plus ou moins volumineuses deviennent libres, et fusionnent souvent entre elles.

On comprend qu'il suffise, pour exagérer le phénomène, de la simple pression d'une aiguille sur le couvre-objet.

410. Les dépôts de graisse dans la cellule ne contiennent pas partout des substances semblables ; celles-ci sont différentes suivant qu'elles se trouvent à la périphérie ou au centre. Solger (1893).

Vᵉ CHAPITRE

Cartilage.

411. Le cartilage, notamment l'hyalin, peut s'étudier dans beaucoup de régions à l'état **frais**. Pour

(1) *Michaelis* recommande comme donnant une teinte plus foncée l'Ecarlate R. ou Ponceau des graisses (Fettponceau).
(Note du traducteur.)

cela, on prend, soit l'hyposternum ou l'épisternum d'une grenouille, soit l'apophyse xyphoïde de petits Mammifères. Ces lamelles cartilagineuses minces peuvent, une fois débarrassées des parties molles au moyen d'un linge, être examinées dans un liquide indifférent (V. § 73). On distingue alors nettement la substance fondamentale du cartilage, les capsules, et dans celles-ci, les cellules qui les remplissent complètement.

412. Il est possible aussi d'observer à l'état frais de gros morceaux de cartilage. La consistance du tissu cartilagineux permet d'en pratiquer directement des coupes au moyen d'un rasoir humecté d'un liquide indifférent, et de les examiner dans ce même liquide.

413. On peut, de la même manière, avec le rasoir, couper des morceaux frais de cartilage réticulé (V. § 69), ou bien, s'il s'agit de cartilage mince, comme le pavillon de l'oreille d'une souris, on peut se borner à enlever les deux lamelles cutanées, et procéder à l'examen sans coupe préalable.

414. Les fragments de tissus contenant du cartilage *hyalin*, fixés par le sublimé et colorés ensuite avec la safranine (1), présentent une teinte orange très stable de la substance fondamentale du cartilage, l'hématoxyline la colore en bleu, le Dahlia (§ 371) et le Brun de Bismarck la colorent aussi.

415. *Hansen* (1898 b) décrit dans le cartilage hyalin des Vertébrés de fines fibrilles conjonctives dans la substance fondamentale hyaline. La présence de sulfate de chondroïtine masque les fibrilles. Si on se débarrasse de ce

---

(1) *Van Wijhe* (1900) colore pendant quelques jours dans la safranine (solution à 1 0/0 dans l'alcool à 70°), et *in toto*, des embryons de *lepus* fixés dans un mélange de formol et d'une solution de sublimé.

Il les lave pendant une semaine avec l'alcool à 75°. — Xylol, baume. — Le cartilage seul est coloré.

(Note du traducteur.)

sulfate, grâce à un traitement très prudent par des alcalis, dans une coupe de cartilage non fixée, ou qui de préférence aura été fixée, tout le collagène (fibrilles conjonctives) de cartilage se colorera par le procédé de *Hansen* (V. § 393).

416. Le cartilage des Céphalopodes présente des cellules ramifiées qui s'anastomosent entre elles.

417. Pour examiner un *cartilage réticulé* (pavillon de l'oreille, épiglotte, etc.), on commence par le fixer dans l'alcool ; puis, on en fait des coupes minces que l'on colore à volonté, par exemple avec le carmin boraté, la safranine, etc.

Dans ces conditions, et surtout quand elles sont montées dans le baume de Canada, les préparations laissent à peine voir les réseaux élastiques. On les rend visibles en transportant la coupe de l'eau dans une *solution faible d'iode*, qui les colore rapidement en brun.

Il faut compter, dans ce cas, avec la présence de glycogène dans les cellules du cartilage (il en existe aussi dans le cartilage hyalin) ; cette substance apparaît avec une teinte brun d'acajou qui disparaît si l'on chauffe.

418. Pour obtenir des préparations susceptibles d'être conservées, on colore des *coupes* minces de *cartilage réticulé* par le procédé de *Weigert* (V. § 397) ou par la méthode de l'Orcéine (V. § 398). Avec le *picrocarmin*, les réseaux se colorent en jaune, et les noyaux des cellules du cartilage en rouge.

419. Si on colore des coupes minces avec une solution aqueuse de *fuchsine acide*, en les lavant longtemps à l'alcool, et les portant ensuite, à la manière ordinaire, dans le baume de Canada, les réseaux apparaissent d'un rouge intense, le reste, en dehors des noyaux, restant incolore.

420. Chez les individus âgés, les cartilages, notamment celui des côtes et celui du larynx, etc., renferment des concrétions de carbonate de chaux ; aussi doit-on les décalcifier (V. §§ 424 et s.) après les avoir fixés.

421. Le cartilage costal de l'adulte et le cartilage embryonnaire fournissent souvent des éléments pour l'étude de plusieurs cellules cartilagineuses filles dans une capsule.

422. Les organes possédant du tissu cartilagineux ne se laissent pas bien coller avec l'albumine sur le porte-objet, surtout quand les coupes ont une certaine épaisseur ; dans ce cas, en effet, leur forme s'altère sous l'action de la chaleur.

423. Le *fibro-cartilage* s'emprunte aux disques intervertébraux, etc. ; on le fixe avec l'acide osmique, ou, mieux encore, avec l'acide picrique, et on le colore avec le picro-carmin ou d'après la méthode de *Hansen* (V. § 393). De petits fragments fixés dans l'alcool absolu, puis coupés et colorés avec l'hématoxyline et l'éosine (V. § 292), fournissent eux-mêmes de précieux éléments d'instruction.

Consulter au sujet du cartilage : *Flesch* (1880).

VIe CHAPITRE

Os et dents.

424. La masse fondamentale organique de l'os renferme diverses substances inorganiques, et notamment des sels calcaires qui donnent à l'os entier sa solidité. On le rend susceptible d'être coupé en le débarrassant de ces sels, en le *décalcifiant* : on traite, pour cela, les os et les dents par des acides qui y remplacent les acides des sels calcaires ; il se fait, par suite, de nouvelles combinaisons, qui sont, elles, solubles dans l'eau et l'alcool. C'est sur ce principe que repose la décalcification.

425. *P. Ziegler* (1859) place *l'acide sulfureux* au premier rang des *liquides décalcifiants* : son action repose sur ce fait que le phosphate tricalcique insoluble qui, avec le carbonate de chaux, représente la plus grande partie des éléments inorganiques de l'os, se transforme, sous l'influence de l'acide sulfureux, en monophosphate de chaux qui, lui, est facilement soluble.

Après avoir convenablement fixé de *petits* os (les *gros* os seront fixés de préférence dans le formol), P. *Ziegler* les fait séjourner plus ou moins longtemps dans une solution aqueuse à 5 0/0 d'acide sulfureux. Après quoi, on lave pendant le même temps à l'eau courante, on parcourt la série des alcools, et on coupe dans la celloïdine ou le collodion (1).

L'humérus d'un cobaye adulte se décalcifie dans cet acide en 1 ou 2 jours, les parties molles conservant admirablement leur structure. La décalcification s'opère très régulièrement, et l'on peut, avec ce procédé, avoir recours à n'importe quel colorant.

Les membres de Triton ne restent que 2 ou 3 heures

(1) Voici, comme complément de la note du § 155, en quoi consiste le procédé du « *Collodionnage* des surfaces de section » imaginé par Duval : on dilue du collodion ordinaire épais avec de l'éther, ou parties égales d'éther et d'alcool, de façon à en faire un collodion peu filant. Avec un pinceau ou le doigt, on passe légèrement de ce collodion fluide sur la surface de section, au préalable séchée avec le doigt ou à l'air, de sorte qu'elle soit devenue terne (si la surface restait brillante, c'est qu'elle serait humectée d'alcool, ce qui empêcherait toute adhérence du collodion).

Aussitôt après le collodionnage, on souffle sur la surface de section, pour faire vite sécher la mince pellicule de collodion. Dès que la surface est redevenue terne (ce qui prouve que le collodion a fait prise), on l'imbibe avec de l'alcool, de même que le rasoir, et on coupe. (Pour la coupe suivante, on recommence le séchage de la surface, son collodionnage, le séchage du collodion, l'imbibition à l'alcool et la coupe, et ainsi de suite. Toutes ces opérations, à recommencer pour chaque coupe, doivent se faire vite.)

(Note du traducteur.)

11.

dans l'acide ; de gros os humains y séjournent 8 jours ; quant aux petits os, après une fixation convenable, s'ils sont soumis au décalcifiant pendant 2-5 heures seulement, ils montrent on ne peut mieux conservées les plus fines structures de leurs parties molles.

Comme autres liquides décalcifiants (V. aussi *Haug*, 1881 a), nous citerons :

426. L'acide chlorhydrique de 1/2 à 1 0/0 que l'on doit souvent renouveler.

427. Un mélange à volumes égaux d'une solution à 1 0/0 d'acide chlorhydrique et d'une solution à 1 0/0 d'acide chromique.

428. Pour de petits objets, une solution concentrée d'acide picrique et d'acide picro-nitrique, mais jamais d'acide picro-sulfurique, qui donnerait lieu à la formation du gypse difficilement soluble.

429. L'acide nitrique ; nous avons ici en vue l'acidum nitricum purissimum contenant 70 0/0 d'acide et ayant un poids spécifique égal à 1,40 ; cet acide nitrique est employé dans les proportions de 3 à 9 0/0, en solution aqueuse, ou, mieux encore, dans l'alcool à 70°, avec ou sans addition de sel marin (V. § 432).

430. L'acide chlorhydrique ne doit jamais servir à traiter des objets tout à fait frais ; il faut les fixer au préalable ; même dans cet état, s'ils sont de grande dimension, et, s'ils restent longtemps dans la liqueur décalcifiante, ils s'altèrent très fortement.

Le mélange d'acide chlorhydrique et d'acide chromique décalcifie et fixe mieux, tout ensemble.

On obtient de très bons résultats avec les acides picrique (1) et picro-nitrique ; mais ces liquides ne

---

(1) Un excellent décalcifiant est la solution concentrée d'acide picrique à laquelle on ajoute 2 0/0 d'acide azotique. La décalcification faite, on lave à grande eau avant de monter, puis on coupe etc. Ce procédé a permis à *Malassez* de débiter en coupes sé-

pénètrent que très peu profondément, et ne décalcifient que très lentement. On se trouve aussi très bien de l'acide nitrique, notamment en solution faible pour des objets de petite dimension, et préalablement bien fixes. Il convient de remplacer l'eau par une solution de sel marin ; on évite ainsi l'effet ordinaire des acides : le gonflement (V. § 432).

L'usage de toutes ces liqueurs est soumis à la règle générale d'être employées en quantité la plus grande possible, et renouvelées aussi souvent qu'on le peut. La durée de la décalcification varie avec la nature, le degré de concentration, la température du liquide employé ; mais elle implique toujours un temps assez long, et parfois, des semaines.

L'os est décalcifié quand il est assez mou pour être coupé ; on doit user de tâtonnements pour reconnaître cet état ; on essaie de faire des coupes, ou bien, on cherche à percer l'os avec une aiguille fine.

Une fois décalcifiés dans l'un de ces 4 liquides, les morceaux sont lavés pendant un temps très long (24 heures ou davantage), jusqu'à ce qu'ils aient complètement cédé à l'eau leur coloration, c'est-à-dire les acides. Ils passent de là, comme les morceaux fixés, à travers une série d'alcools de concentration graduellement croissante.

431. Tous ces liquides provoquent le gonflement de la substance fondamentale de l'os, et, par suite, la plupart des canalicules primitifs se trouvent obturés ; la structure intime de la substance fondamentale, et notamment celle des lamelles osseuses, est également détruite.

432. Pour conserver cette structure, v. *Ebner* (1875) a proposé l'emploi d'un *mélange* composé *d'acide chlor-*

riées d'assez gros fragments de maxillaire avec les dents, quand il a étudié ce qu'il a appelé les *débris épithéliaux paradentaires*.
(*Note du traducteur.*)

hydrique et d'une solution de sel marin. Voici quelle en est la composition :

Une solution de sel marin saturée à froid est allongée de 2 vol. d'eau ; à ce mélange, on ajoute de l'acide chlorhydrique à 2 0/0. Pendant le séjour, dans ce liquide, des os que l'on veut décalcifier, on y verse journellement un peu d'acide chlorhydrique jusqu'à ce que les os soient flexibles. On les lave alors dans une solution aqueuse de sel marin à moitié saturée ; on obtient bientôt une réaction acide ; on la fait disparaître en ajoutant peu à peu de l'ammoniaque jusqu'à ce que l'os soit devenu neutre. L'os peut alors être coupé. Cette liqueur décalcifie très lentement, mais donne de bons résultats.

433. Pour les objets très délicats, pour de petits os d'embryons ou pour l'os du rocher de tout petits animaux par exemple, on peut aussi avoir recours à la solution de Flemming que l'on fera agir pendant 1 à 2 jours, ou plus longtemps.

434. S'il s'agit de très petits objets contenant très peu de carbonate de chaux, il suffira de les faire séjourner dans l'acide chromique faible, dans les conditions où cet acide sert de fixateur, ou, ce qui revient au même, dans le liquide de Müller qui, d'ordinaire, contient aussi une petite quantité d'acide chromique libre.

435. On devra prendre l'habitude de commencer par fixer les objets avant de les décalcifier ; le temps nécessaire, dans ce cas particulier, est beaucoup plus long, mais les parties molles sont beaucoup plus ménagées.

436. Voici le mode d'emploi de la *Phloroglucine* (Haug, (1891) d'après les instructions de *v. Kahlden* (1895).

La Phloroglucine n'est pas, par elle-même, un décalcifiant, mais elle protège bien plutôt les tissus contre l'acide que l'on fait agir en même temps ; on peut, pour cette raison, employer un acide en solution assez forte pour produire la décalcification de petits fragments d'os en une 1/2 heure, et celle de fragments plus durs en quelques heures.

Il faut, naturellement, surveiller de près la préparation.

Formule de la solution : 1 gr. de Phloroglucine est dissous à chaud, *avec précaution*, dans 10 p. d'acide nitrique ordinaire (Il vaudra mieux s'être débarrassé préalablement de la base alcalino-terreuse). Pendant le mélange, en effet, il se produit de très nombreuses vapeurs rouge-brun d'acide azotique et une élévation considérable de température.

A cette solution-mère (rouge rubis) on ajoute 100 cc. d'une solution aqueuse d'acide nitrique à 10 0/0.

Un décalcifiant un peu long est le suivant :

Phloroglucine 1
Ac. nitrique 5
Alcool 70
Eau distillée. 30

437. Comme liquide décalcifiant et favorable à la conservation des parties, à faire agir aussi sur des objets déjà fixés, Thoma (1891) recommande un mélange d'acide azotique et d'alcool (alc. abs. : 5 vol. ; ac. azot. conc. [p. spéc. 1, 3] : 1 vol.). Ce liquide doit être renouvelé toutes les 24 heures ; il décalcifie en quelques jours. On lave à l'alcool à 95° additionné de carbonate de chaux précipité en excès. Au bout de 8 à 15 jours, les préparations perdent toute trace de l'acide ; on les débarrasse de la chaux en les lavant à l'alcool pur à 95°.

438. Ainsi préparés et lavés, l'os et la dent pénétrés de celloïdine ou de collodion (V. § 156) se laissent aisément couper.

439. Pour examiner isolément les **parties molles de la dent et de l'os**, on en extraira de gros morceaux intacts de pulpe et de moelle ; à cet effet, entre les mâchoires d'un étau, on rompra vivement, et sans qu'esquille s'en suive, la dent ou la diaphyse de l'os, ou bien même on se servira avec avantage d'un marteau et d'un ciseau : la partie molle restant, par ce moyen, plus facilement intacte.

440. Les éléments de la moelle des os (1) peuvent

(1) Pour la mise en évidence des *Cellules géantes* (myélo-

être examinés dans les préparations étendues sur des couvre-objet (V. § 363).

441. Si l'on veut examiner les parties dures et les parties molles en connexion les unes avec les autres, sans décalcification préalable, on devra recourir à la méthode que *v. Koch* (1878) a employée avec un si grand succès dans ses recherches sur le corail. *Weil* l'a suivie, lorsqu'il a voulu polir la dent, tout en conservant les parties molles. Une fois que la cassure vive de la partie dure a permis d'atteindre les parties molles, les dents et les os sont fixés, et ensuite soumis au traitement ordinaire jusqu'à la coloration en masse, si l'on veut. On les plonge alors dans l'alcool absolu et dans la térébenthine, ou bien encore dans le chloroforme ; on les porte ensuite dans un mélange de baume de Canada et de térébenthine ou de chloroforme. Ce dernier s'évapore, ou bien la térébenthine s'épaissit peu à peu, surtout à une température élevée, et, au bout de deux semaines généralement, le baume de Canada, qui imprègne la dent et toute la matière ambiante, acquiert la consistance de la pierre. *Röse* (1892) recommande de laisser dessécher les préparations dans une étuve chauffée à 50° Celsius, ce qui exige environ 3 à 4 mois. On peut, sans avoir à redouter de ratatine-

plaxes) de la *moelle des os, Lœwenthal* [1893] recommande le procédé suivant qui, entre les mains des débutants, donne d'excellents résultats : le fémur ou le tibia d'un cobaye, d'un lapin on d'un jeune chat est fendu en long ; la moelle rouge, extraite des épiphyses, est réduite en petits morceaux et immédiatement transportée dans une solution de vert de méthyle et d'acide acétique pour y séjourner de 20 à 24 heures. Avant les travaux pratiques, les petits morceaux sont dissociés dans une solution à 1 0/0 d'acide acétique, opération très simple. Les cellules se montrent, alors, parfaitement isolées les unes des autres.

En dehors des cellules géantes et de leurs différentes variétés, on étudiera aussi très commodément les cellules de la moelle et les leucocytes.

(Note du traducteur.)

ment, hâter un peu l'évaporation ; on doit seulement, au début, n'évaporer qu'à la température la plus faible possible. Le tout est alors susceptible d'être poli d'après les mêmes procédés que ceux employés pour les parties dures seules.

442. Si l'on borne son examen à la **partie solide**, on choisira des lamelles osseuses très minces que fourniront le vomer et les parois alvéolaires de l'ethmoïde, etc., et, après en avoir enlevé le périoste, etc., on pourra les examiner directement, sans autre secours que celui d'un faible grossissement.

On peut encore, à l'aide d'un rasoir bien tranchant, détacher d'un os épais une lamelle d'une transparence suffisante, susceptible d'être, elle aussi, directement observée.

443. Si, en râclant avec un scalpel de fines plaquettes osseuses empruntées à l'opercule de petits poissons, on les débarrasse du tissu conjonctif qui les entoure, et, si on les place pendant une heure dans l'alcool absolu, les corpuscules renferment d'après *Ewald* (1897) de l'air (du gaz), et peuvent alors, à travers l'essence de girofle, être transportés dans le baume de Canada (baume ordinaire au xylol).

444. Mais s'il s'agit d'étudier des régions plus étendues, d'examiner un os épais, et, en particulier, de mettre à jour la disposition des cavités dans la dent et dans l'os, on procède au **polissage des os**, et, pour cela, on opère de la manière suivante : on choisit de vieux os bien macérés, et aussi pauvres que possible en tissu adipeux. On débarrasse les cavités de l'os, en les faisant putréfier et sécher, de presque toute la substance organique ; les plus petites vacuoles des os ainsi que les canalicules primitifs se trouvent alors remplis d'air. La macération ordinaire ne suffit pas ; on emploiera de préférence de vieux os pourris et lavés par la pluie pendant des années, comme on les trouve chez l'équarrisseur.

Dans les nouvelles chambres à macération à l'usage des anatomistes, les os sont si complètement dépouillés de leur graisse, qu'après leur dessiccation, ils peuvent être directement utilisés.

Au moyen d'une scie à chantournage, on fait deux sections parallèles qui détachent une mince lamelle dans la région précise de l'os que l'on veut étudier. On soumet l'une des faces à l'action d'une meule (meule à aiguiser) dure et plane, ou bien on l'interpose entre deux meules : la surface, rendue parfaitement égale dans toute son étendue, est ensuite polie sur une plaque de verre épais, à bords émoussés ; cette opération exige une certaine pratique. On arrive à ses fins en liquéfiant à la flamme un petit morceau de baume de Canada solide sur la plaque de verre. On pose alors la coupe par dessus, en prenant bien garde de ne pas laisser tomber de bulles d'air entre la surface polie et la plaque de verre ; on polit alors l'autre sur une pierre à aiguiser dure et plane, jusqu'à ce que la lamelle tout entière soit devenue très mince.

Si le morceau de l'os n'a pas été convenablement fixé avec le baume de Canada sur la plaque de verre, ce que l'on reconnaît à la présence de bulles d'air entre la plaque et la surface polie, cette dernière se brise d'ordinaire au moment même où l'on va pouvoir s'en servir.

On peut aussi polir la surface en la pressant simplement avec le doigt ou avec un petit morceau de liège sur une meule, et en l'usant d'abord d'un côté, puis de l'autre, jusqu'à ce qu'elle soit devenue suffisamment mince et transparente.

Cette méthode n'est nullement sûre, et le débutant notamment, doit se résigner à perdre beaucoup de matériaux ; le procédé de polissage que nous avons décrit plus haut dans le texte a été perfectionné surtout par les

minéralogistes, et peut servir, comme nous l'avons déjà
dit, à polir des objets très durs tels que minéraux,coquil-
les de mollusques, etc.; seulement, suivant le degré de
dureté, on emploiera, bien entendu, des pierres dures, de
l'émeri ou de la poudre de diamant.

445. Une fois poli sur une plaque de verre, l'objet peut être directement inclu dans le baume de Canada ; la plaque de verre joue, dans ce cas, le rôle de
porte-objet ; mais il n'y a généralement à cela aucun
profit. Les parties creuses s'étant remplies de baume
de Canada, dont l'indice de réfraction est à peu près
égal à celui de la substance fondamentale de l'os qui a
pris une teinte claire, deviennent par cela invisibles.
Aussi vaut-il mieux détacher de la plaque de verre, au
moyen du chloroforme, la mince lamelle osseuse dont
le traitement demandera beaucoup de précaution. Si
on fait sécher la préparation et qu'on vienne à l'examiner dans l'eau, on aperçoit tout d'abord, avec une netteté extraordinaire, les corpuscules osseux et les canalicules primitifs remplis d'air, colorés en noir ; mais,
peu à peu, l'eau prend la place de l'air. C'est sur ce
fait que repose le mode suivant très simple de préparation des canalicules primitifs et des corpuscules osseux.

446. *Montage du tissu poli contenant de l'air.*—On
chauffe sur le porte-objet un petit morceau de baume
de Canada solide, jusqu'à liquéfaction, et on chasse
avec une aiguille les quelques bulles d'air qui ont pu
se former. On place alors sur le baume liquide la plaque osseuse polie, préalablement séchée à l'air, et par
suite blanchie, et on recouvre rapidement le tout avec
un couvre-objet. On doit veiller tout particulièrement
à ce que l'espace compris entre le tissu poli et le couvre-objet se remplisse de baume de Canada, ce qu'on
obtient en pressant sur le couvre-objet avec une aiguille,
ou encore en chauffant à nouveau. Le procédé ne réus-

sit que lorsqu'on opère rapidement (le baume de Canada se durcit en effet extrêmement vite, et il reste alors de l'air emprisonné dans les cavités internes de l'os). On a ainsi une préparation de corpuscules osseux et de canalicules qui peut se conserver.

447. Les coupes d'os décalcifiés peuvent, elles aussi, mais seulement sur des aires restreintes, fournir par la dessiccation les canalicules primitifs et les corpuscules remplis d'air, susceptibles d'être définitivement inclus de la même manière (*Flemming*).

448. On peut, d'ailleurs, dans les os ainsi polis, substituer à l'air *un colorant*, tel que le **bleu d'aniline** (*Ranvier* [1875]) soluble dans l'alcool et insoluble dans l'eau, ou un autre, par exemple le violet de méthyle. Voici comment on opère dans ce cas : on prend une solution alcoolique concentrée de bleu d'aniline, de préférence dans une petite capsule d'une contenance de 15 gr. ; on y plonge le tissu poli qui a été séché à l'air ; on chauffe le tout lentement jusqu'à ce que l'alcool se soit évaporé : la chaleur chasse l'air naturellement, et les cavités du tissu se remplissent alors de poudre fine de bleu d'aniline. Ce procédé présente un inconvénient : les surfaces de l'os sont, en effet, souillées par des précipités ; on fera disparaître, aussi complètement que possible, ces derniers, avec un couteau, une pince ou un pinceau, et, finalement, en polissant ces surfaces sur une table de verre, qu'on aura soin d'humecter avec une solution à 2 ou 3 0/0 de sel marin, qui ne dissout pas le bleu d'aniline. On lave l'os poli dans cette même solution, et l'on inclut définitivement dans un mélange de glycérine et de chlorure de sodium ; ou bien encore, on commence par le laver à l'eau distillée pour le débarrasser du sel ; on le fait ensuite rapidement sécher et on l'inclut dans le baume de Canada durci, en suivant la méthode décrite précédemment. Ce dernier procédé ne réussit qu'avec des os en décomposition (V. § 444). Il faut chauffer le colorant avec beaucoup de précaution ; s'il vient à s'enflammer, on couvre la capsule, jusqu'à ce que la flamme se soit éteinte, au moyen d'un couvert plat dont on a eu soin de se pourvoir ; après quoi, on continue l'opération.

Il n'est pas possible, dans cette manière de procéder, de transporter, comme on le fait d'habitude, l'objet dans le baume de Canada liquide, vu que l'alcool, les huiles éthérées, etc., dissolvent et attaquent le bleu d'aniline.

449. Flemming (1886) décalcifie, coupe, opère la dessiccation des coupes et inclut alors (V. § 447).

450. Des méthodes absolument semblables s'appliquent à l'étude des DENTS ; il est évident que, dans ce cas, ce sont les *canalicules dentaires* que remplit l'air ou le colorant (V. *v. Ebner* [1891]). (Polissage des dents ayant macéré, procédé de *Koch*) (V. § 441).

La structure des dents peut aussi s'étudier sur des coupes. Naturellement, il faut d'abord décalcifier la dent. On emploie les mêmes procédés que pour les os.

L'acide chlorhydrique, l'acide chromique étendu et l'acide picrique dissolvent les *prismes de l'émail* ; le ciment qui réunit ces derniers se dissout (*von Ebner*).

L'émail de jeunes dents se colore en brun dans l'acide chromique et ses sels, et en noir dans l'acide osmique. Déjà, dans les *cellules de l'émail* (Adamantoblastes), on voit des gouttes qui prennent la coloration de l'acide osmique. Graf Spee (1887). Si l'on soumet une dent polie suivant sa longueur à l'action corrosive de l'acide chlorhydrique, l'entrecroisement des prismes de l'émail apparaît avec netteté (lignes de *Retzius*).

Pour distinguer les *fibrilles de la dentine*, on décalcifie une dent dans le liquide de *v. Ebner* (V. § 432) ; il est bon d'observer des dents de jeunes individus, ou bien encore des dents cariées. On peut aussi faire agir l'acide chlorhydrique sur des dents polies.

Le *cément*, et notamment celui qui est pauvre en

cellules, renferme un grand nombre de fibres de Sharpey.

On étudie le *développement des dents* chez des embryons dont on fixe les maxillaires pour les décalcifier ensuite et en faire des coupes sériées.

Un excellent sujet d'étude est fourni par les embryons de mouton que l'on peut facilement se procurer dans les abattoirs.

451. De petits os à l'état frais ou des dents, ou encore de petites plaquettes de ces mêmes organes obtenues avec la scie, et dont l'épaisseur ne doit pas dépasser 3/4 mm., sont placés pendant 24 heures dans un mélange d'une solution à 1 0/0 de chlorhydrate d'or et d'acide formique pur (2 vol. pour 1 vol.) : on les lave ensuite rapidement dans l'eau distillée, et on les transporte dans une solution glycérinée de gomme arabique où ils séjournent 24 heures.

On les lave à nouveau à l'eau distillée et on les transporte dans l'alcool ; puis, on les inclut dans la celloïdine ou la paraffine, et on les coupe ; les sections montrent les canalicules primitifs et les canalicules de la dentine colorés franchement en violet foncé au milieu de la substance fondamentale claire (*Lepkowsky* [1892]).

452. Les lamelles osseuses polies, traitées par le bleu d'aniline, présentent, notamment celles qui ont été polies transversalement, des cercles incolores et nettement limités. Ce sont les fibres de *Sharpey* (Ranvier).

453. On peut faire rougir de fines lamelles osseuses à la flamme du gaz dans un creuset de platine incandescent, pendant 30 à 60 secondes et pas davantage, sous peine de les rendre le plus souvent opaques.

On peut alors procéder à l'examen ; la chaleur détruit la substance organique, et on aperçoit avec une netteté parfaite, par exemple les *fibres de Sharpey*, tout au moins celles qui n'ont pas été calcinées (*Kœlliker* [1886]).

454. Les *fibres de Sharpey* sont encore, au moyen de colorants, observables sur des os décalcifiés. *Kœlliker* (1886) opère de la manière suivante : il rend trans-

parente une coupe de cartilage ossifié, au moyen de
l'acide acétique concentré ; il la plonge immédiatement
après, pendant un temps très court, 1/4, 1/2 ou 1 minute, dans une solution de carmin d'indigo non étendue ; il la lave ensuite dans l'eau distillée, et la monte
dans la glycérine ou dans le baume de Canada.

Les fibres de Sharpey deviennent d'un rouge pâle
qui peut aller jusqu'au rouge sombre ; le reste de la
substance osseuse se colore en bleu.

455. On isole les *corpuscules osseux* de Virchow, et,
pour cela, les cavités osseuses avec leurs canalicules primitifs et avec la substance osseuse compacte qui les
limite, en faisant séjourner, pendant quelques heures et
jusqu'à un jour entier, de minces lamelles polies dans
l'acide nitrique concentré (*Virchow*, 1850) ; on dépose
ensuite ces lamelles sur le porte-objet, et on les recouvre
d'un couvre-objet. Si on vient à presser ce dernier avec
une aiguille, on voit généralement apparaître des corps
ellipsoïdes isolés, munis de nombreux prolongements.

456. Pour l'étude de l'**ossification** (1), on choisit
de préférence les os longs d'embryons de Mammifères ;
on les décalcifie, et on les coupe suivant leur axe longitudinal.

457. Comme colorants, on peut employer l'éosine-
vert de méthyle (V. § 300), ou le carmin-hématoxyline.
Après le carmin boraté, il est possible de colorer après
coup avec l'hématoxyline (*Strelzoff*, 1873).

458. On applique la double coloration : carmin bo-

---

(1) *Retterer* (1900), pour faire cette étude, recommande comme
fixateurs (à côté des mélanges de Zenker et de Flemming, et du
sublimé) les deux mélanges suivants :

1) Solution à 3 0/0 d'acide chromique . . . . 66 vol.
   Formol. . . . . 33 vol.
   Acide acétique. . . . . 8 vol.
2) Solution à 5 0/0 de chlorure de platine . . 50 vol.
   Formol . . . . 50 vol.
   Acide acétique. . . . . 3 vol.

Au bout de 6 à 12 heures, lavage sérieux dans l'eau.

(Note du traducteur.)

raté — bleu de Lyon (V. § 287), non seulement au tissu osseux et aux fibrilles du tissu conjonctif, mais aussi à la dentine décalcifiée : on peut, par ce moyen, en révéler les traces les plus légères (*Röse*, 1893).

459. Si l'on colore à l'hématoxyline les préparations destinées à l'étude de l'ossification, et qu'on les traite pendant peu de temps par l'acide picrique, on obtient une double coloration *très suggestive* : ce qui reste de la substance cartilagineuse est bleu ; les lamelles osseuses de nouvelle formation présentent une teinte qui varie du jaune au brunâtre (*Klaatsch*, 1887).

460. Pour obtenir des préparations d'embryons transparents que l'on puisse conserver et qui sont très précieuses pour l'étude de la formation de l'os, *O. Schultze* (1897) recommande la méthode suivante : on fixe des embryons dans l'alcool (non avec des acides) pendant au moins 8 jours ; puis, on les porte dans une solution aqueuse à 3-5 0/0 de potasse caustique (le cerveau de gros embryons sera enlevé au moyen d'une pince et d'une petite cuillère ; quant aux viscères, on s'en débarrassera après avoir pratiqué une incision médiane et ventrale).

Si les embryons sont transparents, on pourra les conserver dans un mélange de glycérine et de formol (Eau, 100 ; Glycérine, 30 ; Formol [à 35 0/0], 2).

Consulter pour ce chapitre : Schaffer (1888 *et* 1893) ; *pour les Dents, v. Ebner* (1891).

VIIe CHAPITRE

Muscles, fibres nerveuses et terminaisons nerveuses dans le muscle.

461. Les *muscles striés* pris, par exemple, sur la cuisse d'une grenouille, s'étudient *à l'état frais* sur un porte-objet dans la solution physiologique de sel ou dans tout autre liquide indifférent. La striation transversale de ces muscles est à peine visible ; on voit mieux la striation fibrillaire (longitudinale).

La grenouille, notamment celle d'hiver, présente souvent entre les fibrilles de petites ponctuations brillantes ; ce sont de petites boules de graisse.

462. Ce mode d'examen a communément pour résultat, au bout de peu de temps, que le sarcolemme se détache.

En moins de temps encore, on peut mettre à jour le sarcolemme, en ajoutant un peu d'eau aux fibres fraichement dissociées.

La pellicule de sarcolemme se détache alors en formant des saillies plus ou moins sphériques.

463. Pour la mise à jour du sarcolemme, Solger recommande, à la place de l'eau ordinaire ou de la solution physiologique, l'emploi d'une solution froide saturée de carbonate d'ammoniaque. Déjà, au bout de 5 minutes, l'étui du sarcolemme se soulève en beaucoup de points.

Voir aussi, pour le sarcolemme, Froriep (1878).

464. On observe très bien la **striation transversale** sur des muscles âgés de Mammifères conservés longtemps, des mois et des années, dans l'alcool ; on les dissocie sur le porte-objet, on les colore à l'hématoxyline et on les monte dans la glycérine diluée. Les éléments biréfringents apparaissent d'un bleu foncé, le reste est clair ou même incolore. Avec les couleurs d'aniline (basiques) on obtient à peu près les mêmes résultats.

465. Il existe un certain nombre de réactifs qui provoquent par dissociation la décomposition des fibres musculaires en *fibrilles* :

L'alcool, à tous ses degrés de concentration (à l'exception, toutefois, des degrés les plus faibles, comme par exemple de 1 à 10°).

De très faibles solutions d'acide chromique (inférieures à 1/10 0/0) ; de faibles solutions de sels de chrome.

466. L'acide acétique faible (1/2 à 1 0/0), une solution de 1/2 à 5 0/0 d'acide chlorhydrique, le suc gastrique, etc., provoquent, au contraire, la division des fibres musculaires en *disques* (mais non de *Bowmann*).

467. Rollett (1885) applique un traitement particulier à différentes espèces de Coléoptères (Hydrophilus piceus, par exemple) ; il commence par les essuyer, puis il les plonge tout vivants dans l'alcool à 93°. Les muscles se décomposent en disques de Bowmann (substance biréfringente de Brücke, portions isotrope et anisotrope de Hensen), et le sarcolemme demeure intact ; il les examine au bout de 24 à 48 heures dans la glycérine étendue. On fera bien de laisser s'écouler de 10 à 12 jours, si on a l'intention, excellente d'ailleurs, de les colorer avec l'hématoxyline : l'hématoxyline glycérinée.

Elle est diluée fortement dans l'eau distillée ; puis, la dissociation s'opère dans ce même liquide, et enfin vient la coloration qui dure de 6 à 12 heures.

Les acides délayés, au contraire, font gonfler la substance des disques de Bowmann, et finissent par les dissoudre (Krause). Rollett étudie l'action des acides en dissociant dans la glycérine des muscles de Coléoptères qui sont restés 24 heures dans l'alcool à 93° et qui présentent la division en disques déjà décrite. Il dépose ensuite sur le bord du couvre-objet une goutte de glycérine additionnée d'un soupçon d'acide formique à 1 0/0.

L'examen se fait alors aussi, directement, dans l'acide formique à 1 0/0.

468. Si l'on veut pousser plus loin l'étude des muscles, observer, par exemple, des champs de Cohnheim, on se trouve bien de l'emploi de la méthode de l'or (Voir aussi §§ 460 et s.). Voici comment procède *Rollett* : à la manière de *Retzius*, il plonge des muscles absolument frais de Coléoptères dans une solution de 1/5 à 1/2 0/0 de chlorure d'or ; puis, il les écarte un peu les uns des autres avec des aiguilles de platine, et les laisse séjourner de 20 à 25 minutes dans le bain d'or ; il les transporte ensuite dans l'acide formique à 1 0/0 ou dans la liqueur réductrice de **Bastian-Prichard** (V. § 767).

469. Il n'est pas indifférent d'étudier un muscle à l'état de tension ou de relâchement, de contraction ou de repos. On provoque ces différents états dans un muscle ou dans un groupe de muscles, en donnant aux membres une position convenable. Cela fait, on injecte avec une seringue de Pravaz, de 1/4 à 1/2 cc. environ d'acide osmique à 1 0/0 qui s'étend le long des fibres et les fixe immédiatement. Au bout de 15 à 20 minutes on coupe avec des ciseaux courbes les morceaux ainsi fixés ; on les lave pendant un temps égal d ans l'eau distillée, et on les dissocie sur le porte-objet. Les stries transversales apparaissent très nettement sur des préparations non colorées au préalable, et montées dans la glycérine.

Des muscles, ainsi contractés ou relâchés, peuvent d'ailleurs encore être mis en état tétanique. Pour cela, on les irrite, par exemple, avec le courant électrique, et, une fois contractés, ils sont fixés de la manière indiquée plus haut, et soumis aux traitements ultérieurs absolument identiques (*Ranvier*, 1889).

470. De même, les muscles rouges et les muscles blancs ne se ressemblent pas complètement, notamment pour ce qui est de la hauteur des disques, et de la répartition des noyaux.

Le plus grand nombre des muscles du membre inférieur du lapin sont blancs, tandis que, au contraire, le demi-tendineux, le crural, le petit adducteur, le carré crural, sont rouges (*Ranvier*, 1889).

471. On étudiera les relations qui existent entre les groupements fibrillaires et le sarcoplasme (*champs de Cohnheim*) et les *noyaux* sur des coupes transversales de muscles fixés à l'état de tension par l'acide osmique. On observera un développement de sarcoplasme vraiment énorme relativement au nombre des fibrilles, dans les muscles moteurs de la nageoire dorsale de l'hippocampe, ainsi que dans les muscles pectoraux de la chauve-souris (*Rollett*, 1889).

472. Pour étudier *la répartition des noyaux* dans les diverses sortes de muscles des différents animaux, on fait des coupes transversales dans les fibres musculaires ; de très minces coupes permettent aussi de suivre la distribution des fibrilles dans la fibre ; des fibres musculaires préalablement soumises au chlorure d'or (V. §§ 502 et s.), et coupées transversalement ou longitudinalement montrent, de la manière la plus nette, le sarcoplasme avec une couleur foncée.

473. On se rend très bien compte des relations qui existent entre la fibre musculaire et le tendon en se conformant aux méthodes de *Weismann* et de *Ranvier*.

474. On traite pendant 1/4 d'heure par une solution de 35 0/0 de potasse caustique de petits muscles avec leurs tendons respectifs ; on dissocie sur le porte-objet la région située entre le muscle et le tendon correspondant (*Weismann*, 1861).

475.*Ranvier* recommande de placer une grenouille en vie dans l'eau à 35° C. ; elle ne tarde pas à y mourir, et ses muscles deviennent raides. On la fait séjourner 1/4 d'heure dans cette eau qu'on laisse refroidir ; après quoi, on l'en retire. On coupe alors avec des ciseaux une petite bande contenant en même temps le muscle et le tendon, et on dissocie dans l'eau.

476.Pour *isoler les extrémités libres des fibres musculaires, Rollett* (V. *Kühne*, 1862) chauffe pendant environ dix minutes à 120°-140° dans un bain de sable, des fibres musculaires contenues dans un petit tube hermétiquement scellé.

477.Pour le même but,*Kühne* (1862) recommande le procédé suivant : on fait séjourner le muscle pendant 24 heures dans 1 litre d'eau contenant 0,1 g. d'a-

cide sulfureux (poids spéc. : 1,83).Pendant l'opération,
on surveille ce liquide, et s'il cesse d'avoir une réaction
acide, on le remplace par un nouveau. Au bout de ce
temps, on secoue le muscle avec de l'eau distillée dans
un verre à essais ; on renouvelle l'eau jusqu'à ce que
sa réaction ne soit plus acide ; on place alors le muscle
dans une plus grande quantité d'eau distillée,et on l'expose ainsi dans l'étuve à une température de 35-40° C.
Vingt-quatre heures après, des secousses imprimées
à ces muscles plongés dans de l'eau distillée contenue
dans un tube à essais, suffiront à les réduire en fibres.

478. W. W. *Podwissotzki* (1887) attire l'attention sur
les rapports des fibrilles avec les petites fibres tendineuses dans le bourrelet de la lèvre inférieure du lapin. Pour
cet ordre de recherches, il emploie la liqueur de Flemming, la safranine, et lave à l'acide picrique.

479. **Les fibres musculaires lisses** s'isolent
dans l'acide azotique fumant, en solution forte, jusqu'à 20 0/0 (*Reichert*, 1849ᵃ).On plonge des portions fraîches de la tunique musculeuse d'un morceau d'intestin
pendant 2 ou 3 heures dans l'acide azotique susdit. Les
muscles ainsi préparés sont lavés à l'eau, et se laissent
très facilement dissocier sur le porte-objet.

Si le séjour dans l'acide azotique se prolonge et
dure de 12 à 24 heures, les muscles se séparent d'eux-
mêmes, lorsqu'on les secoue ; mais les cellules musculaires sont dans un état de conservation peu satisfaisant ; elles sont irrégulièrement déchiquetées, et leur
noyau est complètement dissous. Les préparations peuvent alors être montées dans la glycérine pour être
conservées.

480. Quand on place les petits morceaux non
plus dans l'acide, mais dans une **solution de potasse
caustique** d'un poids spécifique de 1,33 (32,5 0/0),
et qu'on les y laisse 1/2 heure ou 1 h. 1/2, on obtient
dans ce même liquide, à travers les fibres, des fuseaux

extrèmement nets. Dans le cas où la macération s'est faite dans de bonnes conditions, les membranes musculaires se résolvent en fibres distinctes sous la moindre pression exercée sur le couvre-objet ; on les examine dans la potasse caustique. De cette même manière s'isolent les cellules ramifiées des muscles striés que présente la langue de la grenouille. Les préparations qui ont été dans l'alcool, et que l'on soumet à ce même régime, se laissent aussi macérer (*Moleschott*, 1859 et 1863).

481. On peut, il est vrai, en neutralisant avec précaution la potasse caustique avec des acides, en lavant et colorant ensuite, transporter de pareilles préparations dans la glycérine ; mais le procédé est si compliqué et si délicat, que nous ne le recommandons pas.

Ewald (1897), après avoir fait une véritable bouillie avec les éléments isolés dans la potasse caustique, verse sur cette bouillie une très grande quantité d'acide acétique à 30 0/0 ; puis, il laisse déposer, a recours à son siphon, colore avec l'hématoxyline, et se conforme ensuite aux instructions du § 335.

Born s'y prend de la manière suivante pour inclure les fibres musculaires qui ont été isolées dans la potasse caustique à 35 0/0 : il commence par les dissocier dans la glycérine, et ajoute ensuite 2 à 3 gouttes d'un mélange de glycérine et d'acide chlorhydrique et de la teinture d'iode, jusqu'à ce que la teinte brune, que l'iode communique à la glycérine, ne disparaisse plus lorsqu'on agite la solution. Cette teinte que les fibres tiennent de l'iode, s'évanouit de nouveau ultérieurement ; mais on peut la remplacer par la coloration au carmin.

482. Des vaisseaux de petit calibre, par exemple ceux qu'offrent les mésentères de petits animaux, laissent apercevoir très distinctement les lignes de soudure des fibres musculaires lisses. De semblables figures se rencontrent généralement dans les mésentères préparés en vue de l'étude de l'endothélium (V. § 338).

483. On inclut dans la paraffine les muscles lisses de l'intestin de petits animaux, par exemple de la grenouille, fixés avec l'acide osmique à 1 0/0 ; on les coupe ensuite le plus minces possible (on ne doit pas dépasser 5 μ) dans un sens exactement perpendiculaire à la direction des fibres. Les images offertes par les coupes transversales sont très suggestives et très caractéristiques. Les coupes longitudinales colorées permettent d'étudier les noyaux, en forme de bâtonnets, des fibres musculaires.

484. Sur de minces coupes transversales (5 μ), les fibres musculaires lisses de l'intestin du chat bien fixées, avec la liqueur de Flemming par exemple, montrent entre elles des ponts intercellulaires qui correspondent aux coupes transversales des « Zellleisten » des Allemands (Barfurth [1891]).

Schaffer (1899) qui décrit comme un produit artificiel, des lignes d'union semblables aux ponts intercellulaires, que l'on observe sur des coupes transversales de fibres musculaires lisses (*Kultschitzky, Barfurth*), démontre, par la picrofuchsine (V. § 394) et la picronigrosine (V. § 394) l'existence, entre les fibres musculaires, d'un tissu conjonctif délicat et percillé de trous.

485. L'isolation des **cellules musculaires du cœur** par la potasse caustique s'obtient de la même manière, et exige d'ordinaire deux fois moins de temps; mais les cellules ne se séparent jamais aussi complètement dans le cœur que dans les muscles lisses.

486. Sur des coupes longitudinales faites dans le myocarde de l'homme, nous avons pu quelquefois mais *pas toujours* observer les lignes de séparation les plus nettes, et cela, dans toute la coupe (fixation avec le sublimé ; coloration par l'hématoxyline).

487. Les cellules musculaires des fibres de Purkinje (1) s'obtiennent en plaçant, pendant 24 heu-

(1) F. *Marceau* (1902) recommande la méthode suivante pour l'étude des *Fibres de Purkinje* (cœur de mouton).

a) Fixation. Les fixateurs à base de sublimé ont seuls permis à l'auteur d'obtenir des préparations satisfaisantes, et encore à la condition de ne les faire agir que pendant 2 heures ou 2 h. 1/2

res, des fragments de cœur de 1/2 mm. d'épaisseur (l'endocarde compris) dans une petite quantité d'alcool au tiers de Ranvier. La solution aqueuse à 5 0/0 de chromate d'ammoniaque donne aussi de très bons résultats (*Ranvier*, 1889).

On détache sans difficulté l'endocarde absolument lisse ; on enlève les filaments de *Purkinje* et on les dissocie. Les cellules s'isolent facilement au moyen d'aiguilles ; on colore après coup avec le picrocarmin par exemple, sans excès, les cellules qui se trouvent isolées, et on les inclut dans la glycérine.

Les cœurs du mouton, de la chèvre et du cheval se prêtent fort bien à cette étude ; il n'en est pas de même du cœur de l'homme.

488. Les **fibres nerveuses à myéline** peuvent être dissociées à l'état vivant dans un liquide indifférent (V. § 73) et s'étudier comme suit :

Des nerfs (1) frais, empruntés à un animal que

au plus ; sans quoi, ils produisent, eux aussi, une rétraction.
Le meilleur liquide, à ce point de vue, surtout pour les cœurs d'embryons, est le liquide de Zenker. On fixe les pièces pendant au moins 3 heures.

b) Inclusion. Il a employé des inclusions à la paraffine et les a réalisées en suivant les indications de Carnoy et Lebrun, c'est-à-dire par le passage successif et rapide des pièces dans l'alcool à 90°, l'alcool à 95°, le mélange d'alcool à 95° et de chloroforme (parties égales), le chloroforme pur, le mélange de chloroforme et de paraffine... etc.

Par cette méthode qui évite l'emploi de l'alcool absolu, les pièces sont moins cassantes, ce qui permet d'en faire facilement des coupes très minces. Il ne faut pas dépasser la température de 50° pour l'inclusion ; sans quoi, tous les éléments se ratatinent, spécialement le tissu conjonctif interfasciculaire.

c) Coloration. Coupes collées et colorées à l'*hématoxyline ferrique*, suivant la méthode de M. Heidenhain, et montées au baume de Canada ou à la résine Dammar.

Cette méthode de coloration est assez délicate, et ne réussit pas toujours bien, mais elle donne de fort belles préparations où les différentes parties des éléments anatomiques tranchent très vivement les unes sur les autres.
                                        (*Note du traducteur*.)
(1) *Moenckeberg* et *Belhe* (1899) traitent les *nerfs périphé-*

l'on vient de tuer, par exemple le nerf sciatique d'une grenouille, sont dissociés suivant leur longueur sur le porte-objet; la méthode de la demi-dessiccation de *Ranvier* (V. § 389) se recommande dans ce cas.

La simple addition à ces fibres dissociées d'une certaine quantité de la solution physiologique de sel permettra d'observer l'éclat particulier de la gaîne de myéline, le cylindre-axe, les étranglements de *Ranvier*, les segments de *Lantermann*, et rarement les noyaux.

489. Si l'on vient à y ajouter de l'eau, et particulièrement de l'eau distillée, aussitôt les gaînes de myéline subissent des modifications tout à fait singulières ; les étranglements de *Ranvier* disparaissent, plus tard les segments de *Lantermann*, et à l'intérieur de la gaîne se produisent des coagulations particulières.

Aux extrémités libres, la myéline s'écoule et se coagule en *gouttes de myéline*, d'un aspect tout à fait typique. Ces mêmes gouttes se retrouvent en grand nombre, lorsque l'on dissocie la substance blanche du système nerveux central.

490. On peut encore ajouter de l'*acide osmique*, à 1 0/0, à des préparations, dissociées, fraîchement

riques par le procédé suivant : ils fixent ces nerfs pendant 24 heures dans l'acide osmique à 0, 25 p.100 ; puis, ils les *blanchissent* au moyen de l'acide sulfureux obtenu en ajoutant 2 à 4 gouttes d'acide chlorhydrique à 10 c.c. d'une solution à 2 0/0 de bisulfite de sodium.

Les coupes faites à la paraffine sont colorées sur porte-objet pendant 10 minutes dans une solution de bleu de toluidine à 0,1 0/0, chauffée à 50° ou 60° C., lavées à l'eau pendant une ou deux minutes, et traitées pendant quelques secondes ou minutes par une solution de molybdate d'ammonium à 1 0/0. Eau, alcool, xylol, baume.

Les coupes peuvent, aussi, être d'abord mordancées pendant 5 à 10 minutes dans une solution de molybdate d'ammonium à 4 0/0 chauffée à 20° ou 30° C. et lavées à l'eau ; on verse alors la solution de bleu de toluidine sur la lame et on la met pendant 5 minutes dans une étuve à 50° ou 60° C. Eau, alcool, xylol, baume.

(*Note du traducteur.*)

montées, et le laisser agir pendant une demi-heure dans une chambre humide. Les nerfs se fixent, et les gaînes de myéline se mettent à noircir. Les étranglements de *Ranvier* restent incolores, et se détachent, par cela même, avec une grande netteté. On enlève alors l'acide osmique avec du papier buvard, et on lave à l'eau distillée en l'introduisant par un des côtés du couvre-objet, et en l'absorbant, de l'autre, au moyen d'une bande de papier buvard. On remplace l'eau par un courant très lent de glycérine. On peut alors opérer l'inclusion définitive dans ce même liquide (V. § 232).

491. Les préparations ainsi dissociées peuvent encore être mises en contact avec une solution à 1/10 0/0 de *nitrate d'argent* (aussi d'après § 341). Au bout de 5 minutes, on enlève la goutte avec du papier buvard, et on procède pour le reste comme précédemment, c'est-à-dire qu'on lave à l'eau distillée sous le couvre-objet, puis, que l'on introduit peu à peu de la glycérine, etc.

On obtient de cette manière les **croix de Ranvier** et les *stries de Frommann* (1864) ; ces dernières se montrent d'ordinaire plus tard sous l'influence de la lumière. Pour inclure ces préparations dans le baume de Canada, on remplace, sous le couvre-objet, l'eau par l'alcool, et ce dernier par l'essence de girofle que l'on enlève ensuite avec le papier buvard ; on introduit enfin le baume de Canada.

Voici d'autres méthodes que l'on emploiera avec avantage :

492. Sur un morceau de bois, avec un fil à coudre, on étend dans sa situation normale un nerf mince, par exemple le nerf sciatique d'une grenouille ; on le coupe et on le traite environ 12 heures par l'acide osmique à 1/2 0/0. Le nerf fixé est lavé pendant une demi-heure à l'eau distillée, puis, plongé dans l'alcool absolu où il séjourne à peu près 2 heures, et, à la suite, le même temps dans une huile éthérée qui l'éclaircit : on peut alors le dissocier sur le porte-objet. On n'utilise d'ailleurs, dans ces conditions, que la portion de nerf comprise entre les deux extrémités nouées. Ces préparations dissociées peuvent être directement montées dans le baume de Canada après enlèvement de l'excès d'huile au moyen d'un papier buvard.

493. S'il s'agit de nerfs d'une épaisseur quelconque, par exemple de ceux d'un Mammifère, on les traite, en état de tension modérée, en les plongeant de 12 à 24 heures dans une solution aqueuse de 1/2 à 1 0/0 de nitrate d'argent ; puis, en les lavant rapidement à l'eau distillée, et les transportant dans l'alcool. On les dissocie ensuite comme dans l'exemple précédent, ou bien on les inclut dans la paraffine d'après le procédé ordinaire, et on les coupe suivant leur longueur.

Après une courte exposition à la lumière, on voit apparaître les croix de *Ranvier*, les stries de *Frommann*, les limites des cellules endothéliales des périnèvres (gaînes lamelleuses).

494. Il y a quelques années, *Kühne* (1889) attira l'attention sur des *réseaux* particuliers (buissons de Kühne) dans l'intérieur de la gaîne de myéline, que l'on rend distincts en faisant digérer les fibres nerveuses par de la trypsine. On y réussit encore plus simplement, en traitant des nerfs à myéline par l'alcool et l'éther sulfurique, en les dissociant ensuite et en les colorant sur le porte-objet avec l'hématoxyline, celle de Bœhmer par exemple. Ces réseaux, dont la préexistence n'a pas encore été rigoureusement établie, se colorent en bleu ; ce sont les réseaux spongieux cornés de Kühne.

495. L'étude de la **gaîne de Schwann et des noyaux** se fait sur des préparations traitées par l'acide osmique, dissociées et éventuellement colorées. On examine la gaîne de *Henle* sur des nerfs très fins traités par le nitrate d'argent d'après la méthode décrite pour les endothéliums (V. § 338).

496. Quand on traite les nerfs d'après *Fleischl*
(1874), pour les fixer, par l'acide chromique, l'alcool
ou les sels de chrome, et qu'on les coupe dans le sens
transversal ou longitudinal, on cesse d'apercevoir des
fibrilles disséminées dans l'espace axial ; elles adhèrent
entre elles, formant un filament fin, si on a eu recours
à l'acide chromique, plus grossier si on a employé l'alcool ; ce filament est connu sous le nom de cylindre-axe.

Pour isoler le **cylindre-axe**, il est bon de traiter
les nerfs par l'acide chromique très faible à 1/10 0/0
environ, ou par le bichromate de potasse faible, en
solution d'environ 1/5 0/0, ou dans l'acide pyroligneux (en colorant ultérieurement à la safranine)
pendant quelques jours, jusqu'à une semaine, et de les
dissocier. On réussit la plupart du temps, par la dissociation, à détacher par places la gaîne de myéline coagulée, et à mettre à nu le cylindre-axe. On obtiendra,
tout particulièrement, de grandes étendues de ce cylindre-axe en ajoutant de l'acide acétique aux préparations fraîchement dissociées ; c'est là une méthode qui
est recommandée par *von Kœlliker* (1893).

497.Pour faire apparaître les **fibrilles** de *Kupffer*
(1883) dans l'espace axial, voici comment on devra
procéder : on mettra à nu le sciatique d'une grenouille
par exemple ; on le fixera avec du fil sur un petit morceau de bois dans son état de tension normale ; après
l'avoir coupé, on le plongera dans une solution aqueuse
d'acide osmique à 1/2 0/0 pendant environ 4 heures ;
on le lavera ensuite pendant le même temps à l'eau
distillée, et on le soumettra enfin à l'action de l'alcool
à 90° pendant 24 heures.

Ces nerfs ainsi fixés, on en détache de petits fragments d'une longueur d'environ 1/2 cm., que l'on colore dans une solution aqueuse saturée de fuchsine
acide, où ils séjournent 12 heures, et qu'on traite pendant 72 heures (3 jours) par l'alcool absolu. On les inclut

dans la paraffine à la manière ordinaire ; ils restent dans le bain 1/2 heure.

On en fait des coupes aussi minces que possible, qui ne doivent pas dépasser 3 μ. Les fibrilles apparaissent rouges. le plasma inter-fibrillaire est incolore. Les coupes longitudinales sont les plus instructives ; elles demandent à être orientées avec un soin particulier.

On peut obtenir des résultats analogues, mais cependant moins satisfaisants, par la substitution à la fuchsine acide du brun de Bismarck, ou de tout autre colorant équivalent. Le contenu de l'espace axial se dissout dans une solution à 1 0/00 d'acide muriatique ou dans une solution a 10 0/0 de sel marin (*Halliburton*).

498. Le meilleur moyen de mettre à jour les **fibres de Remak** est de traiter le sympathique, ou mieux, le nerf vague d'un Mammifère par l'acide osmique, et de le dissocier. Entre les fibres à myéline du nerf vague se rencontrent de nombreuses fibres sympathiques qui, dans ces conditions, demeurent incolores.

499. Pour l'étude de la distribution générale des *nerfs dans les muscles,* il est bon d'avoir recours à un mélange de 8-12 gouttes d'acide acétique et de 100 cc. d'eau distillée ; de petits muscles y deviennent transparents en quelques heures (Kœlliker). —L'acide chlorhydrique à 1 0/00 rend d'aussi bons services ; il dissout la syntonine et respecte les nerfs (*Engelmann*).

500. S'il s'agit de mettre en évidence les **terminaisons nerveuses dans les muscles striés**, on choisira, si on le peut, des muscles courts, par exemple ceux de l'œil. On les coupe, ou les étend sur un porte-objet, et on les dissocie avec précaution, suivant leur longueur, avec des aiguilles. On n'a qu'à ajouter de l'acide acétique à 1 0/0 et à les recouvrir d'un couvre-objet, ponr voir apparaître les nerfs au bout de deux heures, et il est possible de les suivre jusque dans le muscle. Les préparations à l'acide acétique ne se prêtent pas à un montage susceptible de conservation.

501. Les injections d'une solution salée de *bleu de méthylène* faites, chez les Mammifères, directement dans les veines, et chez la grenouille, soit dans les veines, soit dans le cœur lymphatique, ont été, dans ces derniers temps, employées pour la recherche des terminaisons nerveuses.

On fait usage, dans ce but, du bleu de méthylène rectifié d'Ehrlich pour la coloration des tissus vivants (Voir la méthode § 548).

502. A propos de l'étude des terminaisons des nerfs dans les tissus en général et dans les muscles en particulier, il importe de signaler la **méthode de l'or** introduite par Cohnheim (1867), et appliquée, en premier lieu, à la cornée. Voici en quoi elle consiste : on place de petits fragments (de petits muscles, dans notre cas) dans une solution à 1/2 0/0 de chlorure d'or, à laquelle on a ajouté une trace d'acide acétique ; on les y laisse jusqu'à ce qu'ils deviennent jaunes (quelques minutes à 1/2 heure). Puis, on les lave rapidement à l'eau distillée et ils restent enfin à l'obscurité dans de l'eau additionnée d'un peu d'acide acétique.

Généralement les morceaux deviennent jaune-grisâtre, gris-violacé, rouges au bout de 1 à 3 jours. Les nuances du violet au rouge sont les plus favorables.

Cette méthode n'est nullement sûre : les résultats en sont assez souvent mauvais ou nuls ; elle ne permet même pas de se rendre compte des sources d'erreur.

503. Le chlorure d'or est instantanément réduit avec l'eau oxygénée.

Entre tous les procédés mis en usage au sujet des terminaisons des nerfs dans les muscles, nous retenons les deux plus sûrs : celui de Lœwit-Fischer et celui de Ranvier.

504. Procédé de Lœwit (Lœwit, 1875 ; Fischer, .1876, Bremer, 1882). — De petits fragments de muscles ($1^{m}/^{m}$) sont plongés dans l'acide formique au tiers (ac. form., 1 ; eau distillée, 2), jusqu'à ce qu'ils deviennent transparents (1 minute). On les transporte alors dans une petite quantité de chlorure d'or en solution à 1 0/0, pendant près d'un quart d'heure ; ils y deviennent jaunes. On les plonge à nouveau dans l'acide formique au tiers, où ils séjournent pendant 24 heures à l'abri de la lumière ; on peut les reporter alors dans une solution concentrée d'acide formique où ils devront rester également 24 heures à l'abri de la lumière.

On lave les fragments à l'eau distillée, et on les dissocie sur le porte-objet. Ils sont généralement violets au centre et d'un jaune sale à la surface. Dans la partie intermédiaire, se trouvent des fibres musculaires qui montrent les nerfs et les terminaisons nerveuses très bien colorés.

505. *Kühne* (1886) acidule avec l'acide formique à 1/2 0/0, traite les fragments par le chlorure d'or à 1 0/0, et réduit au moyen de l'acide formique de 20 à 25 0/0 dissous dans un mélange à volume égal de glycérine et d'eau.

506. Ranvier (1889) traite les fragments de muscle, avant de les plonger dans une solution à 1 0/0 de chlorure d'or, avec le jus de citron fraîchement exprimé et filtré sur de la flanelle, et les y laisse jusqu'à ce qu'ils deviennent transparents (quelques minutes). De là, il les porte dans une solution de chlorure d'or à 1 0/0, où il les laisse séjourner près de 20 minutes ; il les lave ensuite rapidement dans l'eau distillée, et les plonge dans de l'eau faiblement acidulée (1 goutte d'acide acétique dans 30 cc. d'eau), et les laisse de 24 à 48 heures, *exposés à la lumière.* Dans les fragments ainsi traités, la réduction de l'or n'est pas complète ; ce qui est cause que les préparations deviennent généralement très foncées. Cela n'arrive pas quand, à l'eau faiblement acidulée, on substitue l'action de l'acide formique au tiers pendant 24 heures dans l'obscurité, comme dans le procédé de Lœwit.

507. Golgi (1880) acidule avec l'acide arsénique à 1/2 0/0 ; il remplace le chlorure d'or par le chlorure double d'or et de potassium à 1/2 0/0 pendant 1/2 heure ; il lave à l'eau et emploie ensuite l'acide arsénique à 1 0/0 dans lequel la réduction s'opère à la lumière du soleil.

508. Muschenkoff donne les instructions suivantes :

Des objets ne dépassant pas 1/2 cc. séjournent environ 30 jours, soit dans une solution à 2 0/0 de bichromate d'ammoniaque, soit dans une solution à 2 0/0 de bichromate de potasse. Après le lavage, on les transporte dans du jus de citron frais ou bien dans une solution de 20 0/0 d'acide formique où ils restent de 15 à 20 minutes. Après quoi : eau distillée ; solution à 1/2 0/0 de chlorure d'or ou de chlorure double d'or et de potassium pendant 1/2 heure. La réduction s'opère dans de l'eau légèrement acidulée par l'acide acétique.

509. Aucune « méthode de l'or » n'est vraiment sûre. C'est chez les Reptiles (et surtout chez le Pseudopus Pallasii) que cette méthode réussit le mieux ; après eux, viennent les Mammifères ; au contraire, les Oiseaux, les Amphibiens et les Poissons sont réfractaires à ce procédé ; toutefois, les muscles de l'œil des Poissons osseux s'y prêtent assez bien.

510. Les organes terminaux des nerfs, décrits par Golgi dans les tendons des Mammifères sont également mis en évidence par la méthode de l'or.

511. Negro (1887) recommande l'hématoxyline, en particulier chez les lézards et la grenouille, dans le but de rendre visibles, en quelques minutes, dans des muscles frais, les terminaisons des nerfs.

512. Pour observer les terminaisons des nerfs dans les muscles striés, *Gad* (1895) recommande le procédé suivant dû à *Sihler* : On place pendant 18 heures des faisceaux de muscles pris dans l'épaisseur d'une plume d'oie dans :

1. Acide acétique ordinaire 1
   Glycérine. 1
   Solution aqueuse d'hydrate de chlo-
   ral (1 0/0) 6

Ces muscles sont dissociés dans la glycérine pure et soumis à l'action de la liqueur suivante :

2. Hématoxyline d'Ehrlich 1
   Glycérine. 1
   Solution à 1 0/0 d'hydrate de chlo-
   ral 6

Les morceaux y restent de 3 à 10 jours. On le transporte ensuite dans la glycérine additionnée d'aci-de acétique dans lequel la coloration se différencie de telle sorte que les nerfs et leurs terminaisons dans les muscles et les vaisseaux sont colorés d'une manière in-tense, le reste ayant un aspect clair. A la sortie de la liqueur 2, on peut conserver les petits fragments dans la glycérine pure et ne les traiter que plus tard par l'a-cide acétique (Solution 1). Après *Sihler*, *Balter* est aussi partisan de ce procédé pour l'étude des organes sen-sibles du muscle.

513. L'application de la méthode de l'or à l'étude des terminaisons des nerfs dans les muscles lisses et les muscles du cœur, est très délicate et peu sûre.

514. *Stœhr* (1894) prône la méthode suivante :
Séjour pendant 40-55 minutes dans un mélange de 8 parties d'une solution de chlorure d'or à 1 0/0, et de 2 parties d'acide formique pur (le mélange a été trois fois porté à l'ébullition). Lavage à l'eau distillée. Transport dans la liqueur suivante :

Acide formique pur . . . .   10 parties
Eau distillée   40   —

Réduction à la lumière pendant 36 heures ; séjour de quelques heures dans la glycérine acidulée.

Voir aussi : *Ranvier* (1878 et 1880).

VIIIe CHAPITRE

Moelle épinière. Cerveau et ganglions.

515. On retire le cerveau et la moelle épinière, en ayant soin de les dégager le plus complètement possible de la peau et des muscles de la région en question. On ouvre le canal médullaire en s'aidant de tenailles à briser les os ; pour ouvrir la cavité crânienne, on peut chez les petits animaux comme maints poissons, grenouilles, etc., user d'un couteau ; chez le cobaye ou chez le lapin jeune, il suffira d'une forte pince. Quand la chose est possible, on obtient ainsi, la plupart du temps, de bien meilleurs résultats que dans le cas des petits animaux qui exigent l'usage des tenailles ou de la scie. Une fois le cerveau ou la moelle épinière mis à nu, avant d'enlever ces organes, on coupe les nerfs qui en dépendent. On plonge les fragments dans le liquide fixateur, où ils reposent sur un coussinet de papier filtre ou de ouate ; ils peuvent, d'ailleurs, aussi, y être pendus à un fil blanc. L'examen du cerveau et de la moelle épinière de grands Mammifères, qu'on se procure à la boucherie, alors même qu'on ne les traite que quelques heures après la mort de l'animal, permet, tout au moins, de s'orienter convenablement dans la structure de ces organes. De bons liquides fixateurs sont, dans ce cas, le bichromate de potasse, le liquide de Müller, l'alcool, et, pour les préparations fraîches, le sublimé.

516. Les méthodes ne manquent pas pour **isoler les cellules ganglionnaires**. Voici quelques-unes de celles qui ont fait le mieux leurs preuves :

517. On injecte par une piqûre dans la corne antérieure de la moelle épinière, de l'acide osmique à 1 0/00 ou de l'alcool au tiers (V. § 329) ; après quoi, les parties ainsi fixées sont coupées, dissociées et montées dans la glycérine.

518. On coupe et on fait macérer de petits fragments empruntés aux cornes antérieures de la moelle épinière. On a, pour cela, recours aux **liquides isolants** suivants, dans lesquels on plonge et on fait séjourner des morceaux dont la dimension peut atteindre 12 cc.

519. L'alcool au tiers, 1 à 2 semaines (Ranvier).

520. Le sérum iodé de Max Schultze (1864), 24 heures.

521. L'acide chromique à 0, 5 — 0, 25 0/00, pendant 3 à 5 jours et plus longtemps.

522. Une solution à 1 0/00 de bichromate de potasse, pendant 2 semaines.

523. L'acide osmique à 1 0/00 pendant 24 heures et plus longtemps.

En imprimant des secousses à la préparation, ou en dissociant, on obtient l'isolement spontané des cellules ganglionnaires. On monte dans l'eau ou dans la glycérine les préparations, qu'on peut, au préalable, colorer en ajoutant à la glycérine une faible quantité d'éosine par exemple.

524. On peut, encore, isoler au moyen d'un courant d'eau. Des tranches minces de moelle épinière, soit à l'état frais, soit après un traitement rapide par l'acide osmique faible, sont énergiquement lavées dans un courant d'eau ; les vaisseaux et les cellules ganglionnaires se maintiennent, d'ordinaire, dans un état assez satisfaisant.

525. Certains détails de structure sur lesquels

jusqu'ici l'attention n'a été que peu attirée, peuvent être assez facilement étudiés dans les cellules ganglionnaires. *Nissl* (1895) et *Flemming* (1895 b.). Sur des préparations fixées dans l'alcool et colorées par la thionine, ou bien sur d'autres, traitées par le sublimé et colorées par les couleurs d'aniline basiques (V. § 276), on voit des corps colorables, « corps tingibles » (1), trancher nettement dans les cellules ganglionnaires.

526. La méthode de *Nissl* (*Nissl*, 1894 a) consiste en ceci : les objets sont fixés dans l'alcool (50° ; puis, 70°, 90°...).On en colle des morceaux sur du liège ou sur des supports en bois avec de la colle de poisson ou de la gomme arabique ; puis, de préférence avant toute inclusion (la paraffine, toutefois, n'étant pas exclue), on les coupe après les avoir humectés avec de l'alcool à 80° environ.

Les coupes sont placées dans un verre de montre contenant le mélange suivant :

> Bleu de méthylène R. pat . .   3,75 gr.
> Savon de Venise. . . . . .   1,75 gr.
> Eau distillée. . . . .   1.000 cc.

On chauffe le liquide sur une lampe à alcool jusqu'à ce que des bulles montent à la surface. On différencie les coupes dans un mélange de 20 cc. d'huile d'aniline et 200 cc. d'alcool à 90° jusqu'à ce qu'il ne s'en dégage plus de gros nuages colorés.

La coupe portée sur le porte-objet est séchée avec du papier filtre, éclaircie avec de l'essence d'origan ou de l'huile de cajeput, séchée de nouveau avec du papier filtre, traitée avec quelques gouttes de benzine, et enfin

---

(1) *Lenhossek* (1899) préfère, pour l'étude des « corps de Nissl », le *bleu de toluidine* à la thionine. Il colore les coupes pendant une nuit sur porte-objet dans une solution concentrée ; il rince à l'eau, différencie rapidement à l'alcool, et passe par le xylol au baume. On peut ajouter une deuxième coloration, légère, à l'érythrosine, avant de différencier (In *Lee* et *Henneguy*, 1902).   (*Note du traducteur.*)

montée dans la colophane dissoute dans la benzine (après avoir filtré la solution). On passe le porte-objet à travers la flamme de la lampe (Attention ! car la benzine prend feu — on souffle la flamme et on répète l'opération jusqu'à ce que la colophane ne prenne plus feu) ; la benzine aura alors complètement disparu. On recouvre alors avec une lamelle (1).

527. Une deuxième méthode de *Nissl* qui donne aussi de bons résultats après fixation dans le liquide de *Müller* consiste à couper comme précédemment, puis à colorer les coupes sur la flamme, jusqu'à ce que se dégagent des nuages de vapeur, dans une solution aqueuse concentrée de fuchsine (Magenta) ; on lave ensuite dans l'alcool absolu pendant 1 à 2 minutes ; on opère la différenciation dans l'essence de girofle, et on monte dans le baume de Canada.

528. Pour les *granulations des cellules ganglionnaires* *Cox* (1898) recommande de fixer dans un des trois mélanges suivants :

Mélange 1 : Sublimé en saturation, 30 ; acide osmique à 1 0/0, 10 ; acide acétique, 5.

« 2 : Sublimé en saturation, 15 ; chlorure de platine à 5 0/0, 15 ; acide osmique à 1 0/0, 10 ; acide acétique, 5.

« 3 : Sublimé en saturation, 30 ; formol, 10 ; acide acétique, 5.

La fixation dure de 2 à 3 jours ; puis : lavage dans les alcools à 60°, 70°, 90°, 98° ; alcool — essence de bergamote ; essence de bergamote ; paraffine — essence de bergamote ; paraffine. Collage avec le mélange d'eau et d'albumine. La paraffine est éloignée avec le xylol ; alcool ;

---

(1) *Van Gehuchten* obtient les mêmes résultats que Nissl en employant des coupes à la paraffine collées sur porte-objet par la méthode de l'eau.

Il colore pendant 5 à 6 heures dans le liquide de Nissl à une température de 35° à 40° C., différencie comme *Nissl*, mais monte dans le dammar au xylol. Ce procédé a l'avantage de permettre de faire des séries et d'opérer à la fois sur un grand nombre de coupes (In *Lee* et *Henneguy*, 1902).

(*Note du traducteur.*)

ensuite : transport dans le tanin de 20 à 25 0/0 pendant 8 heures ; lavage pendant 5 minutes. Après quoi, 2 procédés se trouvent en présence :

Ou bien : Oxyde de fer — Sulfate d'ammoniaque (2, 5 0/0), pendant 5 — 10 minutes ;

puis, dans I : Phénol (2 0/0) 15 auquel on ajoute 1-2 cc. du mélange suivant chauffé pendant 5 minutes au bain-marie :

Bleu de méthylène. 2
Carbonate de potasse. 2
Eau. 200

Ou encore : Emétique (5 0/0) de 5 à 10 minutes ;

puis, dans II : un mélange de : alun à 5 0/0, 10 ; bleu d'indoïdine BB à 5 0/0,20 (ou mieux : bleu coton BB) (Chez E. Merk, Ludwigshafen).

On colore de 12 à 18 heures dans un des mélanges I ou II, et on lave dans une grande quantité d'eau. Les coupes sont séchées avec du papier filtre, traitées par un mélange de 90 p. de xylol pour 60 d'alcool à 95° ; puis, par le xylol pur, et enfin incluses dans le baume de Canada (non dilué, et rendu liquide par la chaleur).

Si la coloration est trop forte, on décolore avec l'aniline alunée d'*Unna* (Zeitsch. f. wiss. Mikrosk. Tome 12, p. 560). Si l'on a fixé avec la solution 3, on colorera 24 heures au bleu de méthylène (formule ci-dessus), puis on passe à l'eau, le xylol-alcool, etc. L'hématoxyline de Delafield donne également, dans ce cas, de bons résultats.

529. *Lenhossek* (1898) et *Holmgren* (1899) recommandent la solution de Rabl non étendue (V. § 126) pour les cellules nerveuses. Coloration : toluidine et érythrosine (employée comme l'éosine) (canalicules intracellulaires !).

L'étude des prolongements des cellules et de la *marche des fibres* à l'intérieur du système nerveux central, et, en particulier, celle des prolongements dits en bois de cerf des cellules de Purkinje du cervelet, se réclame encore aujourd'hui do l'ancienne **méthode de Gerlach** (1871 et 72).

Voici en quoi elle consiste : on fixe les fragments avec le bichromate de potasse ou avec le liquide de Müller ; on les sectionne perpendiculairement à l'axe de leurs replis, et on soumet à l'action colorante d'une solution très allongée de carmin ammoniacal, les coupes pendant un temps très long (Gerlach employait la solution ammoniacale de carmin dont on ne fait plus usage aujourd'hui).

530. Pour la *coloration des cylindraxes* (1) dans la moelle épinière, *Schmaus* (1891) recommande le procédé suivant : 1 gr. de carminate de soude est broyé avec 1/2 gr. de nitrate d'urane dans un mortier ; le tout est additionné de 100 gr. d'eau ; on fait bouillir pendant 1/2 heure ; on laisse refroidir et on filtre.

On colore en 15-20 minutes des coupes de moelle ; toutefois, même au bout de 24 heures, il n'y a pas excès de coloration. Lavage à l'eau ; puis, alcool, etc.

Avec cette méthode, la celloïdine ne se colore presque pas. Condition : fixation dans le liquide de Müller, alcool (ne pas déshydrater).

531. Les fibres de la substance blanche se laissent traiter (en de très petits fragments) par le nitrate d'argent (§ 491) et montrent alors des stries de *Frommann*.

532. Pour la moelle épinière (ganglions et fibres) il existe une autre méthode, également due à Gerlach (1871, 72) : On fixe une moelle d'enfant pendant 2 à 3 semaines dans une solution de bichromate d'ammoniaque de 1 à 2 p. 100. On en fait des coupes, et on les laisse séjourner de 10 à 12 heures dans une *solution de*

______

(1) *Fajerstajn* (1901) colore des coupes de matériel durci dans le formol à 5 ou 10 0/0 dans une solution de nitrate d'argent ammoniacal à 2 0/0, les fait réduire dans le formol à 5 0/0, et les met pendant 12 à 24 heures, à l'obscurité, dans 10 à 15 cc. d'alcool à 90 0/0 additionné de une à trois gouttes de solution de chlorure d'or à un tiers pour cent, et monte au baume. On peut employer du matériel chromique à condition de le bien laver dans un bain d'argent fortement ammoniacal avant de mettre dans le bain d'imprégnation. D'habitude, les cylindraxes seuls sont colorés (In *Lee* et *Henneguy*, 1902). (*Cette méthode n'a pas donné à Ramon y Cajal des résultats satisfaisants.*)
(*Note du traducteur.*)
13.

chlorure double d'or et de potassium à 1 p. 10.000, additionnée d'acide chlorhydrique très faible. On les lave ensuite dans l'acide chlorhydrique à 1/2 jusqu'à 1/3 0/00 et on les plonge, pendant 10 minutes, dans l'alcool à 60° additionné d'acide chlorhydrique à 1 0/00.

Une fois la préparation portée dans le baume de Canada, après qu'elle a passé par l'alcool absolu et l'essence de girofle, les nerfs, tout d'abord pâles, se montrent, au bout de quelques heures, avec une grande netteté ; dans ces conditions, les préparations, quand elles viennent à bien, peuvent entrer franchement en concurrence avec celles obtenues par la méthode de Golgi. Elles sont, toutefois, d'une exécution bien moins sûre ; de plus, elles brunissent souvent dans le baume de Canada, au point de ne plus pouvoir être utilisées.

533. *Strœbe* (1893) recommande le procédé suivant pour *colorer le cylindre-axe* dans le système nerveux central (1) et périphérique : On colore pendant 10 minutes, et même pendant 1/2 heure ou 1 heure dans une solution aqueuse saturée de bleu d'aniline des coupes de 10 μ d'épaisseur faites dans la celloïdine ou le collo-

(1) Je dois à l'extrême obligeance de M. le professeur *Ramon y Cajal* de pouvoir publier dans ce « Manuel » une précieuse méthode de *coloration noire des cylindraxes* à l'hydroquinone et au nitrate d'argent, méthode due au savant histologiste de l'Université de Madrid :

1. Les pièces d'organes nerveux centraux (moelle, bulbe, cervelet, cerveau) sont durcies (de 20 jours à deux mois) dans le liquide suivant :

Hydroquinone   2
Formol   30
Eau 100

Les pièces, préalablement plongées dans de l'alcool absolu pendant quelques secondes sont fixées au moyen d'un scalpel chauffé sur un bloc de paraffine, et coupées au moyen d'un rasoir très tranchant, humecté avec un peu d'alcool à 36°. Ces coupes sont, à mesure, recueillies dans un godet contenant le même liquide durcissant : elles y séjournent au moins 10 minutes.

2. Sans lavage préalable, les coupes passent dans un bain d'acide formique au 1/5, ou d'acide acétique au 1/4. On peut employer d'autres acides organiques, et même des acides minéraux dilués.

Elles doivent y rester de 1/2 minute à une minute.

3. Après les avoir très rapidement lavées à l'eau (quelques secondes), on les porte dans le bain d'imprégnation suivant dans

dion de préparations fixées pendant 4-5 mois dans le liquide de Müller. Lavage à l'eau ; différenciation par l'alcool et la potasse caustique : on fait une solution contenant 1 gr. de potasse caustique pour 100 cc. d'al-

lequel elles séjournent 10 minutes :

    Nitrate d'argent.   2
    Eau   100
    Ammoniaque. . . . .   quelques
                                                   gouttes.

On y verse de l'ammoniaque jusqu'à redissolution du précipité, et on se débarrasse de l'excès d'alcali en ajoutant, peu à peu, de la solution argentique du même titre jusqu'à ce que se forme un léger dépôt ; puis on filtre.

Pendant la coloration et les opérations suivantes, il est nécessaire de manipuler les coupes avec des aiguilles de verre ou de bois ; on évite ainsi la production de taches noires.

4. Les coupes devenues noires et très opaques sont très rapidement lavées et plongées dans le bain décolorant suivant qui doit être fraichement préparé :

    Ferricyanure de potassium   3
    Carbonate de potasse   0,50
    Eau   100

Les coupes y restent quelques minutes, jusqu'à ce que la substance grise se détache de la substance blanche, en prenant une teinte d'un brun clair. Si la décoloration survient très vite, ce sera l'indice d'un dépôt d'argent insuffisant, et, par conséquent, d'une coloration pâle des cylindraxes.

Afin d'éviter cet inconvénient, il faut, avant de plonger les coupes dans le bain de ferricyanure, les placer 2 ou 3 minutes dans le même liquide durcissant (formol-hydroquinone). De cette manière, la réduction sera fortement renforcée, et le liquide décolorant agira plus lentement.

5. Après un lavage variable, les coupes passent dans un bain fixateur (solution photographique d'hyposulfite de soude) ou, mieux encore, dans un bain viro-fixateur quelconque, comme celui employé pour virer les épreuves au gélatino-chlorure d'argent. Le chlorure d'or renforcera la couleur et transformera la nuance brune des cylindraxes en noire ou violette.

6. Les coupes ne peuvent pas se déshydrater et s'éclaircir immédiatement parce qu'elles se rétracteraient beaucoup. Il faut les plonger, à leur sortie de l'hyposulfite de soude, dans un bain peu concentré d'alun (1 — 2 0/0), et ensuite, dans un autre, presque saturé ou même saturé. Les coupes supporteront bien, alors, l'action de l'alcool. Lavage.

7. Eclaircissement à l'essence de girofle. Lavage au Xylol et Damar.

Observée au microscope, la préparation montre les *cylindraxes* colorés en *noir* ou en brique foncé : tout le reste, cellules nerveuses, névroglie, vaisseaux, myéline, se montre tout à

cool ; on la laisse reposer 24 heures, on filtre et on met alors 20 à 30 gouttes de ce liquide dans un verre de montre où on laisse les coupes jusqu'à ce qu'elles de-

fait incolore.

Quand les coupes sont minces et bien décolorées,on peut traiter les cellules par les carmins ou par la méthode de Nissl (Rouge Magenta). Les fuseaux chromatiques des neurones fixent bien la couleur ainsi que les noyaux, et la préparation devient très démonstrative.

L'aspect général des coupes bien imprégnées par l'argent est très semblable à celui des préparations de Weigert-Pal ; elles ont cependant un avantage : elles font mieux ressortir les cylindraxes les plus fins. Cependant le dépôt d'argent ne se fixe pas seulement sur les portions myélinisées des cylindraxes, ce qui semble prouver que, dans ces régions, le cylindraxe a une composition chimique particulière.

Lorsque la décoloration est insuffisante, les *segments de Lantermann* apparaissent très nettement colorés, surtout au niveau des gros tubes. On peut, d'ailleurs, rendre cette imprégnation très complète,même après une bonne décoloration ; au lieu de plonger les coupes, avant le bain d'argent, dans un liquide acide on les met dans une solution d'hyposulfite de soude.

Il faut reconnaître un inconvénient à cette méthode : c'est la difficulté d'exécuter des coupes très fines et sériées ; c'est pourquoi, il est parfois préférable d'enrober les pièces dans la celloïdine ou le collodion. Cette dernière opération devra être poussée *très activement*, car l'alcool dissout l'hydroquinone et altère un peu les affinités des cylindraxes pour l'argent.Ramon y Cajal fait l'enrobage en 3 jours, en n'employant que des pièces n'ayant qu'un 1/2 cm., et même moins, d'épaisseur.

Voici comment l'auteur modifie sa méthode :

1. Les coupes sont plongées 24 heures ou plus dans le liquide durcissant (formol-hydroquinone).

2. Immersion pendant 1/2 minute dans l'acide formique au 1/5.

3. Lavage rapide et immersion de 15 minutes dans le bain d'argent.

4. Immersion de 2 ou 3 minutes dans le bain durcissant (formol-hydroquinone).

5. Nouvelle imprégnation, après lavage rapide, dans le bain d'argent.

6. Encore nouvelle action du liquide durcissant.

7. Décoloration dans le bain de ferricyanure de potassium.

8. Immersion dans le liquide viro-fixateur.

9. Lavage, déshydratation dans l'Alcool et Damar.

Les préparations sont très belles et transparentes. Les cylindraxes fins sont fort bien imprégnés en noir, ou en brun foncé ; seulement on observe dans ces préparations certaine tendance à la décoloration excessive des cylindraxes volumineux. Aussi se

viennent rouge-brun clair, ce qui demande quelques minutes. — Puis : eau distillée pendant 5 minutes, dans laquelle les coupes deviennent bleues ; nouvelle coloration, mais dans une solution aqueuse concentrée de safranine, diluée dans son volume d'eau, et cela, pendant 1/4 à une 1/2 heure. Alcool absolu, xylol, baume de Canada.

Résultat : Le cylindraxe est bleu ; la gaîne de myéline est incolore avec de petites ponctuations bleues ; la gaîne de Schwann, enfin, est rouge.

Pour la coloration des cellules ganglionnaires et de leurs prolongements dans les organes centraux, Golgi a proposé les méthodes suivantes :

534. Méthode du sublimé. Golgi (1894) traite durant 2 à 3 semaines des fragments frais d'organes centraux mesurant de 1 à 2 cm. de diamètre par le liquide de Müller ou par le bichromate de potasse seul, ce dernier en solution dont il élève graduellement le degré de concentration de 3 0/0 à 5 0/0.

Ces morceaux passent ensuite dans une solution de sublimé de 1/4 à 1/2 0/0, que l'on a soin de renouveler souvent ; ils y séjournent de 8 à 10 jours, et même plus longtemps. Ils peuvent alors être coupés et, après avoir été bien lavés, être conservés dans la glycérine ou dans le baume de Canada. La substance corticale du cerveau est le tissu pour lequel cette méthode convient le mieux ; toutefois, ses résultats ne présentent pas la constance désirable : tantôt ce sont les cellules ganglionnaires, tantôt les cellules conjonctives et les vaisseaux qui se colorent, fait qui se produit, d'ailleurs, avec les méthodes suivantes de Golgi. Les objets colorés paraissent noirs par réfraction.

535. Pal recommande, pour donner plus de netteté aux coupes, de les traiter après coup, par le sulfite de soude. Les préparations qui ont, à la place de l'action du sublimé, subi celle du nitrate d'argent, sont, elles-mêmes, d'après Pal, lavées avec avantage au sulfite de soude (1/2 à 1 0/0).

trouvera-t-on bien d'une « teinte de fond » rouge.
(Note du traducteur.)

(*Un aperçu de cette méthode a été publié par l'auteur en 1890, mais la description qui précède est plus complète, et elle comporte quelques modifications.*)

536. *Cox* (1890 et 91) prône la méthode suivante : Des fragments d'épaisseur moyenne de centres nerveux sont traités de 2 à 3 mois en hiver et au moins 1 mois en été dans le liquide suivant :

Solution à 5 0/0 de bichromate de potasse . 20 parties
Solution à 5 0/0 de sublimé . . . . 20 »
Eau distillée . . . . 30-40 »
Solution à 8/0 de chromate jaune de potasse
(fortement alcaline) . . . . 16 »

On les met ensuite pendant quelques heures dans l'alcool. La méthode donne de meilleurs résultats avec des animaux jeunes (notamment avec un lapin âgé d'un mois). On voit se colorer en première ligne les fibres de Remak.

537. *G. Günther* (voir Schaffer, 1896) fait séjourner les morceaux 8 jours dans le liquide de Cox, et les expose, dans une étuve, à la température du corps ; il les lave avec soin, les traite éventuellement plus longtemps par l'alcool et les inclut dans la celloïdine.

Une réduction supplémentaire des coupes dans le chlorure d'or ou dans une solution faible d'ammoniaque (2) 3 gouttes dans un verre de montre plein d'eau) fournit au bout de 5 minutes, le résultat suivant : les cellules ganglionnaires et les fibres nerveuses imprégnées sont devenues à ce point distinctes entre elles que les coupes peuvent être colorées après coup, traitées par des acides faibles et enfermées sous le couvre-objet.

538. Une seconde méthode due à *Golgi* (1894) (1) dans laquelle la coloration repose sur la formation de *bichromate d'argent* consiste dans la série de manipulations suivante que nous donnons conformément aux instructions de l'auteur.

En 1875, Golgi employa sa méthode de la façon suivante : Il fixait un bulbe olfactif dans le liquide de Müller dont il élevait graduellement la teneur en bichromate de potasse (jusqu'à 4 g.). La fixation durait en été de 5 à 6 semaines, en hiver de 3 à 4 mois et davantage.

(1) La méthode de Golgi appliquée aux tissus autres que le nerveux donne des renseignements souvent précieux, et non fournis par les autres méthodes.

(Note du traducteur.)

Il traitait alors les morceaux (après trois mois en hiver et 30-40 jours en été) par une solution de nitrate d'argent de 1/2 à 1 0/0 et cela, en vérifiant tous les 4 ou 5 jours la marche de l'opération. En été, cela dure 24 heures ; en hiver, 48 ; on peut même prolonger sans danger la durée du bain d'argent. Cette méthode est capricieuse : il faut, en effet, déterminer le temps exact pendant lequel les morceaux doivent séjourner dans le liquide de Müller, en tenant compte de la température. Une fois la réaction produite, les morceaux peuvent être conservés soit dans la solution d'argent, soit dans l'alcool. Ils sont enfin lavés dans l'alcool absolu, éclaircis avec la créosote et montés dans le baume.

La coloration est éphémère.

En 1885, Golgi employa, à côté du liquide de *Müller*, le *bichromate de potasse pur*. Il opère sur des fragments de 1-1 1/2 cm. de cerveau et de moelle empruntés de préférence à des animaux fraîchement tués. (La réaction réussit toutefois même 24-48 heures après la mort.) On fixe dans le bichromate de potasse de concentration graduellement ascendante (de 2-3 0/0) ; il est bon de se servir d'une quantité assez grande de ce liquide que l'on maintient dans les flacons bien bouchés. Naturellement, on le renouvellera souvent, et, afin d'éviter les moisissures, on ajoutera du camphre ou de l'acide salycilique.

Il est très difficile de statuer exactement sur le moment précis où est atteint le degré de fixation voulu pour le traitement ultérieur au nitrate d'argent ; cela dépend en effet de la quantité et de la température du liquide employé ; les tâtonnements sont donc de rigueur. On peut, au bout de 6 semaines environ, commencer déjà les observations pour se rendre compte si le nitrate d'argent a agi avec ou sans succès. On les répète tous les 8 jours.

On fait encore usage d'une solution à 2/3 0/0 de nitrate d'argent (1/2 verre à boire pour un objet de 1 cc.) ; tout d'abord on voit se déposer un abondant précipité ; la solution d'argent doit être changée, et doit même l'être une seconde fois au bout de quelques heures.

Après 24 ou au plus 48 heures, le traitement est généralement terminé. On déshydrate avec précaution les coupes dans l'alcool absolu, et on les fait passer ensuite dans la créosote pour les monter enfin sans couvre-objet dans le baume de Canada.

Aujourd'hui, deux modifications de la méthode de

Golgi sont surtout en usage ; l'une est dite la méthode *lente*, l'autre la méthode *rapide*.

539. La méthode *lente* de Golgi consiste à traiter les morceaux tout d'abord par une solution au bichromate de potasse que l'on élève rapidement de 3 à 5 0/0 ; cette solution doit être renouvelée plusieurs fois ; la durée de la fixation dépend de la température et de la quantité de liquide employée. Aussi faut-il surveiller l'opération. On peut, au bout de 4 à 6 semaines déjà, vérifier si le nitrate d'argent a agi avec ou sans succès. Dans ce dernier cas, on continue les observations tous les 8 jours. On transporte les morceaux du bichromate de potasse dans une solution de 1/2-1 0/0 de nitrate d'argent qu'il faut renouveler au bout de quelques heures. La réaction s'effectue le plus souvent en 20-30 heures. Ce procédé ne donne pas de résultat constant.

540. On opère plus vite avec la méthode suivante de Golgi : Les morceaux sont préalablement traités dans 8 parties d'une solution de bichromate de potasse à 2 0/0 que l'on mélange avec 1 partie de solution d'acide osmique à 1 0/0 ; ils sont, au bout de 2 ou 3 jours, portés dans une solution au nitrate d'argent de 1/2 à 1 0/0.

541. Ramon y Cajal (1894) a modifié cette dernière méthode de la manière suivante :

Les morceaux sont plongés, pendant 3 jours (1),

---

(1) La moyenne du séjour dans la solution de bichromate de potasse est bien de 3 jours ; mais cette durée dépend des éléments nerveux à obtenir ; c'est ainsi qu'il faut en général : 2 jours pour les névroglies , 3 jours pour les cellules ; de 4 à 5 jours pour les fibres collatérales ; de 6 à 7 jours et plus pour les terminaisons nerveuses. Ce ne sont là, bien entendu, que des chiffres approximatifs permettant l'apparition des éléments que l'on recherche. Ainsi, ce n'est pas une raison pour que seules les collatérales apparaissent, si on a fait durcir les pièces de 4 à 5 jours ; d'autres éléments peuvent aussi se montrer ; mais ils sont rares.

(Note du traducteur.)

dans 4 vol. d'une solution de bichromate de potasse à 3 0/0 auxquels on ajoute 1 vol. d'une solution d'acide osmique à 1 0/0 ; puis, pendant 1 à 2 jours, dans une solution de nitrate d'argent à 3/4 0/0. Ce procédé convient uniquement à de petits objets, tel que, par exemple, le système nerveux central d'embryon.

542. Si l'on n'obtient pas de succès avec la méthode de Golgi, on peut transporter à nouveau les préparations dans un mélange de bichromate de potasse et d'acide osmique (ce dernier y entrant pour une plus faible part) et les reporter ensuite dans l'argent au bout de 24 ou 48 heures ; il peut être, dans certains cas, nécessaire de répéter plusieurs fois cette opération.

543. *Kopsch* (1896) recommande d'employer de la manière suivante le formol avec la méthode de Golgi : Peu de temps avant de s'en servir, on mélange 10 cc. de formol avec 40 cc. d'une solution à 3,5 0/0 de bichromate de potasse ; on met les petits fragments d'organes dans cette solution, en observant le rapport de 50 cc. de liquide pour 2 cc. de substance. Avec de gros morceaux, il faut renouveler le liquide au bout de 12 heures. Après 24 heures, ce dernier est remplacé par une solution à 3, 5 0/0 de bichromate de potasse (sans addition de formol). Le transport dans la solution d'argent à 0,75 0/0 s'opère pour le foie et l'estomac dès le second jour ; pour le système nerveux central, au bout de 3 à 6 jours.

544. Les fragments sont plongés dans l'alcool à 40°, puis, dans l'alcool absolu, et ensuite coupés. On peut employer la méthode de la paraffine, à la condition d'agir le plus rapidement possible ; toutefois, il faudrait s'abstenir de recouvrir les coupes avec une lamelle de verre. On les porte donc sur un couvre-objet dans une solution épaisse de baume de Canada qui se durcit peu à peu. Le couvre-objet est disposé, la face portant la préparation tournée en bas, sur un petit cadre en bois ou sur un porte-objet à cellule. On examine les coupes du côté du couvre-objet.

Un procédé plus rapide, mais moins bon, consiste à monter les coupes sur le porte-objet et sans couvre-objet ; d'abord, il n'est praticable dans le baume qu'avec un faible grossissement, et encore l'examen est-il entravé par les inégalités qui subsistent sur la couche de baume de Canada.

545. *E. Kallius* (1892) réduit le chromate d'argent directement à l'état d'argent métallique au moyen du développateur à l'hydroquinone (5 gr. *d'hydroquinone,* 40 gr. de *sulfite de soude,* 75 gr. de *carbonate de potasse,* 250 cc. *d'eau distillée*). On prend 20 cc. de cette liqueur pour 230 cc. d'eau distillée. (Cette liqueur se conserve des semaines entières à la condition de la laisser dans l'obscurité.) Avant de l'employer, on l'allonge de 1/3 ou, au maximum, de 1/2 de son volume d'alcool absolu, et les coupes subissent son action pendant plusieurs heures dans un verre de montre, jusqu'à ce qu'elles deviennent gris foncé ou noir.

Pour contrôler si la réduction est accomplie, on place *une* coupe dans une solution à 20 0/0 d'hyposulfite de soude où tout le chromate d'argent est dissous (mais non l'argent métallique réduit). Pour faire disparaître la coloration gris foncé des coupes, on s'y prend ainsi : à leur sortie de la solution d'hydroquinone, les coupes passent dans l'alcool à 70° où elles restent de 10 à 15 minutes, puis, pendant 5 minutes, dans une solution à 20 0/0 d'hyposulfite de soude, et enfin, jusqu'à 24 heures, dans une grande quantité d'eau distillée. Il faut alors déshydrater les coupes et les porter dans le baume, ou bien les colorer (carmin, hématoxyline, brun de naphthylamine) et les monter alors dans le baume. On peut aussi traiter les coupes par la potasse caustique ou l'alcool acidulé avec l'acide chlorhydrique.

A propos des méthodes précédentes (§ 538-§ 545), consulter aussi *Riese* (1891).

546. Méthode de *Krohnthal* (1899) (Modification de la méthode *Golgi-Ramon y Cajal*). En versant goutte à goutte et lentement de l'acide formique dans une solution aqueuse d'acétate de plomb, on voit se former des aiguilles cristallines fines et blanches qui, finalement, si l'on continue à ajouter graduellement de l'acide formique, remplissent tout le flacon. — Ce formiate de plomb est bien plus difficilement soluble dans l'eau que l'acétate de plomb ; c'est pour cela aussi que, dans cette réaction, l'acide acétique devient libre.

On décante la liqueur mère, et on fait dissoudre les cristaux à saturation dans de l'eau.

On fait un mélange de parties égales de cette solution et de formol à 10 0/0 ; on y place de petits morceaux *frais* de cerveau ou de moelle pendant 5 jours ; puis, on les porte directement dans un mélange à parties égales de formol à 10 0/0 et de solution d'acide sulfhydrique. (Pour ne pas trop colorer ce liquide par le contact immédiat des préparations, on commence par en verser un peu sur les petits morceaux en question.) Les organes séjournent également 5 jours dans ce dernier mélange. On les passe ensuite par des alcools gradués ; on inclut à la celloïdine, on coupe, on éclaircit au xylol, on monte dans le baume au xylol sous *couvre-objet*. Les préparations se conservent indéfiniment. Quant à la coloration, elle repose sur la formation de précipités de sulfure de plomb dans les éléments nerveux (cellules et fibres).

547. *Corning* (1900) modifie ainsi la *méthode de Krohnthal* qu'il emploie avec des organes fixés dans le formol à 10 0/0 : à la place du formiate de plomb obtenu avec l'acétate de plomb et l'acide formique, il a recours au *Plumbum formicicum* (formiate fourni par *Merck*). Il préfère couper sans aucune inclusion, et

éclaircit les coupes à l'essence de girofle (moelle allongée).

548. Méthode du bleu de méthylène (1) d'Ehrlich (*Ehrlich*, 1885 ; *Arnstein*, 1887 ; *Dogiel*, 1890).

(1) Voici une communication que M. le Professeur *Dogiel*
a bien voulu nous adresser, au sujet des deux méthodes de coloration « *au bleu de méthylène* » qu'il a employées dans ses belles
études sur les « terminaisons des nerfs moteurs dans les muscles ».

Ces deux méthodes sont : a) la coloration *par injection* dans
les vaisseaux sanguins de solutions de 1/4-1/6 0/0 de Bleu (les
solutions de 1/2 à 1 0/0 sont plutôt nuisibles) ; et b) la coloration
directe de l'organe ou de parties de l'organe par des solutions de
1/4-1/6-1/8 0/0 de Bleu.

a) *Coloration par injection dans les vaisseaux sanguins.*

Chez les animaux de grande taille (chien, chat, lapin), les solutions sont injectées dans l'organe à étudier par la grande artère
correspondante.

Chez les animaux de petite taille (rats, souris), l'injection est
poussée par l'aorte, à travers le ventricule gauche.

Dans les deux cas, il est *indispensable* de bien laver préalablement les vaisseaux avec de la solution physiologique de sel,
chauffée à 36-37° C. Le bleu devra être chauffé à la température
du corps de l'animal. L'injection devra être aussi complète que
possible : les capillaires et les veines devront, comme les arteres,
être intéressés par l'injection.

De 20 à 30 minutes après l'injection, on détache l'organe et
le tissu dont on veut examiner les nerfs. La coloration s'opère
dans l'étuve, à une température de 35°-36° C. On y laisse la
préparation durant 15-30 minutes, et même 1 h., 1 h.1/2 ou 2 heures,
suivant les dimensions de la pièce.

Pendant que la coloration se poursuit, il faut empêcher la
surface de la préparation de se dessécher : on fera bien, pour
cela, d'humecter cette surface, de temps en temps, avec une solution de 1/15 0/0 de la matière colorante, ou, tout simplement,
d'une solution physiologique de sel.

Après le laps de temps mentionné, on retire la préparation
de l'étuve, et on *fixe* le bleu de méthylène (v. § 549 et suiv.).
On contrôlera sous le microscope, quand la grosseur de l'objet
le permettra, la marche de la coloration.

Il arrive quelquefois que les nerfs ne se colorent que très
faiblement : on sera alors obligé de recourir à une *coloration
supplémentaire* des nerfs ; pour cela, on humectera de temps
en temps la surface des préparations avec une solution de 1/8 à
1/10 0/0 de bleu ; on procédera donc, ainsi, à une coloration
directe de l'organe.

Cette méthode ne donne pas de bons résultats avec les ganglions lymphatiques, la rate, les reins, par exemple ; les élé-

On injecte 3 à 5 cc. d'un mélange de bleu de méthylène (V. aussi § 501) et de la solution physiologique de
sel (1 : 300) dans une veine ou dans le cœur lympha-

ments des centres nerveux se colorent aussi bien faiblement.

Lorsque les organes, injectés au bleu, ont une consistance
assez dense (peau, cire et muqueuse du palais des oiseaux aquatiques, foie), on pourra en faire des coupes provisoires 10-15
minutes après l'injection. A ce dessein, on enrobe un fragment
de l'organe dans de la moelle de sureau ou dans du foie, et
ensuite on pratique avec un rasoir tranchant des coupes aussi
minces que possible. Ces dernières sont placées sur de larges
porte-objets, et humectées préalablement avec de la solution de
bleu de méthylène à 1/15 0/0, ou bien avec de la solution physiologique de sel. Les porte-objets sont exposés, dans l'étuve, dans
de petits vases contenant un petit morceau de papier buvard
imbibé d'eau. Au bout de 3 à 5 minutes, on examine les coupes
sous le microscope, et on fixe les préparations au moment où
les nerfs auront atteint une coloration suffisante.

Chez les animaux à *sang froid*, l'injection des vaisseaux
sanguins au bleu à 1/4, 1/8 0/0 se fait par le bulbe aortique, et
on n'aura, cela va sans dire, nullement besoin de chauffer la
solution. On injecte le contenu de 2 à 3 seringues de matière
colorante. Au bout de 1/2 heure, 1 heure, 2 heures, on met à
nu, sans toutefois l'enlever, l'organe à étudier de telle façon que
l'air y puisse pénétrer aisément, et, 20-30 minutes après, on
détache l'organe ; on fixe alors le bleu de méthylène. On ne
pourra ainsi, par cette méthode, colorer que les nerfs des organes facilement exposables à l'air, tels que la langue, le pharynx,
le tube digestif, les poumons, etc.

Cette méthode de coloration par injection peut aussi être
appliquée aux *Invertébrés* qui ont, comme par exemple les
Crustacés, un système circulatoire différencié : l'injection se fait
par le cœur.

b) *Coloration directe de l'organe* avec des solutions de 1/4
— 1/6 — 1/8 0/0.

L'organe entier [ou des parties de cet organe (1 — 2 — 2 1/2
— 3 — 4 c. m.)] est détaché et placé dans une coupe sur le fond
de laquelle on dispose de la ouate hydrophile (On débarrassera
l'organe de tout son sang, et on le lavera).

La surface de l'organe à examiner est arrosée d'une petite
quantité de solution de bleu de méthylène à 1/4, 1/6, 1/8 0/0 ;
après quoi, on expose la pièce dans une étuve à une température
de 36°-37° C. (De temps en temps, on humecte la surface de la
préparation avec une solution de la matière colorante à 1/15 0/0;
au bout de 1 à 2 heures (au maximum, au bout de 2 h. 1/2), on
fixe la préparation.

Si l'organe en question est assez mince, on contrôlera de
temps en temps sous le microscope la marche de la colora-

tique d'une grenouille. (L'injection, chez un lapin, se fait, par exemple, dans la veine jugulaire externe.) Au bout de 2 heures, on examine les nerfs, les cellules ganglionnaires du sympathique, les muscles, etc. L'exposi-

tion.

Lorsqu'il s'agit de colorer des organes d'un animal à sang froid, la coloration doit être opérée à la température du laboratoire.

Par cette méthode, on peut obtenir une coloration très complète des nerfs dans presque tous les organes, à l'exception de très peu d'entre eux, par exemple des reins, des ganglions lymphatiques, de la rate, etc.

Dans le cas de tissus compacts (peau ; muqueuse du palais dur des oiseaux nageurs, et autres), on modifiera ainsi la méthode précédente :

On débite l'organe, au moyen d'un rasoir tranchant, en coupes aussi fines que possible (l'enrobage se fait dans la moelle de sureau ou dans le foie), et on les place sur de larges porte-objets ; on humectera préalablement ces derniers avec quelques gouttes d'une solution à 1/6 — 1/8 0/0 de Bleu, en ayant soin d'empêcher les coupes de flotter dans le liquide. Les porte-objets sont alors exposés dans l'étuve, à une température de 35°-37° C., et recouverts de verres de montre. La coloration se produit en 30-40 minutes ; quelquefois en 1 heure ou 1 h. 1/2.

Il sera prudent, pour combattre l'évaporation, de se servir d'une grande coupe de Petri, dans laquelle on mettra un peu de ouate hydrophile imbibée d'une solution de bleu de méthylène, ou d'eau tout simplement. Dans cette coupe, on place les porte-objets avec les préparations, et on la ferme avec un couvercle. Durant la coloration, les préparations devront être examinées sous le microscope, à un faible grossissement, afin de pouvoir les fixer *dès que* les nerfs seront colorés.

Qu'on ait recours à l'une ou à l'autre de ces méthodes, il est indispensable d'observer les conditions suivantes :

Le tissu dont on veut examiner les nerfs doit être aussi *frais* que possible, et emprunté à un animal qui vient d'être tué ; en tous cas, 3 heures au plus après sa mort.

L'oxygène de l'atmosphère doit avoir libre accès dans les organes à colorer.

Malgré ces précautions, il est juste de déclarer que l'on ne réussit pas toujours et dans tous les cas à obtenir une coloration satisfaisante. On se verra généralement obligé, dans chaque cas spécial, de modifier quelque peu l'une ou l'autre des méthodes proposées : on se servira de solutions de bleu plus ou moins fortes, en les faisant agir pendant un espace de temps plus ou moins long, etc. Une longue pratique est, seule, capable de permettre d'atteindre à coup sûr le but.

(Note du traducteur.)

tion à l'air rend la coloration plus intense. On voit très nettement colorés les nerfs qui se distribuent dans le muscle, et, tout spécialement, les fibres spirales des cellules ganglionnaires sympathiques, les fibrilles nerveuses, isolées et se réunissant dans l'espace axial des fibres à myéline, etc.

Avec le bleu de méthylène, il est possible, aussi, de colorer les tissus tout vivants (1). Ces sortes de pré-

(1) Au sujet de la *Coloration au bleu de méthylène de diverses cellules vivantes*, M. le professeur *Dogiel* a eu l'obligeance de rédiger, à notre intention, l'intéressante note suivante :

Le bleu de méthylène, comme d'ailleurs la thionine, le bleu de toluidine, le rouge neutre et autres, possède la faculté de colorer, non seulement les cellules nerveuses, mais encore différentes autres *cellules vivantes*.

On a recours, dans ce cas, aux méthodes employées pour colorer les éléments nerveux (V. § 548 et suiv.), en se servant de solutions très diluées de la matière colorante.

Généralement, ce sont les inclusions cellulaires qui se colorent les premières : granulations pigmentées, gouttelettes graisseuses, etc. Après quoi, la cellule elle-même revêt une faible coloration diffuse. Dans le noyau de la cellule, la chromatine et le nucléole se colorent les premiers ; puis, le noyau entier se colore d'une manière diffuse.

L'apparition de la coloration diffuse très accentuée de la cellule et de son noyau doit être envisagée, d'après les observations de Dogiel, comme le commencement du dépérissement de la cellule. Dans ce cas, le noyau est excessivement coloré et les nucléoles n'y sont que difficilement visibles. D'après Dogiel, l'hypothèse d'après laquelle la coloration de la chromatine indiquerait la mort de la cellule ne serait pas absolument juste, vu que, seule, la coloration diffuse intensive de la cellule et de son noyau peut être envisagée comme un indice de dépérissement.

En se servant du bleu de méthylène, A.*Némilow* a coloré le *réseau de chromatine* du noyau dans les cellules épithéliales géantes, vivantes, de la vessie de différents animaux (souris, rats et autres). Pour cela, *Némilow* enlève la vessie à un animal fraîchement tué ; il la coupe rapidement en long, et l'étend, la muqueuse tournée en haut, sur une plaque de liège. Puis, il dispose sur cette muqueuse un couvre-objet chauffé à 35-37° C. ; habituellement, des cellules géantes épithéliales (de la couche la plus interne) restent appliquées contre le verre : à ce moment, on place le couvre-objet sur une goutte d'une solution de bleu de méthylène, et l'on chauffe à la température indiquée ci-dessus.

On examine la préparation au microscope avec un objectif à immersion : la coloration du réseau chromatique se produit

parations peuvent être conservées, du moins pendant quelque temps, dans l'iodure de potassium ioduré (voir cet iodure) ou dans le picrate d'ammoniaque.

presque immédiatement.

En colorant les cellules de l'épithélium vibratile de la trachée, des bronches, des fosses nasales, etc., au bleu de méthylène, *Dogiel* a obtenu une coloration intensive des corpuscules basaux dans les cellules vibratiles vivantes, tandis que dans les cellules caliciformes dispersées parmi les cellules ciliées, les gouttelettes de mucine se coloraient en bleu plus ou moins foncé.

Dans le tissu conjonctif fibrillaire modelé ou lâche, ce sont les granulations des « Mastzellen » d'*Ehrlich* et les cellules plates du tissu conjonctif qui se colorent parfaitement au bleu de méthylène. Afin de bien colorer ces cellules dans le tissu conjonctif lâche (amorphe), on découpe un petit fragment de tissu adipeux sous-cutané d'un animal qu'on vient de tuer, et on le place sur un porte-objet légèrement chauffé, sur lequel on a disposé une goutte de solution de bleu de méthylène à 1/6 0/0, chauffée également à 36-37 C. On place sur la préparation un couvre-objet et on l'examine au microscope sur une table chauffante.

Au bout de quelques minutes on distinguera généralement déjà les « Mastzellen » d'*Ehrlich*, dont les granulations sont colorées en violet foncé, et non en bleu. On voit en même temps, dans la même préparation, un grand nombre de cellules ramifiées du tissu conjonctif légèrement colorées, dont les prolongements forment des anastomoses, et constituent des réseaux complets.

On procède de la même manière pour colorer les cellules du tissu conjonctif modelé des aponévroses, tendons, etc., en appliquant les méthodes *a* ou *b* (V. la note 1 de ce paragraphe).

Dans le cas où le fragment de tissu conjonctif lâche à examiner contiendrait des cellules adipeuses, le protoplasma qui entoure la graisse se colore en bleu pâle, tandis que le noyau prend une coloration plus forte.

Après une action plus prolongée du bleu de méthylène, les gouttes de graisse se colorent dans beaucoup de cellules plus nettement que le cercle protoplasmique qui les entoure.

En opérant sur des coupes de peau fraîche de l'homme ou de mammifères, on peut facilement colorer les granulations de pigment qui se trouvent dans des cellules spéciales disposées, non seulement sous l'épithélium, mais aussi dans l'épithélium même (*Pljuchkow*). En même temps, on obtient la coloration des granulations à pigment contenues dans différentes cellules nerveuses, par exemple dans les cellules des ganglions spinaux, dans les cellules sympathiques et dans beaucoup de cellules de la moelle épinière.

En colorant selon les méthodes indiquées ci-dessus des or-

S. Mayer recommande la méthode suivante : on additionne par moitié une solution aqueuse et concentrée de picrate d'ammoniaque avec de la glycérine, et

ganes contenant des fibres musculaires lisses ou striées, on obtient sans peine la *coloration vitale* de certains éléments des fibres musculaires. Dans les cellules des muscles lisses, ce sont des granulations de tailles différentes contenues dans le sarcoplasme, qui se colorent les premières, tandis que la coloration des fibrilles musculaires commence plus tard ; ces dernières se dessinent avec une netteté remarquable dans les grandes cellules musculaires des Vertébrés inférieurs, par exemple des grenouilles. Ensuite, les cellules musculaires prennent une coloration de plus en plus diffuse, à mesure qu'elles dépérissent.

Dans les fibres des muscles striés de la grenouille, le bleu de méthylène colore les petites granulations de graisse contenues dans le sarcoplasme, et particulièrement abondantes chez les animaux épuisés (ayant, par exemple, passé l'hiver dans les laboratoires) ; les noyaux des muscles sont aussi colorés.

Chez certains Invertébrés, le bleu de méthylène colore, pendant la vie de l'animal, certains éléments des cellules. Ainsi, *Bethe* a observé que chez les *Cténophores*, les noyaux des cellules de la membrane vibratile prennent une coloration bleue, tandis que *Loisel* a observé la coloration du noyau chez les *Porifères*. *W. Schimkewitsch* a obtenu chez *Dinophilus* une coloration vitale des muscles et des cellules ciliées, aussi bien dans les téguments que dans les organes segmentaires.

La coloration des corpuscules basaux des cils vibratiles au bleu de méthylène persiste pendant un certain temps, même lorsque les cils commencent à subir une réduction durant la métamorphose. En outre, *Schimkewitsch* a obtenu dans les œufs de *Loligo* une coloration vitale diffuse des noyaux de quelques cellules en train d'absorber des granules vitellins, ainsi que la coloration d'éléments spéciaux qui se trouvent dans presque toutes les cellules de l'embryon, et qui sont considérés par cet auteur comme étant un produit de la métamorphose du vitellus absorbé.

Bien des organismes unicellulaires (Opalina ranarum, Vorticella et autres), d'après les observations de Belooussoff, ne se colorent point au bleu de méthylène durant leur vie ; les inclusions cellulaires de différente nature et le contenu des vacuoles nutritives prennent seuls une coloration vitale.

Certains Crustacés (Daphnia, Cypris) peuvent vivre pendant plusieurs jours dans des solutions allongées de bleu de méthylène qui colore les noyaux des cellules de l'épithélium et des muscles.

La coloration vitale s'observe, d'après *Belooussoff*, le plus souvent lorsque le « biotonus » de l'organisme (énergie vitale) est affaibli.

(Note du traducteur.)
14

on ajoute, presque goutte à goutte, cette solution aux préparations.

549. *Dogiel* se sert d'une solution salée à 1 0/00 de bleu de méthylène rectifié, et procède, par exemple sur l'œil, comme il suit : il coupe cet organe en deux suivant son grand axe ; il isole la rétine et l'étend sur un porte-objet, la couche des cônes et des bâtonnets étant appliquée contre ce dernier. Il porte alors sur le corps vitré 2 à 3 gouttes de la solution colorante, **et re**couvre la préparation avec un verre de montre pour l'empêcher de se dessécher, tout en permettant à l'air de circuler sous ce verre de montre. Ces nerfs apparaissent colorés au bout de 2, 3 ou 4 heures. Si la coloration maxima est atteinte, il ajoute une solution aqueuse et concentrée de picrate d'ammoniaque employé seul, ou contenant des traces d'acide osmique. Il laisse agir pendant 1 jour. La couleur se modifie et se fixe en même temps. Il enlève la solution de l'acide picrique avec du papier filtre, et monte dans la glycérine (1).

(1) Voici, d'après M. le professeur *Dogiel* lui-même, des renseignements complets et précis, concernant la modification qu'il a fait subir à la méthode de *Bethe* (V. § 550 et 551), pour la *Fixation du bleu de méthylène*.

On prépare une certaine quantité de solution de molybdate d'ammoniaque à 5-8 0/0, en ayant soin de la filtrer si elle est trouble. On y place immédiatement les préparations colorées. La durée de ce séjour dépendra des dimensions des organes et des tissus à fixer. Dans le cas de petites pièces, de coupes, de membranes minces, etc., on emploiera de 2) à 30 ou 50 c. c. de la solution. Pour fixer des objets plus volumineux (2, 8, 10 cent.), on prendra de 100 à 200 ou 300 c. c. de la solution.

Dans le premier cas, on y laissera les préparations pendant 40 minutes ou 1 heure, et même 2 heures, à la température du laboratoire.

Dans le deuxième cas, il faudra les y faire séjourner pendant 10 à 12 et jusqu'à 24 heures.

Un séjour plus prolongé des préparations dans la solution de molybdate d'ammoniaque ne nuit point à la coloration des nerfs.

On retire alors les préparations. et on les lave dans une

Meyer (1895, 96) recommande une injection sous-cutanée d'une solution salée à 1 0/0 de bleu de méthylène, par exemple 20 cc. pour un jeune lapin. Au bout

grande quantité (de 0,5 à 1 litre) d'eau distillée qu'on fera bien de renouveler à plusieurs reprises, surtout s'il s'agit d'objets plus ou moins épais ou de grandes dimensions.

De petites portions de tissus ou des membranes minces sont généralement lavées pendant 30 à 40 minutes ; pour des objets plus gros, on lavera pendant 2 à 3 heures.

Les préparations, retirées de l'eau, sont mises dans de l'alcool absolu où elles séjourneront aussi peu de temps que possible.

Quant aux coupes, membranes minces de toutes sortes et portions menues de tissus, il suffit de les laisser dans l'alcool pendant 15 à 20 minutes, tandis que les préparations volumineuses et épaisses devront y rester pendant 1/2 heure ou 1, 2 et même jusqu'à 4-6 heures.

Certaines préparations destinées à être examinées *in toto* telles que muscles, tendons, fragments empruntés à l'estomac, l'intestin et la vessie, peuvent, avant d'être placées dans l'alcool, être étendues sur des morceaux de carton à dessin de dimensions correspondantes, où on les fixe avec de petites épingles. On les transporte ainsi dans l'alcool et, une fois convenablement durcies, ces préparations ne menaceront plus de se rétracter. On enlèvera le carton, et on mettra les préparations dans de l'alcool frais.

De l'alcool, les préparations, si elles ne sont pas destinées à être débitées en coupes, passeront dans le xylol. On les inclut ensuite dans le baume.

Si les préparations sont épaisses et destinées à être soumises à l'action du microtome, on les portera de l'alcool dans la celloïdine presque liquide, où elles séjourneront, suivant leur volume, 1/2 heure ou 1 heure, et même de 2 à 3 heures ; on les fixera ensuite sur un bouchon de liège, et on les mettra dans l'alcool à 70°, afin de durcir la celloïdine.

Les coupes peuvent être préalablement colorées au carmin aluné.

S'il s'agit de bien conserver un épithélium ou des muscles, ou de colorer la gaîne de myéline des fibres nerveuses ; si l'on désire fixer le bleu de méthylène chez les Invertébrés, *Dogiel* recommande d'ajouter de l'acide osmique à la solution de molybdate d'ammoniaque, en ayant recours au mélange suivant :

Solution de molybdate d'ammoniaque à 5 ou 8 0/0.   25 cc.
Acide osmique à 1/2 0/0 . . . .   2 à 3 cc.

Ce mélange se distingue de celui proposé par Bethe par l'absence de l'acide chlorhydrique, et la teneur plus faible en acide osmique. On y laisse les préparations de 10 à 20 minutes, jusqu'à ce qu'elles prennent une teinte brune ; puis, on les soumet aux traitements ultérieurs.

Dogiel déclare que l'on peut considérer comme résolue la

de 2 heures on répète l'injection. Deux heures plus tard, l'animal est généralement mort. On enlève les organes du système nerveux central et on en fixe de petits fragments d'après le procédé de *Bethe* (V. § 550).

550. *Bethe* (1895) recommande pour la *fixation du bleu de méthylène* chez les Vertébrés le mélange suivant :

> Molybdate d'ammoniaque . . .   1 g.
> Eau distillée . . . .   10 cc.
> Eau oxygénée . . . .   1 cc.
> Acide chlorhydrique officinal. .   1 goutte.

Ce liquide doit être aussi froid que possible (2° à — 2°) ; on y laisse les morceaux à fixer de 2 à 3 heures, s'ils sont petits, de 4 à 5 heures s'ils atteignent 1 cc. ; ils restent pendant quelque temps exposés à la température du laboratoire — lavage à l'eau distillée de 1/2 heure à 2 heures ; alcool froid ; xylol. Inclusion dans la paraffine ou la celloïdine. Coloration au carmin aluné ou aux couleurs d'aniline. — Le cas de tissus riches en graisse étant excepté, si on ajoute de l'acide osmique au liquide fixateur dans lequel la préparation a déjà séjourné quelque temps, le bleu de méthylène devient plus insoluble dans l'alcool, et la teinte devient d'un bleu plus foncé. Le traitement ultérieur des coupes par l'acide osmique est, lui aussi, possible (1).

question de la valeur de la coloration des préparations ainsi fixées.

Il possède, en effet, des préparations faites en 1895, dans lesquelles les nerfs ont conservé une coloration absolument nette.
(*Note du traducteur.*)

(1) Voici une modification *très importante*, introduite en 1896 par *Ramon y Cajal* dans la méthode de Bethe, pour la *coloration au bleu de méthylène des organes centraux et périphériques* :

Cajal emploie une solution concentrée de bleu de méthylène dans l'eau salée physiologique (0 g. 75 0/0) ; il fait avec ce liquide dans l'aorte ou la carotide de l'animal vivant ou immédiatement sacrifié plusieurs injections à 4 ou 5 minutes d'intervalle. Après quoi, il ouvre immédiatement les parois renfermant les

551. Un an plus tard, *Bethe* (1896), pour éviter la basse température de la méthode précédente, proposa le procédé suivant : Comme *Smirnow* et *Dogiel*, il emploie comme préfixateur une solution aqueuse concentrée de picrate d'ammoniaque dans laquelle les pièces de moyenne grosseur, traitées par le bleu de méthylène, séjournent de 10 à 15 minutes. Les pièces épaisses (en vue de préparations totales), sont transportées, sans lavage préalable, dans le mélange suivant :

A. Molybdate d'ammonium . . . . . . 1 gr.
    Eau distillée . . . . 20 gr.
    Acide chlorhydrique offic. . . . . . 1 goutte.

ou bien encore dans :

B. Molybdate d'ammonium. . . . . . . 1 gr.
    Eau distillée . . . . 10 gr.
    Solution à 2 0/0 d'acide chromique . 10 gr.
    Acide chlorhydrique. . . . . 1 goutte.

organes nerveux à étudier, pour exposer ces organes (cerveau, cervelet, rétine) à l'action de l'air pendant 3/4 d'heure à 2 heures. Cajal retire ensuite les pièces par petits morceaux ou tranches de 2-3 mm. (ces tranches doivent être faites sur le cerveau et le cervelet dès l'ouverture de la boîte crânienne ; elles sont verticales, et ont pour but de mettre la substance grise en contact avec l'air) ; il les plonge dans le fixateur de Bethe auquel il ajoute 5 0/0 d'acide osmique à 1 0/0. Après cette fixation et le lavage à l'eau qui la suit, on plonge les pièces dans :

Formol du commerce. . . . . 30 cc.)
Eau distillée. . . . . 100 cc. } pendant 2-4 h.
Chlorure de platine à 1 0/0. . . . . 5 cc.)

Cette solution rend le bleu de méthylène plus insoluble dans l'alcool, grâce au chlorure de platine, et durcit en même temps l'organe. Aussi peut-on se passer de l'inclusion à la paraffine et couper directement la pièce en la fixant sur un bloc de paraffine à l'aide d'une aiguille ou d'un scalpel tout autour de la base de la pièce.

On passe alors les coupes dans l'alcool absolu additionné de 1 de chlorure de platine pour 300 d'alcool, ou plutôt de quelques gouttes de solution aqueuse de chlorure de platine, puis rapidement dans l'alcool absolu. On les éclaircit à la bergamotte ou à l'origan et on les monte (De cette façon l'alcool saturé de chlorure platinique n'a eu que le minimum d'action dissolvante sur le bleu).   (*Note du traducteur.*)   14.

S'il s'agit de faire des coupes, ou s'il est question de préparations totales très minces, on a recours au liquide C :

Molybdate d'ammonium	1 gr.
Eau distillée	10 gr.
Acide osmique à 1/2 0/0	10 gr.
Acide chlorhydrique.	1 goutte.

Dans les solutions A et B, de petits objets séjournent de 3/4 d'heure à 1 heure (pas plus longtemps) ; dans la solution C, de 4 à 12 heures.

Après avoir fixé, on lave à l'eau, on transporte dans l'alcool et, par le xylol, on inclut dans la paraffine.

On peut aussi colorer après coup avec le carmin aluné, la cochenille à l'alun et les couleurs neutres d'aniline (1).

(1) Voici une méthode due à *Bethe* (1900) et ayant trait aux *neurofibrilles*.

Des portions de tissu nerveux central sont fixées pendant 24 heures dans de l'acide nitrique de 3 à 7,5 0/0 et sont mises directement pendant un jour ou plus dans de l'alcool à 96°. On les met pendant 12 à 24 heures dans un mélange d'une partie d'ammoniaque (densité 0,95) avec 3 d'eau et 8 d'alcool à 96° ; puis, pendant 6 à 12 heures dans de l'alcool. On les met ensuite (pendant un temps qui n'est pas indiqué) dans un mélange de 1 partie d'acide chlorhydrique concentré (densité 1,18) avec 3 d'eau et 8 à 12 d'alcool, et alors, pendant 10 à 24 heures de nouveau dans de l'alcool. On les met pendant pas plus de 2 à 6 heures dans l'eau, et pendant 24 heures dans une solution à 4 0/0 de molybdate d'ammonium. On les met pendant 24 heures dans de l'alcool, et on enrobe dans la paraffine (pas dans la celloïdine).

Les coupes sont collées sur porte-objets par la méthode de l'albumine, et sont « différenciées » par l'eau, comme suit. On verse sur la lame de 1 à 5 cc. d'eau distillée de manière à avoir au-dessus des coupes une couche de 1,5 à 2 mm. d'épaisseur, et on met le tout pendant 2 à 10 minutes dans une étuve chauffée à 55° ou 60° C. On rince plusieurs fois à l'eau, on verse sur les coupes une solution de 1 partie de bleu de toluidine dans 3.000 d'eau, on remet à l'étuve pendant 10 minutes, on rince à l'eau, on traite par l'alcool à 96° jusqu'à ce que les coupes ne cèdent plus de couleur (3/4 de minute à 2 minutes), et l'on passe par l'alcool absolu et le xylol au baume. (*Lee* et *Henneguy*, 1902.)

(*Note du traducteur.*)

552. *Apathy* (1897) recommande la « méthode de l'or » suivante pour l'étude des fibrilles nerveuses chez les Invertébrés (principalement les Hirudinées) et les Vertébrés. On peut traiter par l'or a) des tissus frais (Pré-aurification), ou b) des tissus ayant subi l'action d'acides organiques (Post-aurification).

Dans le premier cas, de petites pièces, notamment de minces membranes, sont exposées à l'obscurité dans une solution à 1 0/0 de chlorure d'or pendant au moins deux heures ; puis, sans lavage, elles sont portées dans une solution à 1 0/0 d'acide formique (poids spécifique, 1,223). On les expose alors immédiatement à la lumière (de 6 à 8 heures), pour effectuer la réduction de l'or : on placera les tubes près d'une fenêtre et on pourra même disposer derrière eux un réflecteur quelconque, une feuille de papier par exemple. La solution d'acide formique pourra éventuellement être renouvelée. On monte de préférence directement dans le sirop de gomme ou dans la glycérine concentrée (1).

Dans la Post-aurification, la fixation s'opère, pour les Vertébrés, pendant 24 heures dans un mélange de parties égales de sublimé (dans l'eau salée à 1/2 0/0) et d'acide osmique à 1 0/0.

On lave dans l'eau souvent renouvelée ; puis, les pièces séjournent 12 heures dans une solution aqueuse d'iodure de potassium ioduré (Iodure de potassium à 1 0/0 et Iode à 1/2 0/0).

On opère ensuite comme après la fixation simple au sublimé, et l'on passe par le chloroforme dans la paraffine, pour couper enfin et coller avec l'eau. Les

---

(1) *Lee* (*Lee* et *Henneguy*, 1902) recommande beaucoup cette méthode. Il trouve utile de réduire dans une solution faible de formol, avec ou sans un peu d'acide formique. Il suffit de quelques gouttes de formol pour un tube d'eau. — Cette méthode n'imprègne pas seulement des fibrilles nerveuses, mais donne aussi une excellente coloration nucléaire et plasmatique des cellules en général.

différentes manipulations qui précèdent l'inclusion dans la paraffine se font dans l'obscurité.

Les coupes, en sortant du mélange chloroforme — alcool, sont portées dans l'eau où elles restent au moins 6 heures ; on peut aussi les laver à l'eau, les mettre pendant 1 minute dans l'acide formique à 1 0/0, les relaver à l'eau et les soumettre alors aux traitements ultérieurs. Elles séjournent 24 heures dans une solution à 1 0/0 de chlorure d'or ; puis, elles subissent un rapide lavage dans l'eau pour être portées dans une solution à 1 0/0 d'acide formique et être exposées à la lumière. On se sert, dans ce cas, de flacons de verre assez larges (V. § 231) dans lesquels le porte-objet peut reposer obliquement, le côté sur lequel sont collées les coupes regardant en bas.

Les coupes doivent, nous le répétons, *être exposées de tous côtés « à un éclairage aussi puissant que possible et à une température très basse »*. On les lave encore une fois à l'eau, et on les porte à la manière ordinaire dans le baume, ou bien on les monte directement dans la glycérine ou le sirop de gomme.

De minces membranes sont étendues sur de petits cadres spéciaux en bois de tilleul et traitées à la façon de coupes collées.

Sur des préparations réussies, les fibrilles nerveuses ont une couleur allant du violet foncé au noir.

Un sujet d'étude très favorable est offert à l'histologiste par les gros ganglions de la moelle du Lophius, du Veau, etc.

Pour faire apparaître les fibres à myéline dans le système nerveux central, nous sommes redevables à *Weigert* d'une série de méthodes, parmi lesquelles nous citerons :

553. Une des plus anciennes est connue sous le nom de **méthode de l'hématoxyline de Weigert**.

Primitivement, la *méthode de l'hématoxyline de Wei-*

gert consistait en ceci : Des coupes de préparations fixées dans le liquide de Müller ou dans celui d'Erlicki (*non lavées dans l'eau*), et dont la couleur doit être brune et non verte (inclusion dans la colloïdine), sont plongées dans une solution d'hématoxyline ainsi composée :

> 1 g. d'hématoxyline.
> 10 g. d'alcool.
> 90 cc. d'eau.

La solution a dû reposer quelques jours avant d'être employée. Les coupes y séjournent 3 heures, enfermées dans une étuve chauffée à 30-45° C. ; à la température ordinaire du laboratoire, ce séjour sera plus long et durera de 1 à 2 jours. Les coupes devenues noires sont lavées superficiellement dans l'eau distillée ; puis, portées dans une liqueur composée de :

> Borax . . . . 2 g.
> Ferricyanure de potassium. . 2 g. 1/2
> Eau . . . . 100 g.

C'est dans cette liqueur que s'opère la différenciation désirée ; la substance grise devient jaune ; la blanche reste sombre. Dans quelques circonstances, cette différenciation ne se produit qu'après des heures. Toutes les gaines de myéline, à la fin, apparaissent noires ; les autres éléments présentent des teintes qui varient entre le jaune et le brun.

554. Voici une méthode de **Weigert** qui est plus employée aujourd'hui :

Les morceaux, une fois fixés, d'après les indications du § 553, inclus dans la celloïdine, assujettis à du bois ou à du liège (V. §§ 156 et 157) et enfermés dans une étuve (40° C.), sont et demeurent plongés de 24 à 48 heures dans une solution neutre d'acétate de cuivre (solution saturée de sel étendue d'un égal volume d'eau). Les fragments présentent une couleur vert foncé, et leur revêtement de celloïdine, une teinte vert clair.

Grâce à ce procédé, on peut conserver les morceaux dans l'alcool à 80° jusqu'au moment où on les coupera. Les coupes faites, on les porte dans une solution d'hématoxyline (*Hématoxyline de Weigert*) composée de :

> 1 g. d'hématoxyline.
> 10 cc. d'alcool absolu.
> 90 cc. d'eau.
> 1 cc. d'une solution aqueuse saturée de carbonate de lithine.

Avant d'employer ce colorant, on y ajoutera de l'acide acétique (une goutte dans un verre de montre).

Les coupes y demeurent de 2 à 24 heures d'après la grosseur ou la nature de l'objet ; s'il s'agit de tissus difficiles à colorer, on ajoutera l'action de la chaleur en les enfermant dans l'étuve chauffée à 40° C.

On les transporte de là dans le même liquide différenciateur que celui en usage dans la méthode susmentionnée de l'hématoxyline de Weigert, à savoir :

　　2 g. de borax.
　　2 g. 1/2 de ferricyanure de potassium.
100 cc. d'eau.

La marche de la différenciation est lente ; celle-ci demande quelques jours et ne doit pas être interrompue avant que la substance blanche soit devenue *foncée*, et la substance grise, *claire*.

555. Voici une autre méthode de *Weigert* (1891) :

On fixe les morceaux d'après les instructions du § 553 ; on les inclut dans la celloïdine ou le collodion et on les scelle sur du liège ou du bois (V. §§ 156 et 157). — Cela fait, on les laisse séjourner pendant **24** heures dans une étuve où ils plongent dans la solution suivante :

Acétate neutre de cuivre. . . . . . . ⎫
(Solution aqueuse saturée à froid). . ⎪
Tartrate double de potasse et de sou-⎬ en parties
　de : Sel de Seignette. . . . . . . ⎪ égales
(Solution aqueuse à 10 0/0) . . . . ⎭

De gros objets (par exemple le Pont de Varole de l'homme) peuvent y rester jusqu'à **48** heures au maximum, si on a soin de renouveler la solution au bout de **24** heures (Éviter une température élevée qui rendrait les tissus cassants). On les place une seconde fois dans l'étuve dans une *solution aqueuse d'acétate neutre do cuivre*. Cette solution saturée à froid peut être ou ne pas être allongée de son 1/2 volume d'eau distillée. Rapide lavage à l'eau distillée. Alcool à 80°. Au bout de 1/2 heure à 1 heure, les objets peuvent déjà être débi-

tés en coupes ou, si l'on veut, être laissés encore longtemps dans la solution. Coloration des coupes :

A { Carbonate de lithine (solution
      aqueuse saturée) . . . .   7 cc.
    Eau distillée . . . .   93 cc.

B { Hématoxyline . . . .   1 g.
    Alcool . . . .   10 cc.

On peut conserver en réserve les deux liqueurs ;
toutefois, il ne faudrait pas laisser par trop vieillir la
solution de lithine. On les mélange immédiatement
avant leur emploi : A, 9 parties + B, 1 partie (ne pas
employer la liqueur en trop petite quantité !).

4 à 5 heures suffisent pour que les coupes, exposées à la température du laboratoire, soient complètement colorées ; on peut, malgré cela, les laisser 24 heures dans le colorant. *Lavage* à l'eau.

(Si on ne recourt pas à la différenciation indiquée
au § 554, on ne peut colorer que des coupes isolées et
non des coupes celloïdinées en série, et ces coupes ne
doivent pas atteindre une épaisseur supérieure à
1/40 mm.).

Puis les coupes passent dans l'alcool à 90° ; de là,
pendant *un temps court* dans un mélange de carbol et de
xylol, ou *mieux* dans un mélange de deux parties d'*huile
d'aniline* et de 1 partie de *xylol*. Enfin viennent le tour
du xylol et du « baume au xylol » (dans le « baume
au chloroforme », la coloration disparaît). Après l'emploi de l'huile d'aniline, il faut effectuer un lavage sérieux dans le xylol pur ; sinon, les coupes se décolorent
également.

Résultat : les fibres à myéline présentent une coloration allant du *bleu foncé au noir* sur un fond clair,
qui se colore bientôt en *rose clair*. La celloïdine du
bord prend souvent une teinte *bleu clair*. Si l'on veut
se débarrasser de cette dernière coloration, on remplace
le second lavage à l'eau par un lavage dans l'acide

acétique de 1/5 à 1/2 0/0 (puis : eau, alcool). Avec des préparations délicates (par exemple, l'écorce cérébrale), il faut éviter l'acide acétique.

556. La **méthode de Pal** (1886) n'est au fond qu'une modification de celle de Weigert ; toutefois, on obtient avec elle des effets moins énergiques ; aussi la recommande-t-on dans le cas des coupes épaisses ; elle donne, aux débutants en particulier, de très élégants résultats ; la fixation se fait comme dans la méthode précédente ; les coupes sont plongées pareillement dans l'hématoxyline, ou bien, si elles ne sont pas assez brunes, si elles tirent sur le vert, pendant quelques heures dans l'acide chromique à 1/2 0/0, ou dans une solution de 2 à 3 0/0 de bichromate de potasse. On les porte ensuite dans une solution d'hématoxyline ; ce sera, soit l'hématoxyline de Weigert (§ 554) ; soit une solution formée de :

> Hématoxyline.   0 g. 75
> Alcool . . . .   10 g.
> Eau . . . . .   90 g. (on dissout en chauffant)

avec addition de 2 cc. d'une solution aqueuse saturée de carbonate de lithine.

Au bout de 24 heures au moins, à la température de la chambre, les coupes sont transportées dans une solution aqueuse à 1/4 0/0 d'hypermanganate de potasse qui doit être de fraîche date ; elles y séjournent de 20 à 30 secondes ; puis, passent dans une liqueur formée de :

> Acide oxalique   1
> Sulfite de potasse   1
> Eau   200

C'est là que s'effectue la différenciation ; à l'examen macroscopique, la substance grise apparaît incolore, la blanche se montre sombre. Toutes les gaines de myéline sont alors d'un bleu foncé, et le reste incolore.

On peut très bien colorer à nouveau avec d'autres substances, comme l'éosine, le carmin aluné, etc.

Voici encore une autre marche qui mène également au but :

On traite les coupes par le liquide d'Erlicki pendant 1 à 2 heures, à une température de 40° à 50° ; on les lave très superficiellement dans l'eau ; puis, on les fait séjourner de 2 à 3 heures et à la même température que précédemment, dans :

                Hématoxyline . . . .   1 g.
                Alcool absolu . . . .   10 g.
                Eau . . . .   90 g.

On les traite alors par l'*hypochlorite de soude* (quelques gouttes d'une solution contenant 2 0/0 de chlore sur un verre de montre avec de l'eau) ; la différenciation s'y opère directement, en un temps fort court, sous les yeux de l'observateur : les gaînes de myéline restent colorées et tout le reste se décolore. L'eau de Javel étendue peut être employée, d'une manière analogue, comme liquide différenciateur.

Une fois la différenciation de la substance grise et de la substance blanche obtenue par l'une des méthodes susdites, on lavera les coupes avec beaucoup de précaution dans l'eau distillée ; après quoi, on enlèvera cette eau, et on procédera à leur montage :

La dernière méthode a été proposée par *Heilmeyer* pour l'étude des capillaires biliaires du foie (Voir cet organe).

557. Comme l'a montré Weigert (1894 et 1895), son procédé de coloration est applicable aux objets fixés non seulement avec le liquide de *Müller* ou celui de *Marchi*, mais aussi avec le formol.

Inclure dans la celloïdine ou le collodion.

Couper (ne pas traiter par l'acétate de cuivre du § 555).

Commencer par bien étendre les coupes et les

chauffer dans une capsule avec de l'acide chromique à 1 0/0 jusqu'à la production de vapeurs. Laver à l'eau.

Colorer dans l'hématoxyline de Weigert, en chauffant jusqu'à la production de vapeurs.

Eau. — Différenciation d'après Pal. Eau à laquelle on ajoute quelques gouttes d'ammoniaque (si l'on obtient une teinte brune) ou de lithine (dans le cas de teinte bleue). Monter la coupe.

Ce procédé est beaucoup plus rapide que celui proposé auparavant par Weigert ; le but poursuivi est ainsi plus tôt atteint.

558. Plus simple encore paraît le procédé donné par *Kultschitzky* (1890) pour l'étude de la moelle :

Au sortir du liquide de Müller ou de celui d'Erlicki, les objets sont inclus dans la celloïdine ; puis, coupés, et les préparations ainsi obtenues plongées dans la solution d'hématoxyline :

On dissout entièrement 1 gramme d'hématoxyline dans 2 cc. d'alcool, et on y ajoute 100 cc. d'une solution à 20 0/0 d'acide borique.

Avant de l'employer, on acidule cette solution avec 2 à 3 gouttes d'acide acétique pour un verre de montre. Ou bien encore plus simplement : On dissout 1 gramme d'hématoxyline dans 2 cc. d'alcool, et on y verse 100 cc. d'une solution aqueuse à 2 0/0 d'acide acétique.

Au bout de 24 heures, toutes les gaines de myéline apparaissent colorées en bleu foncé ; tout le reste est presque incolore, tirant vers la teinte rougeâtre. Le traitement après coup par le liquide différenciateur de Weigert (§ 554) conduit plus sûrement au but.

559. Voici d'après *Kultschitzky* (1887) et *Wolters* (1890) une méthode de coloration pour la gaine de myéline et le cylindre-axe :

a) Kultschitzky : à de l'alcool à 50° on ajoute *ad libitum* du bichromate de potasse finement pulvérisé et du sulfate de cuivre. Au bout de 24 heures, une partie de ces sels se dissout dans l'obscurité absolue. Avant de l'employer, on acidule cette liqueur avec de l'acide acétique (5 à 6 gouttes pour 100 cc.). Suivant leur dimension, les objets demandent de 12 à 24 heures pour être fixés dans l'obscurité ; puis, on les porte dans l'alcool absolu.

12 à 24 heures plus tard, on peut effectuer les coupes.

b) Wolters : On fait dans la celloïdine des coupes aussi minces que possible (5-10 μ) d'objets fixés dans la liqueur de Kultschitzky, et on les soumet ensuite pendant 24 heures au liquide macérateur suivant :

Solution de chlorure de Vanadium à 10 0/0 : 2 parties.

Solution d'acétate d'aluminium à 8 0/0 : 8 parties.

Laver 10 minutes dans l'eau ; après quoi, les coupes passent dans la solution d'hématoxyline de Kultschitzky :

Hématoxyline (solution alcoolique) . . . 2

Acide acétique à 2 0/0 100

Deux gouttes d'acide osmique (*Kaes*, 1891).

Elles y restent 24 heures (à 30°) et, ensuite, subissent l'action de l'alcool à 80°, acidulé avec de l'acide chlorhydrique, jusqu'à ce qu'elles deviennent d'un rouge-bleu clair. Cette dernière manipulation exige une grande habitude pour être menée à bonne fin.

560. *Azoulay* (1894) recommande le procédé suivant pour la coloration de la *myéline*, en ce qui concerne surtout la moelle, le bulbe et les nerfs :

A. Pièces ayant séjourné plusieurs mois dans le liquide de Müller, ou traitées et durcies par le formol ; lavage dans l'eau 1-2 jours ; montage à la celloïdine ou au collodion. Un séjour très prolongé des pièces dans l'alcool ne nuit aucunement.

1° Coupes très fines, régulières, reçues dans l'alcool à 90° ;

2° Léger lavage dans l'eau pour les débarrasser de l'alcool qui réduirait inutilement l'acide osmique ;

3° Immersion dans une solution faible d'acide osmique à 1 pour 500 ou 1000 d'eau distillée ou plus forte : 5-10-15 minutes, suivant la richesse de la solution en acide osmique, l'épaisseur et la surface de la coupe (on prend 1 cc. d'acide osmique à 1 ou 2 0/0, et on l'étend de 20 ou 40 cc. d'eau distillée) ;

4° Léger lavage à l'eau ; peu utile pour les coupes très fines, qui ne doivent pas subir de décoloration, ou pour les coupes épaisses devant la subir ;

5° Immersion des coupes dans une solution de tanin à 5 ou 10 pour 100, et chauffage jusqu'à vapeurs à la flamme ou à l'étuve à 50°-55° : 2-3-4-5 minutes et plus, suivant la teinte qu'on veut obtenir. — 5 minutes en moyenne ;

6° Lavage des coupes à plusieurs eaux 5 à 10 minutes et plus, si l'on veut faire une double coloration ;

7° Double coloration au carmin et à l'éosine aqueuse ;

8° Montage ordinaire des coupes à l'alcool, xylol phéniqué simple, ou éosiné si on veut faire la double coloration à ce moment, xylol et baume de Canada.

Il n'y a que la myéline qui soit colorée.

Comme il n'y a pas de décoloration, on est certain que les endroits où la myéline manque, sont des endroits malades ou sclérosés.

Si les coupes sont épaisses ou trop étendues, il faut décolorer ; alors on a : les 6 temps comme plus haut ;

7° Décoloration par le procédé de Pal :

a) Permanganate de potasse à 0,25 0/0,

b) Lavage à l'eau,

c) Sulfite de potasse à 1 0/0) à mélanger au moment
Acide oxalique à 1 0/0　　　　{　　　de s'en servir.

ou encore par :

Extrait d'eau de Javel, 1.

Eau, 50.

Le temps de ces décolorations est trop variable pour qu'il y ait utilité à l'indiquer. Cela nécessite de l'expérience et de la surveillance tout comme pour le *Weigert-Pal.*

8° Lavage prolongé à l'eau ;

9° Double coloration *ad libitum* au carmin ou à l'éosine ;

10° Montage ordinaire des coupes.

B. Pièces ayant séjourné dans un mélange contenant de l'acide osmique (solution de *Flemming* ; de *Ramon y Cajal* [§ 541], etc.) : les coupes passent de l'eau dans une solution de tanin à 5-10 0/0 ; elles sont ensuite soumises aux traitements que nous venons d'indiquer. On peut, par ce même procédé, colorer la graisse dans des organes quelconques.

561. *Flechsig* (1876) a attiré l'attention sur ce fait, que chez les embryons, les fœtus et les animaux jeunes, certains tubes se remplissent de myéline plus tard que d'autres, et il a fondé sur cette observation une méthode pour l'étude du trajet des fibres dans le système nerveux central.

562. Voici les procédés à suivre pour rendre visibles les *cellules conjonctives* des organes nerveux centraux : La fixation des pièces (moelle épinière et morceaux d'encéphale) qui ne doivent guère dépasser 1 cc. se fait dans l'alcool à 96°-98°, pendant 2 à 3 jours. On inclut ensuite dans la celloïdine et on fait des coupes ne dépassant pas 20 μ d'épaisseur.

1° Procédé de coloration : Les coupes baignant dans l'alcool à 90°-95° sont portées dans une solution aqueuse de bleu de méthylène à 0,1 0/0 ; elles y séjournent de 30 à 60 secondes pendant qu'on chauffe jusqu'à vapeurs ; puis on les lave vite, quelques minutes seulement, dans deux bains successifs d'alcool absolu contenu dans des verres de montre. On les passe immédiatement dans de l'huile d'origan où se fait la différenciation. On suit la marche de la différenciation au microscope avec un faible grossissement ; les granulations des cellules nerveuses doivent apparaitre colorées franchement en bleu et les cellules conjonctives en verdâtre clair ; on monte au baume (lavage au xylol au préalable pour meilleure conservation des couleurs).

2° Procédé de coloration : Les coupes, une fois colorées au bleu de méthylène comme ci-dessus, sont lavées vivement dans l'alcool et portées dans une solution faible de Magenta (Fuchsine diamant) [Magenta, 0,1 ; alcool à 96°, 100 cc.]. Elles y séjournent de 15 à 30 minutes. On les lave à nouveau à l'alcool une minute, et on les plonge dans l'essence de girofle où se fait la différenciation. On suit cette dernière au microscope avec un faible grossissement. On doit obtenir une teinte rouge pour les noyaux des cellules conjonctives et des vaisseaux ; les cellules nerveuses prennent une coloration bleu-rougeâtre, leurs noyaux restant incolores. Si la coloration rouge est trop intense, il faut continuer de laver à l'essence de girofle ; si, au contraire, c'est la teinte bleue des granulations des cellules nerveuses qui est trop forte, il faut enlever l'essence de girofle et laver à l'huile d'origan. Il faut savoir, en effet, que l'essence de girofle dissout le bleu de méthylène et l'huile d'origan la fuchsine, mais que l'inverse n'a pas lieu (*Nissl-Rehm*, v. *Rehm*, 1892).

563. On met très bien en évidence le cylindre-axe et les cellules nerveuses dans des préparations fixées dans l'alcool, par le procédé suivant que recommande *Rehm* :

On plonge des coupes durant 48 heures dans une solution aqueuse d'hématoxyline à 1/2 0/0 ; on les lave ensuite dans de l'eau additionnée d'une solution aqueuse saturée de lithine dans la proportion de 1 cc. à 100 cc., jusqu'à disparition de toute trace de colorant.

Traitement ultérieur : Alcool…, etc. Les cylindres-axes sont d'un gris foncé, ainsi que les prolongements des cellules nerveuses.

564. *Coloration. Méthode de Marchi* (1885).

1) Liquide de Müller pendant 8 jours. 2) Des fragments aussi petits que possible passent, sans être lavés, dans : 2 parties de liquide de Müller et 1 partie d'acide osmique à 1 0/0 et y restent de 5 à 8 jours. 3) Lavage pendant quelques jours. 4) Celloïdine ou collodion, etc. Les fibres *en voie de dégénérescence* (et non les fibres dégénérées) deviennent noires ; tout le reste de la préparation reste légèrement jaune.

565. La méthode de Marchi ne permet de bien colorer que de petits morceaux de cerveau par suite de la formation de mottes noires dans des régions non dégénérées ; aussi *Teljatnik* (1897) a-t-il été amené à la modifier de la manière suivante : les pièces en question, empruntées au système nerveux, ayant 1 cent. 1/2 d'épaisseur, sont tout d'abord placées dans une solution de Müller ; puis, elles passent dans des mélanges d'acides chromique et osmique dont on augmente peu à peu la concentration ; enfin, les préparations sont traitées par le permanganate de potasse et l'acide oxalique (comme dans la méthode de Pal). Grâce à ce procédé, disparaissent ces mottes noires qui ne représentent pas de produits de dégénérescence.

566. Coloration de la névroglie. Méthode de *Weigert* (1895) :

1) Fixation (et macération).

Ces deux actes peuvent s'accomplir ensemble ou séparément. On opérera en deux temps si l'on veut aussi traiter les préparations d'après d'autres méthodes, telles que celles de Marchi, de Golgi-Nissl ou la « méthode des gaînes de myéline ». Fixation dans le formol au 1/10. Les objets ne doivent pas dépasser 1/2 centimètre d'épaisseur. Matériaux aussi frais que possible. Se servir de cristallisoirs avec du papier filtre tapissant le fond.

Au bout d'un jour, on renouvelle le liquide ; 4 jours environ suffisent pour la fixation. On peut, pendant des années entières, conserver alors les préparations en vue de la coloration de la névroglie.

2) Macération (Voir Merkel-Bonnet, Ergebnisse, 1894).

On recommande tout spécialement le liquide suivant :

5 0/0 d'acétate neutre de cuivre.

5 0/0 d'acide acétique ordinaire.

2 1/2 0/0 d'alun de chrome dans l'eau.

On fait bouillir de l'eau dans laquelle on met l'alun de chrome ; puis, on ajoute les deux autres ingrédients : l'acide acétique d'abord, et ensuite l'acétate neutre de cuivre finement pulvérisé. On agite convenablement et on laisse refroidir.

C'est dans ce liquide (très efficace aussi pour la coloration des gaînes de myéline) que séjournent pendant 4 à 5 jours dans l'étuve ou pendant 8 jours à la température du laboratoire les objets fixés dans le formol. Si l'on ne désire colorer que la névroglie, il vaut mieux ne pas employer le formol simple, mais placer *directement* les objets frais et ne dépassant pas 1/2 cent. d'épaisseur dans *la solution de cuivre et d'alun de chrome*, à laquelle on ajoute 10 0/0 de formol. Laisser séjourner au moins 8 jours dans le liquide (que l'on renouvellera plusieurs fois) à la température du laboratoire.

Lavage à l'eau ; déshydratation par l'alcool ; inclusion dans la celloïdine ou le collodion. — Coupes.

Les coupes restent 10 minutes dans une solution à 1/3 0/0 de permanganate de potasse ; on les lave ensuite avec de l'eau que l'on fait couler sur elles ; puis, on les met dans la liqueur suivante où s'effectue la réduction :

5 0/0 de Chromogène.

5 0/0 d'acide formique (poids spécifique = 1,20) dans l'eau.

On filtre avec soin. Avant de s'en servir, on additionne 90 cc. de ce mélange avec 10 cc. d'une solution à 10 0/0 de sulfite neutre de soude. Au bout de quelques minutes, une décoloration s'est déjà produite dans les coupes brunies par le permanganate de potasse, mais il vaut mieux les laisser tout de même de 2 à 4 heures encore dans la solution.

Si l'on tient à obtenir le tissu conjonctif incolore, on peut à ce moment arrêter les manipulations faites en vue de la coloration ; sinon, dans le cas où l'on désire donner à ce tissu une teinte faisant contraste avec celle du tissu nerveux, on place les coupes, après avoir décanté la liqueur réductrice et avoir à deux reprises différentes versé de l'eau dessus, dans une solution simple, aqueuse, saturée de Chromogène (5 0/0 de Chromogène dans l'eau distillée). Filtrer avec soin ! Dans cette solution les coupes restent une nuit ; plus leur séjour est long, et plus frappant est le contraste obtenu dans la coloration du système nerveux ; on verse encore deux fois de suite de l'eau sur les coupes, et ces dernières sont alors prêtes pour la coloration.

3) Coloration : c'est une modification de la méthode employée pour la fibrine (§ 382). La solution d'iodure de potassium ioduré est toujours la même (solution saturée d'iode dans une solution à 5 0/0 d'iodure de potassium).

A la place de la solution ordinaire de violet de gentiane, on emploie une solution alcoolique de violet de méthyle (alcool à 70° ou 80°) ; elle est saturée à chaud et, après le refroidissement, on a le soin de décanter. On ajoute à cette liqueur 5 cc. d'une solution aqueuse à 5 0/0 d'acide oxalique par 100 cc. ; la solution d'huile d'aniline et de xylol est faite dans les proportions suivantes : 1 partie d'huile pour 1 partie de xylol.

La coloration s'effectue dans la suite comme dans le cas de la fibrine ; les réactions s'opèrent très rapidement. Les coupes ne doivent pas avoir plus de 20 μ d'épaisseur (1).

Consulter aussi pour ce chapitre 8 : *Déjerine* (1895), *Lenhossek* (1895), *Obersteiner* (1895), *Pollack* (1898), *Weigert* (1894 et 1895).

IXᵉ CHAPITRE

Cœur. Vaisseaux sanguins ; leur distribution. Vaisseaux lymphatiques (2) ; capillaires lymphatiques.

567. La connaissance de la disposition et de la

(1) *Benda* (1900) fixe et mordance comme Weigert, et fait des coupes à la paraffine. Les coupes collées sur porte-objet sont colorées par l'un ou l'autre des procédés suivants :

a) Mordancer 24 heures dans de l'alun ferrique à 4 0/0 ou dans le *liquor ferri sulfurici oxydati*, allongé de 2 vol. d'eau. Rincer et colorer dans une solution diluée, d'un jaune d'ambre pâle, d'alizarate sulfoné de soude (sulfalizarinsaeure Natron). Rincer et sécher par du papier buvard, et colorer 15 minutes dans une solution de bleu de toluidine à 0,1 0/0 dans l'eau. Rincer dans de l'eau acétique à 1 0/0, passer rapidement par l'alcool absolu, différencier pendant 10 minutes par de la créosote, laver bien au xybol et monter dans le baume.

b) Colorer 24 heures dans une solution jaune pâle d'hématoxyline, différencier dans l'acide acétique à 30 0/0, rincer et verser dessus du violet de gentiane dans l'eau anilinée, ou le violet de méthyle de Weigert, ou du Krystallviolett comme ci-dessous, et chauffer jusqu'à production de vapeurs, rincer, verser dessus de la solution d'iode dans l'iodure de potassium, rincer, différencier par un mélange à parties égales d'aniline et de xylol, laver bien au xylol, et monter dans le baume.

La solution de Krystallviolett se compose de 1 partie de solution saturée du colorant dans l'alcool à 70 0/0, 1 partie d'acide chlorhydrique dans l'alcool à 70 0/0, et 2 parties d'huile d'aniline.

c) Colorer dans l'hématoxyline ci-dessus, différencier dans la Sæurefuchsin picrique de *van Gieson*, déshydrater et monter dans le baume. (Ce dernier colorant s'obtient en ajoutant, à une solution saturée d'acide picrique dans l'eau, quelques gouttes (jusqu'à coloration rouge-grenat) de solution saturée de fuchsine acide dans l'eau) — [In *Lee* et *Henneguy*, 1902].

(Note du traducteur.)

(2) Consulter la note du § 693.

15.

situation respective des différentes parties des tissus qui constituent la *paroi cardiaque* s'acquiert au moyen de coupes pratiquées dans cette paroi, que l'on fixe à sa guise (avec le liquide de Müller, l'acide chromique, l'alcool, etc.), et qu'on traite ensuite. On isole les fibres de Purkinje et les cellules musculaires lisses du cœur de la manière indiquée aux §§ 479 et suivants.

568. L'endocarde et le péricarde peuvent (V. § 338) être traités par la méthode de l'argent, puis, être enlevés au moyen d'une pince, ou détachés, par *sections plates*, en minces lamelles, à l'aide d'un rasoir, et enfin inclus dans la glycérine.

569. On fixe, à sa fantaisie, les vaisseaux très gros, ceux de dimension moyenne, et on les coupe dans la celloïdine ou le collodion. Coloration des fibres élastiques par la méthode de l'Orcéine (V. § 398) et celle de Weigert (V. § 397); coloration du tissu conjonctif d'après *Hansen* (V. § 393).

570. On traite les parois de ces vaisseaux par une solution de potasse ou de soude caustique ou par l'alcool au tiers, durant 24 heures et plus ; ou bien, par l'acide tartrique à 1 0/0 pendant quelques heures seulement. On peut alors, par des fractionnements et des dissociations pratiqués avec soin, isoler par places les éléments **élastiques (plaques, réseaux et fibres)**.

571. On coupe les artères et les veines de moyenne dimension, et on les colore avec le picrocarmin, par exemple (V. § 286) (tunique musculaire).

572. Les vaisseaux de *petite* et ceux de *très petite dimension* (dénués de *vasa vasorum*), à parois minces formées d'une seule rangée d'éléments musculaires, à direction circulaire dans les artères, longitudinale dans les veines, s'étudient fort aisément dans les préparations de la substance blanche ou de la substance grise du système nerveux, obtenues par la dissociation. Ces mêmes vaisseaux, et aussi les plus petits d'entre ceux de moyenne grosseur, s'étudient au moyen des coupes faites dans différents organes, et, de préférence, dans le poumon, dans la région voisine du hile.

573. L'examen des capillaires, et, dans tous les cas, des *artérioles* et des *petites veines*, se fait sur des membranes minces, rendues foncées à la suite de leur traitement par la méthode de l'argent (§ 338), et colorées après coup par l'hématoxyline.

Il se fait encore avec plus de sûreté et de succès, quand, chez un animal, une grenouille par exemple, qu'on a fait périr par le chloroforme, et dont on a fait écouler le sang en incisant la pointe du cœur, on injecte dans les vaisseaux une solution faible de nitrate d'argent (1 0/0) jusqu'à ce que le système vasculaire tout entier en soit rempli (une grenouille exige de 10 à 15 cc.). On enlève à l'animal ainsi traité les mésentères, les alvéoles pulmonaires, la vessie ; on lave ces organes, on les fixe avec l'alcool, et, enfin, on les inclut. De semblables préparations montrent, indépendamment des limites de l'endothélium, celles des muscles lisses.

574. Les capillaires qui n'ont pas été injectés s'affaissent de telle sorte qu'ils ne sont plus reconnaissables ; leur distribution ne deviendra visible que par **l'injection des vaisseaux**.

La *technique des injections* a pris un grand développement, et est devenue l'une des branches les plus importantes de la technique microscopique ; cette importance même nous dispense d'avoir à décrire les appareils d'injection, et les procédés pour introduire et fixer la canule ; nous nous contenterons de citer deux masses à injection qui ont déjà fait leurs preuves : une rouge et une bleue.

575. C'est, en premier lieu, la masse au *carmin* et à la *gélatine*. Voici comment on la fabrique : On prépare une bouillie de carmin (environ 4 gr. de carmin et 8 cc. d'eau). On ajoute à cette bouillie assez d'ammoniaque pour dissoudre le carmin, ce que l'on reconnaît à ce que le tout devient couleur de laque. D'autre part, on met 50 gr. de gélatine dans l'eau distillée et on l'y laisse se gonfler pendant environ 24 heures. Une fois ce résultat obtenu, on chauffe la gélatine au bain-marie, à une température de 40° C., après en avoir exprimé l'eau avec les mains. Il faut avoir soin que la gélatine ne soit pas surchauffée ; quand elle est fondue, on y verse, en agitant constamment la masse, la quantité de bouillie de carmin nécessaire pour produire une coloration d'intensité déterminée. On mélange, avec soin, le liquide au moyen d'une baguette de verre, jusqu'à ce que le carmin se soit uniformément réparti dans la masse de gélatine. On verse alors, goutte à goutte, dans cette liqueur, en l'agitant continuellement, une solution d'acide acétique à 25 0/0 ; on s'arrêtera lorsque l'on verra la teinte de laque commencer à passer du rouge foncé de cerise au rouge brique ; à ce moment, la masse sera neutre, et on la filtrera sur de la flanelle neuve.

La masse est injectée à chaud dans un animal que l'on a préalablement chauffé dans une eau de 37° à 38° C., et privé, par le massage, le plus complètement possible, de son sang, avant qu'on ait lié la canule. (Pour les Amphibiens, il suffit d'une température de 30° C. environ.) Les fragments ainsi injectés sont fixés dans l'alcool.

Si l'on veut injecter un animal entier, il faut introduire la canule de la seringue dans le cœur gauche, dans l'aorte, et faire la ligature de telle sorte que l'écoulement du sang, dû à son retour à travers le cœur droit, soit possible. On injecte lentement en exerçant une pression modérée (1).

(1) *Friedenthal* (1899) recommande la masse à injection

576. Le **bleu de Prusse** soluble dans l'eau, versé en solution aqueuse saturée, à chaud, sur la gélatine préparée d'après les instructions du § 575, donne une masse d'injection bleue (Ranvier) (1889) ; s'il fait défaut, on peut le faire de toutes pièces en suivant le procédé de Ranvier. On mêle ensemble deux solutions concentrées de ferrocyanure de potassium et de sulfate ferrique en proportions déterminées ; il se forme alors un précipité bleu de bleu de Prusse insoluble. On filtre le liquide, et la masse bleue reste naturellement sur le filtre. On lave alors à l'eau cette masse, jusqu'à ce qu'il sorte du filtre une liqueur bleue ; cela dure, suivant les circonstances, 24 heures et plus encore. Le bleu de Prusse insoluble est alors devenu soluble, et la bouillie restée dans le filtre peut être desséchée, et servir comme bleu de Prusse soluble.

Les pièces injectées avec ce bleu permettent une fixation ultérieure avec l'acide chromique et les sels de chrome.

On peut se procurer des masses à injection toutes prêtes chez Grübler et Cie.

577. Altmann proposa en 1879 le procédé que voici :
On injecte avec un peu d'huile d'olive des vaisseaux comme ceux de la cornée, des reins, de l'iris, de la choroïde, de la peau ou de la rétine ; les membranes ainsi injectées sont traitées par l'acide osmique (V. § 103) qui colore en noir les vaisseaux. Les organes trop épais pour être transparents peuvent être découpés en lamelles minces au moyen du microtome réfrigérant, et, après cela, ils sont pareillement soumis à l'action de l'acide osmique à 1 0/0 pendant 24 heures ; cet acide rend noirs les vaisseaux remplis d'huile et leur donne, en même temps, la résistance de la corde, de sorte que

suivante :
        Gélatine colorée à 10 0/0 . . . . 1 vol.
        Formol à 4 0/0. . . . . 1 vol.
    Cette masse sert en même temps à injecter et à durcir les tissus.

(Note du traducteur.)

l'on peut, avec beaucoup de précaution il est vrai, traiter les coupes sur le porte-objet avec l'eau de Javel ; cette dernière dissout toutes les parties du tissu.

De cette façon, on est à même d'obtenir de très nettes préparations microscopiques, par corrosion, des vaisseaux les plus fins et des capillaires.

On peut aussi transporter ces préparations dans la glycérine, après les avoir fait passer par l'eau. ou bien dans le baume de Canada, après un séjour dans l'alcool ; mais on doit y procéder avec un soin tout particulier, vu que les préparations deviennent, dans ce cas, extraordinairement cassantes.

578. Une autre méthode, celle de l'imprégnation des voies lymphatiques par les corps gras, est encore due à Altmann :

On prépare à cet effet, soit :

    1. Huile d'olive . . . .   1 vol.
       Alcool absolu . . . .   1/2 vol.
       Ether sulfurique . . . .   1/2 vol.

La solution doit être claire ; ou bien encore :

    2. Huile de ricin . . . .   2 vol.
       Alcool absolu . . . .   1 vol.

On place des fragments d'un tissu frais, par exemple une cornée, dans une assez grande quantité de la 1re ou de la 2e solution. Au bout de 5 à 8 jours, on porte les petits morceaux en question, directement, de l'un ou l'autre de ces mélanges, dans l'eau où ils séjournent quelques heures : ce lavage a pour effet de nettoyer les particules graisseuses superficielles adhérentes et d'amener la précipitation de celles qui se trouvent dans les canaux. On plonge alors les fragments de tissus pendant 24 heures dans l'acide osmique à 1 0/0, et, comme les vaisseaux, on les soumet à l'action corrosive de l'eau de Javel, soit directement, soit seulement, si le cas l'exige, après les avoir coupés avec le microtome réfrigérant.

Si l'on veut effectuer la corrosion dans les conditions les meilleures, et en prolonger longtemps l'action, on devra diluer l'eau de Javel avec 1 ou 2 vol. d'eau ordinaire.

579. Pour injecter les capillaires et les sinus lymphatiques, on a introduit dans la technique la méthode par piqûre ; cette injection se fait soit avec le bleu de Prusse (V. § 523), soit avec une solution aqueuse de nitrate d'argent (1/1000), soit encore avec une solution de ce même sel dans la gélatine (1/4 0/0) (Ranvier, 1889). On met de la gélatine pendant 12 heures dans une grande quantité d'eau ; on la comprime avec les mains autant que possible, et on la chauffe. Elle ne tarde pas à devenir liquide, et c'est à ce moment que l'on ajoute le nitrate d'argent (1).

Xe CHAPITRE

Ganglions lymphatiques et Rate.

580. Pour s'orienter en gros dans la structure des ganglions lymphatiques, il suffira d'opérer des coupes dans de petits ganglions empruntés au mésentère d'un chat, par exemple, et de fixer, avec l'alcool, la liqueur de Flemming, le sublimé ou l'acide picrique.

Les coupes colorées avec l'hématoxyline et l'éosine permettent de s'orienter facilement dans la distribution des substances médullaire et corticale. Les trabécules et les capsules sont mises en évidence par l'éosine ; pour le tissu conjonctif, on colore d'après le procédé de *Hansen* (V. § 393).

(1) *Malassez*, pour imprégner à l'argent des cavités sanguines et lymphatiques et les maintenir béantes, fait passer successivement sans changer la canule de place : de l'eau distillée, la solution de nitrate d'argent, de l'eau distillée, de l'alcool faible, de l'alcool fort, et durcit dans l'alcool absolu. Cette méthode serait, d'après cet auteur, bien préférable à celle de la gélatine argentée.

Renaut, de Lyon, obtient d'aussi bons résultats avec sa solution picriquée, osmiquée et argentée. Ce mélange est ainsi constitué :
Solution A :
Sol. aq. saturée d'acide picrique dans l'eau distillée . . 80 cc.
Sol. aq. d'acide osmique à 1 0/0 . . . . 20 cc.

Cette première solution peut être préparée d'avance ; on y ajoute, au moment de s'en servir, l'azotate d'argent dans les proportions suivantes :
Solution B :
Solution A . . . . 4 parties.
Azotate d'argent à 1 0/0 . . . . 1 partie.
(*Note du traducteur.*)

On fait apparaître l'endothélium (1) des trabécules, en injectant une solution faible de nitrate d'argent à 1/10 0/0 dans un vaisseau afférent, ou, ce qui est

(1) Voici la méthode qu'a employée avec succès le Dr *S. Fleury* dans son « Etude du *système lymphatique* » (Structure des ganglions lymphatiques de l'*Oie*) [Thèse de Montpellier, p. 39-42, 1902].

L'auteur procède de la manière suivante :

1° *Injection d'un liquide fixateur destiné à montrer la structure des voies lymphatiques au sein du ganglion.*

On choisit dans ce but le liquide de *Renaut*, mélange qui est ainsi constitué :

Solution *A* :

    Solution aqueuse d'acide picrique dans l'eau
       distillée . . . . 80 cc.
    Solution aqueuse d'acide osmique à 1 0/0 . 20 cc.

Cette première solution peut être préparée d'avance ; on y ajoute, au moment de s'en servir, l'azotate d'argent dans les proportions suivantes :

Solution *B* :

    Solution *A* . . . . 4 parties.
    Azotate d'argent à 1 0/0 . . . . 1 partie.

On peut également se servir, pour l'imprégnation, d'une simple solution aqueuse d'azotate d'argent à 1 p. 300.

Les lymphatiques étant ponctionnés à quelques centimètres en avant du ganglion, on pousse l'injection qui les remplit, gonfle le ganglion, et passe dans la jugulaire. On maintient la pression pendant quelques minutes en continuant à pousser modérément le piston de la seringue ; puis, on détache le ganglion à l'aide de ciseaux fins, sans exercer sur lui de tiraillements ni de compression, et on le porte dans l'alcool à 90°. Au bout de 2 ou 3 jours, pendant lesquels on a pris soin de renouveler une fois ou deux l'alcool dans lequel est conservée la pièce, on coupe celle-ci à main levée, ou en s'aidant du petit microtome de *Ranvier*, sans inclusion préalable, ou, si l'on préfère, après un simple durcissement dans la gomme arabique et l'alcool. Il faut soigneusement éviter, en tous cas, d'inclure la pièce dans la paraffine, parce que le mode de fixation employé ne lui permet pas de supporter sans dommage cette inclusion. Les coupes ainsi obtenues sont montées dans le baume, sans coloration préalable, ou bien après coloration à l'hématéine et à l'éosine.

Cette méthode, en débarrassant les voies lymphatiques ganglionnaires de leur contenu et en les fixant en quelque sorte déployées, permet de bien voir leur disposition. Elle montre aussi, très facilement, l'endothélium qui les tapisse.

2° *Injection des voies lymphatiques par la gélatine colorée.* — On peut aussi faire une injection d'une masse au bleu de Prusse contenant de 2 à 7 p. 100 de gélatine, suivant la saison

plus simple, dans le ganglion lymphatique par une piqûre ; on fixe alors le ganglion par l'alcool.

Les coupes, dont le minimum d'épaisseur doit être

froide ou chaude dans laquelle on opère. Cette masse est soluble à chaud, mais, en opérant *rapidement* après la mort, il n'est pas besoin de réchauffer l'animal.

On opère comme pour une injection de liquide fixateur, et dès que le ganglion et les vaisseaux lymphatiques sont bien remplis, on porte l'animal sous un courant d'eau froide. La gélatine se coagule ; on la laisse se solidifier bien entièrement, et, au bout d'une heure environ, ayant soigneusement détaché le ganglion et ses vaisseaux, on les porte dans le liquide de Müller, où ils doivent séjourner pendant plusieurs jours. Au bout d'une semaine environ, il est possible de faire des coupes, soit sans inclusion préalable en se servant du microtome de Ranvier, soit après inclusion à la celloïdine. Les plus fines de ces coupes sont avantageusement colorées au picro-carminate et montées à la glycérine. Dans ces préparations, les voies lymphatiques distendues par la masse à la gélatine, se distinguent aisément, et peuvent être suivies dans toute l'épaisseur de l'organe.

3° *Injection des vaisseaux sanguins.* — Pour injecter les vaisseaux sanguins des ganglions de la base du cou, il suffit d'injecter ceux de la partie antérieure du corps. Dans ce but, après avoir tué l'animal au chloroforme, on enlèvera le plastron sternal avec beaucoup de précautions, surtout à l'approche de sa portion antérieure, au voisinage des gros vaisseaux des ailes ; on lie à droite la crosse de l'aorte, on introduit une canule dans le tronc brachio-céphalique du même côté, et l'on pousse l'injection à l'aide d'un appareil à pression continue. L'injection est achevée lorsque la matière colorante revient par les veines jugulaires. On pose sur celles-ci une ligature, on continue encore l'injection pendant quelques secondes ; puis, on porte sous un robinet d'eau froide ; après quoi on fixe les pièces par l'immersion dans le liquide de *Müller*.

4° *Fixation par immersion dans les liquides appropriés.* — Quand il s'agit d'étudier le ganglion intact avec le contenu de ses voies lymphatiques, il faut, après l'avoir enlevé avec précaution, le transporter dans un liquide fixateur. *Fleury* a employé comme tel le liquide de *Flemming*, le liquide de *Zenker*, et le liquide de *Bouin*. Après le traitement par ces différents réactifs, la pièce était incluse à la paraffine et débitée en coupes minces. Le liquide de Zenker donne, pour les ganglions lymphatiques, d'excellents résultats. Le liquide de *Flemming* a le fâcheux inconvénient de coaguler par places le plasma contenu dans les voies lymphatiques, et de fournir, par suite, des préparations moins nettes.

Les coupes ont été colorées par diverses substances, par l'hématéine et l'éosine, par la safranine, le violet de gentiane et l'orange, et enfin par la méthode de *Benda* ; elles permettent

de 15 μ, montrent dans les trabécules tous les traits bien connus de la structure endothéliale (1).

d'étudier, en plus de la structure de la substance propre, le contenu des sinus lymphatiques.

(*Note du traducteur.*)

(1) **Voici** la méthode qui a donné à *Retterer* (1901) d'excellents résultats, dans ses recherches classiques sur les *ganglions lymphatiques* :

Il est important de fixer d'une façon précise et identique les ganglions qui proviennent d'animaux normaux et de ceux dont on a modifié, par l'anémie, les tissus et les éléments libres. Il faut employer des solutions qui, tout en conservant la structure et les images karyokinétiques, préviennent et empêchent l'extraction et la diffusion de l'hémoglobine. Le liquide de Zenker (liquide de Müller saturé de bichlorure de mercure) satisfait à ce double desideratum. Voici comment Retterer procède pour avoir une fixation convenable : il plonge les organes frais dans 200 ou 300 c. c. de liquide de Zenker auquel il ajoute 3 0/0 d'acide acétique. Il met le bocal dans l'étuve chauffée à 30° ou 36°. Au bout de 3 heures, il jette la moitié de la solution, et remplace le liquide par une solution aqueuse concentrée de bichlorure de mercure. Ces manipulations ont pour but d'empêcher l'action prolongée de l'acide acétique et du liquide de Müller. Il est bien entendu que, sur les organes volumineux, il convient de pratiquer au rasoir une série d'incisions pour permettre la pénétration du liquide.

Après lavage et durcissement dans l'alcool, additionné de teinture d'iode, les ganglions ou les troncs lymphatiques sont inclus dans la paraffine, débités tout entiers ou par portions en coupes non interrompues. Après les avoir collées à l'eau albumineuse, il les colorait au début de ses recherches à l'hématoxyline, à l'éosine et à l'orange.

Depuis quelque temps, il procède autrement, en employant une solution éosine — orange — aurantia. C'est une solution dont nous devons le mode de préparation à Israël et Pappenheim (*Archives de Virchow*, vol. 143, p. 433), qui la préparent de la façon suivante ; on mélange :

Eosine. . . . .   6 grammes
Orange G.   2   —
Aurantia . . . .   1 gramme.

Retterer a trouvé avantage à augmenter la proportion d'orange. On ajoute à cette poudre la solution suivante qu'on verse lentement, en chauffant doucement le mélange et en l'agitant constamment :

Eau distillée . . . .   10 vol.
Glycérine . . . . } ãã 1 vol.
Alcool. . . . . }

On cesse de chauffer dès que la solution devient claire.

Voici comment l'auteur emploie cette solution colorante : il

581. L'étude des centres germinatifs (Keimcentren) de *Flemming* trouve de précieux éléments, non seulement dans les ganglions lymphatiques, mais encore dans les follicules solitaires de l'intestin. On les fixe préalablement avec la liqueur de *Flemming*, comme aussi avec l'acide picrique, etc., et on les colore avec la safranine.

582. Le tissu adénoïde, réticulé, peu ou point observable sur des préparations en coupes, ne devient visible que lorsque, d'une manière ou d'une autre, on a chassé les cellules.

Les coupes au travers des ganglions lymphatiques, pratiquées soit sur le tissu frais, soit au moyen d'un microtome réfrigérant, sont étendues sur un porte-objet dans une petite quantité de liquide, et touchées délicatement avec un pinceau fin ; les leucocytes adhèrent, en partie, au pinceau, et on peut plus tard procéder à la coloration avec l'hématoxyline, par exemple, qui communique aux réseaux adénoïdes une teinte bleue. C'est la *méthode du pinceau (His)* [1861].

On peut encore, pour des préparations préalablement fixées, puis coupées et placées pendant un certain temps dans l'eau, employer la méthode du pinceau ou faire usage d'une autre, également donnée par His, et qui consiste à secouer quelque temps les coupes dans

l'allonge de 500 c. c. d'eau distillée, et il y fait séjourner les coupes 12 ou 24 heures. Après lavage à l'eau, il colore ces mêmes coupes à l'hématoxyline ou à la thionine, ou successivement avec l'une ou l'autre.

L'hématoxyline et la thionine se fixent sur la chromatine ou la substance chromophile du protoplasma qui prennent une teinte foncé violet tandis que l'éosine, l'orange et l'aurantia donnent une couleur jaune orange aux hématies adultes, et communiquent aux substances en voie de se transformer en hémoglobine une teinte dont la nuance est intermédiaire au rose violacé et au rose orange.

Pour l'étude du réseau *élastique*, Retterer a employé comparativement le procédé d'Unna (V. § 397) et celui de Weigert (V. § 398).

(Note du traducteur.)

un verre à expérience rempli à moitié d'eau. L'addition de bile de grenouille à de l'eau nous a paru donner des résultats meilleurs et plus rapides ; il n'est pas impossible qu'une partie des éléments qui se trouvent dans les mailles du réticulum se dissolve dans la bile.

Ce procédé éloigne le plus grand nombre des leucocytes, et, une fois les coupes étendues et colorées, le tissu conjonctif réticulé apparaît nettement à l'œil de l'observateur.

583. On obtient le même résultat en faisant digérer les coupes dans la trypsine (V. § 402).

584. Le tissu réticulé (non gélatineux) se présente, d'après Mall (1891), dans les ganglions lymphatiques, la rate, les muqueuses, le foie, les reins, les poumons ; pour le mettre en évidence, on commence par faire digérer les coupes dans la pancréatine ; puis, on y ajoute de l'eau, et on leur imprime des secousses ; on les étend ensuite sur un porte-objet, et on les fait sécher. On humecte alors avec une goutte d'une solution où entrent 10 gr. d'acide picrique, 150 cc. d'alcool absolu, et 300 cc. d'eau. On fait de nouveau sécher ; après quoi, on place sur la coupe quelques gouttes de fuchsine acide qu'on y laisse pendant environ 1/2 heure (Fuchsine acide, 10 gr. ; alcool absolu, 33 cc. ; eau, 66 cc.). On verse l'excès de fuchsine et on plonge très peu de temps le porte-objet dans la solution d'acide picrique ; puis, dans l'alcool absolu. — Xylol, baume de Canada (c'est, au fond, la méthode d'Altmann exposée § 323).

585. Des images, différant sur certains points de celles que donne la méthode précédente, s'obtiennent par l'emploi du procédé dit de l'argent, décrit § 643, appliqué à des fragments de rate et à des ganglions lymphatiques fixés dans l'alcool. Avant l'opération, on sépare, en les coupant, les capsules des fragments ; dans la rate, on voit se colorer les fibres dans la pulpe, comme dans le corpuscule de Malpighi, et aussi une couche corticale particulière de ce même corpuscule qui revêt les vaisseaux (*Oppel*, 1891).

586. L'examen des cellules demanderait l'emploi des différents colorants en usage pour l'étude de la lymphe (V. § 346 et suiv.); on les fait agir sur des coupes ; ou bien, en râclant une surface de coupe fraîche, on obtient un élément d'étude que l'on traite absolument comme il a été dit pour la lymphe.

587. La méthode à suivre pour l'examen de la *rate* est identique à celle que nous avons appliquée à l'étude des ganglions lymphatiques. On colore les fibres élastiques (?) des capillaires veineux avec l'*Orcéine* (*von Ebner*, 1899 : *Anat. Anz.* T. 15, p. 482 et suiv.) [V. § 398] ou par le procédé de *Weigert* (V. § 397), mais mieux avec le Bleu de Lyon ; les fibrilles conjonctives seront colorées par la méthode de *Hansen* (V. § 393).

L'injection des vaisseaux de la rate constitue une opération extrèmement délicate.

Comme nous l'avons observé, les « réseaux de fibres » (Fadennetze) de *Henle* des capillaires veineux de *Billroth*, dans la rate, ne se laissent pas seulement colorer par l'orcéine, ou par le procédé de *Weigert* (V. § 397), mais aussi par la méthode de *Hansen* (V. § 393).

588. On révèle la présence du *fer* dans des coupes de la rate (ou d'autres organes) en ayant recours à la réaction du Bleu de Berlin (d'après le procédé de *Wicklein*, 1889). Les coupes, de préférence non collées, de préparations fixées dans l'alcool, sont portées dans une petite coupe en verre contenant 25 cc. d'acide chlorhydrique à 1 0/0 ; immédiatement après, on ajoute, avec une pipette, 3 gouttes d'une solution aqueuse saturée à froid et fraîche de ferrocyanure de potassium ; on agite et on attend 5 minutes.

On place alors les coupes dans une grande quantité d'eau distillée plusieurs fois renouvelée où elles séjournent 1/4 d'heure. On pourra les colorer après coup avec le carmin aluné, et les monter dans le baume.

Dans de semblables coupes, tout pigment contenant de l'oxyde de fer devient bleu.

XIe CHAPITRE

L'intestin et ses glandes.

589. La **muqueuse de la cavité buccale** est soumise à l'action des fixateurs ordinaires : l'alcool, l'acide chromique, la liqueur de Flemming ; des préparations colorées au carmin fournissent des éléments tout à fait précieux d'orientation.

Si on a en vue une étude spéciale ; si l'on veut, par exemple, faire un examen minutieux de l'épithélium ou des glandes, etc., on devra, dans ce cas, faire subir des modifications aux méthodes.

590. Les *papilles caliciformes et foliées* (rarement fongiformes) portent les **bourgeons du goût** qui sont composés de cellules de soutien et de cellules sensitives ; c'est la liqueur de *Flemming* qui est, de beaucoup, la meilleure pour fixer ces cellules. Le liquide de *Müller* et l'acide chromique ne donnent que des images inutilisables.

Des coupes minces, pratiquées dans le calice, dans le sens longitudinal ou transversal (une orientation minutieuse est nécessaire), sont colorées, soit avec l'hématoxyline de *R. Heidenhain*, soit avec la safranine et le violet de gentiane (§ 693).

591. S'il s'agit de suivre les nerfs jusque dans les bulbes gustatifs ou jusque dans les épithéliums, on emploiera la méthode de Golgi (V. § 538 et suiv.) ou la coloration vitale au bleu de méthylène (V. § 548 et suiv.) ; on pourra encore opérer de la manière suivante:

On fait avec le rasoir une coupe plane d'une papille foliée d'un lapin : on la trempe pendant 10 minutes dans le jus de citron, filtré au préalable ; puis, on la porte dans du chlorure d'or où elle séjourne de 40 à 60 minutes. Si maintenant, on place la papille dans de l'eau faiblement acidulée par l'acide acétique, la réduction s'accomplit à la lumière (*Ranvier*), et l'objet peut être traité par l'alcool, et coupé, suivant une direction perpendiculaire aux plis de la papille.

Après un traitement assez court par l'acide formique qui provoque un léger gonflement de la préparation, on l'inclut dans la glycérine.

592. **Œsophage**. Pour une simple vue d'ensemble, on choisira l'œsophage de petits animaux. Chez les gros Mammifères, il faut, soit préparer à part la muqueuse et ne couper qu'elle, soit opérer l'inclusion dans la celloïdine, vu que ce n'est qu'avec grande difficulté qu'on parvient à inclure dans la paraffine des coupes pratiquées dans un segment d'œsophage humain.

593. Pour ce qui est des **glandes**, il faut bien prendre garde qu'on n'a pas affaire ici à des organes présentant un état stable. La cellule glandulaire est tout autre pendant ou après la sécrétion et dans le repos ; elle n'est jamais dans le même état : il importe donc de distinguer des temps et de les examiner chacun en particulier, par exemple pour l'estomac, le 1er, le 2e et le 3e temps de la digestion (Voir les traités de physiologie), et d'étudier chacun des états correspondants.

A cette fin, une pratique excellente consiste à faire tout d'abord jeûner des animaux ; puis, à leur donner à manger et à les tuer au bout d'un temps déterminé. L'animal qui se prête le mieux aux expériences de cet ordre est le chien. Il est plus difficile d'obtenir chez les lapins ou les souris un estomac absolument vide : les grenouilles peuvent être nourries artificiellement avec du sang défibriné au moyen d'un entonnoir en verre.

On peut, aussi, provoquer les différents temps de la digestion par l'action d'excitants déterminés ; par exemple une excitation nerveuse ou certains poisons.

594. Les réactifs les plus importants, au point de vue pratique, pour les recherches histologiques sont, sans contredit, la pilocarpine et l'atropine. Chez le lapin on les emploie aux doses suivantes : chlorhydrate de pilocarpine 1 cc. d'une solution à 5 0/0 : sulfate d'atropine : 1 cc. d'une solution à 0, 5 0/0.

595. L'étude de l'**estomac** (1) et de l'**intestin** se fait par les méthodes ordinaires de fixation, mais, de préférence, par celle du sublimé. On a toujours soin de mettre quelques pièces de contrôle dans l'alcool. On prend des fragments aussi frais que possible, chez lesquels ne s'est opérée aucune autodigestion. On fixe en leur entier des morceaux de petite dimension, ou bien on coupe l'intestin. Il peut être nuisible de laver à l'eau.

S'il s'agit de fixer en masse de gros morceaux d'intestin, on injecte dans ce dernier un liquide fixateur, par exemple de l'acide chromique ; l'injection est faite par une des extrémités, l'autre étant liée. Quand l'intestin est modérément rempli, on fait une seconde ligature au-devant de la seringue, et on plonge l'intestin dans une grande quantité du même liquide fixateur. Pendant la macération, on coupe les deux extrémités liées.

C'est avec le sublimé que l'on obtient les plus jolies préparations montrant la répartition des régions glandulaires de l'**estomac** ; on conserve aussi, dans ce

---

(1) *Müller* (1898) fixe la *muqueuse* de l'*estomac* avec le mélange de *Kopsch* (v. § 543) pendant 24 heures ; il la durcit, plusieurs jours durant, dans le mélange de Müller et colore les coupes avec l'hématoxyline au fer et la rubine.

Cet auteur apprécie hautement la méthode de Golgi pour l'étude des glandes.

(Note du traducteur.)

cas, l'épithélium superficiel — (on se sert d'une seringue en verre). — Si l'on veut opérer des coupes longitudinales totales dans l'estomac (et l'on choisira au début de petits animaux), il est bon de ménager de petites fentes dans l'estomac fixé, afin de faciliter la pénétration des liquides dont on se sert pour l'inclusion.

596. Pour examiner spécialement la muqueuse, il convient de la détacher avec un couteau tranchant, et de la tendre avec des aiguilles sur une plaque de liège. On laisse alors cette plaque flotter dans le liquide fixateur, la face portant la préparation tournée en bas.

597. Cellules glandulaires de l'estomac. — La double coloration hématoxyline-éosine se recommande surtout pour les coupes d'objets fixés au sublimé. Chez les Vertébrés inférieurs, l'éosine colore les cellules granuleuses situées dans le fond des glandes, tandis que les cellules du col de ces glandes restent claires ; chez les Mammifères, l'éosine colore les cellules bordantes (Belegzellen).

Ces couleurs d'aniline acides semblent généralement colorer les cellules bordantes : aussi peut-on combiner les couleurs d'aniline rouges avec l'hématoxyline et les bleues avec le carmin.

598. Les capillaires de sécrétion en forme de paniers (Korbfœrmige Sekretkapillaren) sont rendus visibles dans les cellules bordantes par la méthode de Golgi (*E. Müller*, 1892). *Zimmermann* (1898) les fixe avec la solution de sel. Les coupes séjournent de 10 à 15 minutes dans un mélange composé de 100 parties de la solution physiologique de sel et de 200 d'alcool à 96°, et qu'on a le soin d'agiter constamment. Le chromate d'argent se transforme en chlorure d'argent.

On place alors les coupes pendant une demi-journée dans l'alcool à 75-96°, en les exposant à la lumière.

Coloration à l'hématoxyline et à l'éosine, ou à la fuchsine acide.

599. Les acides minéraux (acides nitrique, sulfurique, chlorhydrique à 0,5 — 5 0/0) troublent et ratatinent aussi bien les cellules bordantes que les cellules principales (l'acide nitrique *de moins de* 0,5 0/0, et de l'acide acétique de 0,5 à 5 0/0 provoquent le gonflement et l'éclat des *cellules bordantes*) ; ce ratatinement est d'autant plus accentué que la concentration de ces acides est elle-même plus forte.

Si l'on vient à enlever l'acide avec de l'eau, les cellules bordantes s'éclaircissent, les cellules principales restent troubles et semblent se ratatiner encore davantage (*R. Heidenhain*, 1870).

600. *Hématoxyline — Rouge-Congo*. — Des coupes de la muqueuse de la grande courbure de l'estomac, fixée dans l'alcool ou le sublimé, sont portées pendant 1 minute ou 1 minute 1/2, dans l'hématoxyline de Bœhmer ; de là, quelques secondes, dans une solution aqueuse d'acide chlorhydrique à 1 0/0, et enfin, plusieurs minutes dans l'eau ; ou bien, si l'on veut obtenir une coloration bleue plus intense des noyaux et des cellules capitales (Hauptzellen), on les lave directement dans l'eau.

Après ces divers traitements, les coupes séjournent de 2 à 5 minutes dans un verre de montre contenant une solution aqueuse diluée de *rouge-Congo* d'un rouge-foncé, mais très transparente. Elles sont ensuite lavées pendant un temps égal dans l'eau ou dans l'alcool dilué, jusqu'à ce que la préparation, chargée, tout d'abord, d'un excès de couleur, paraisse suffisamment dépouillée de cet excès de colorant.

L'alcool absolu opère ce dépouillement avec beaucoup de lenteur. Les cellules bordantes (Belegzellen) présentent alors une teinte rouge, et les cellules capitales (Hauptzellen), une teinte bleuâtre.

Les cellules éosinophiles peuvent aussi être mises en évidence avec le Rouge-Congo (*Stinzing*, 1899).

601. Les **épithéliums** de l'estomac et de l'intestin peuvent s'étudier par les **méthodes de dissociation** indiquées aux §§ 329 et suivants : l'acide osmique à 1 p. 1000 se recommande tout spécialement dans ce cas.

Les épithéliums de l'estomac se trouvent bien du traitement du sublimé ; ceux de l'intestin réclament spécialement la fixation* par la liqueur de Flemming.

602. On obtient des préparations intéressantes sous le point de vue de l'*absorption de la graisse* avec des fragments d'intestin traités par la liqueur de Flemming ; on s'inspirera, toutefois, avec fruit, des instructions contenues dans le § 407.

603. La méthode de dissociation d'Ewald (V. § 335) convient très bien pour la mise en évidence de la graisse dans l'épithélium intestinal, chez un lapin qu'on aura nourri avec des aliments gras.

604. Dans l'étude de l'absorption de la graisse, il faut se rappeler les expériences faites par *Biedermann* (1898) sur des animaux qu'il nourrissait avec de la graisse colorée par l'alkanna. Cette substance, avant de pénétrer dans les épithéliums cylindriques, est décomposée en ses éléments (combinaisons solubles dans l'eau).

Il faut penser que la cellule de l'épithélium intestinal livre à son tour la graisse dans l'état même où elle l'a reçue. Aussi les gouttelettes graisseuses que l'on trouve dans les cellules de cet épithélium et dans presque tous les tissus de l'intestin, et qui ne sont évidemment, elles aussi, que des produits de décomposition de la graisse, auraient-elles une signification bien éloignée de la véritable « absorption de la graisse », telle qu'on l'entend en général.

605. Les **villosités** peuvent s'examiner à l'**état frais** (V. § 73 et suiv.) dans des liquides indifférents ; les villosités de souris et de chèvres, en particulier, se prêtent fort bien à cet ordre d'étude.

Avec toutes les méthodes de fixation en usage, on a à craindre la contraction des villosités qui peut avoir, par exemple, pour effet le détachement de l'épithélium. Dans ce cas, l'acide osmique donne des résultats assez satisfaisants.

606. La **mucine** des glandes mucipares et des *cellules caliciformes* de l'intestin de différents animaux, se colore, d'une manière plus ou moins intense, par les colorants basiques dérivés du goudron de houille (dans le sens d'Ehrlich, V. § 276), par exemple par le bleu de méthylène et la thionine (consulter Hoyer, 1890) (1). Voici quelques colorants qui ont donné de très bons résultats à *Paul Mayer* (1896) :

607. *Mucicarmin* (Carmin pour mucus) : Carmin,

(1) Nous devons au Docteur *Hàri*, de Budapest, une nouvelle méthode de « *coloration de la mucine* » que l'auteur a eu l'obligeance de me communiquer (1902). C'est une modification de la méthode de Hoyer.

L'auteur est arrivé à colorer en rouge *toutes* les cellules contenant du mucus, y compris les cellules de l'épithélium de revêtement de la surface interne de l'estomac. Quoique un peu compliqué, le procédé en question donne toujours d'heureux résultats.

On soumet aux manipulations suivantes les coupes de tissus inclus dans la celloïdine :

1) On se débarrasse des dernières traces de celloïdine par l'éther et un mélange d'éther et d'alcool.

2) Il est nécessaire de faire complètement disparaître l'éther par l'alcool (5 minutes).

3) On lave à l'eau (3 minutes).

4) On fait séjourner les coupes pendant 10 à 12 minutes dans une solution de chlorure de mercure (eau, 100 ; chlorure mercurique, 7 ; chlorate de potasse, 0,5).

5) On colore dans une solution aqueuse à 1 0/0 de thionine pendant 3 à 4 minutes.

6) Première décoloration à l'eau pendant 2 à 3 minutes, jusqu'à ce que l'on voie se dégager la thionine en grande quantité.

7) Seconde décoloration à l'acool absolu pendant 1 à 2 minutes jusqu'à l'apparition de petites stries bleues.

8) Dernière décoloration dans un mélange à parties égales d'essence de girofle et de xylol phéniqué (acide phénique, 1 xylol, 2), pendant 1 minute. On répètera cette opération plusieurs fois et l'on s'arrêtera lorsque les cellules contenant du mucus apparaîtront *rouges,* les autres cellules étant colorées en *bleu.*

9) On se débarrassera des dernières traces d'acide phénique en laissant les coupes dans le xylol pendant 1 heure au moins, et en changeant plusieurs fois ce liquide.

10) Pour bien observer le contraste qui existe entre les cellules *rouges* contenant du mucus et les autres cellules restées *bleues,* il faut se servir d'une lampe à incandescence. Ce contraste passe presque inaperçu si on a recours à la lumière du soleil et à l'arc électrique.

(Note du traducteur.)

1 g. ; chlorure d'aluminium, 0,5 g. ; eau distillée, 2 cc. — Chauffer 2 minutes environ sur une petite flamme, jusqu'à ce que le mélange devienne tout à fait foncé. — Ajouter 100 cc. d'alcool à 50°. On peut se servir de cette solution mère : 1° directement ; 2° en l'étendant (5 ou 10 vol. d'alcool à 50° ou 60° pour 1 vol. de la solution mère) ; mais il ne faut recourir qu'exceptionnellement à ces deux modes de procédés. Dans la règle, il faut étendre la solution mère d'eau distillée ou ordinaire à raison de 10 vol. d'eau pour 1 vol. de solution carminique, ce qui donne une solution finale de 1 de carmin pour 1000 de liquide ; ce colorant doit colorer uniquement le mucus dans les coupes ou les membranes minces. On peut colorer ensuite avec l'hémalun pour faire ressortir les noyaux.

608. *Muchématéine* (Hématéine pour mucus). On pulvérise 0,2 g. d'hématéine dans quelques gouttes de glycérine ; on y ajoute 0,1 g. de chlorure d'aluminium, 40 cc. de glycérine, et 60 cc. d'eau distillée.

Solution alcoolique : hématéine, 0,2 g. ; chlorure d'aluminium, 0,1 g. ; alcool à 70°, 100 cc. ; acide nitrique, 1 à 2 gouttes. On emploie les deux solutions pour la coloration du mucus sur des coupes ou des membranes minces.

609. La mucine est soluble dans les alcalis faibles, par exemple dans l'eau de chaux, et peut y être précipitée par l'acide acétique. Le précipité ne se dissout pas dans un excédent d'acide acétique. Elle se précipite par l'alcool, mais ne se précipite pas à l'ébullition. Le Mucinogène n'est pas coloré par l'hématoxyline, qui colore seulement la mucine. On peut, grâce à cette méthode, distinguer une glande en activité d'une glande au repos (*R. Heidenhain*, 1880).

610. Il ne faut pas perdre de vue, dans l'étude du mucus, que les mucines que l'on a pu jusqu'ici isoler (mucine de la sous-maxillaire du bœuf ; mucine des gaines tendineuses et du cordon ombilical ; mucine de l'helix pomatia), possèdent bien toutes en commun les propriétés les plus essentielles, mais que toutefois elles se distinguent les unes des autres par le degré de solubilité et par la plus ou moins grande facilité avec laquelle elles se précipitent.

611. *Tissu de soutien de l'intestin*. Pour l'étude de la distribution des fibres élastiques, on aura recours à la coloration par l'orcéine (V. § 398), ou bien au procédé de *Weigert* (V. § 397), — quant à l'ordonnance des fibrilles conjonctives, elle sera mise en évidence par la méthode de *Hansen* (V. § 393).

612. *Maas* (1899) colore tout d'abord in toto l'intestin (Myxine) par le carmin boraté ; puis, il en colore les coupes dans une solution à 2 0/00 d'induline, pendant 4 heures : les noyaux deviennent rouges ; les cellules plasmatiques (Plasmazellen), et les muscles, roses ; le tissu conjonctif, bleu foncé.

Le même auteur (1899) obtient une différenciation du tissu conjonctif en soumettant l'organe aux manipulations suivantes : *a*) coloration en masse pendant 2-3 heures dans une solution de Rouge-Congo à environ 2 0/0 (rouge scherry) ; *b*) lavage ; *c*) passage rapide à travers l'alcool faible dans l'alcool absolu ; *d*) coloration des coupes, pendant 5-10 minutes, dans une solution très faible (transparente) d'hématoxyline de Bœhmer. Le tissu conjonctif prend une teinte rouge particulière.

613. Pour l'étude du tissu de soutien de l'intestin, *Maas* (1899) recommande le procédé suivant : D'après la méthode décrite au § 402, il a recours à l'action digestive de la trypsine : à l'extrait de pancréas (de porc) il ajoute du rouge Congo, de telle façon que, à la fin de l'expérience, le tissu conjonctif non digéré se trouve déjà coloré. Si, au lieu d'opérer à la température ordinaire, on opère à 37-42°, un phénomène inverse se produit : au bout de deux heures, tout le tissu conjonctif est dissous ; tous les éléments cellulaires sont encore intacts (au bout de 4 à 5 heures, ils disparaissent à leur tour).

On a donc, d'après *Maas* (1899), avec le suc pancréatique, un moyen, non seulement d'obtenir bien distincts entre eux, tissu conjonctif et éléments cellulaires, mais aussi de mettre ces derniers en évidence, en les isolant du tissu conjonctif (matériel fixé).

614. Matériaux pour l'étude des follicules (V. aussi § 581).

Parmi les meilleurs, sont les plaques de *Peyer* qu'on soumet à l'examen microscopique, qu'on coupe ensuite, et qu'on traite, par exemple, par la liqueur de Flemming. On opère sur l'intestin grêle et le cœcum de cobayes et de lapins ; l'appendice vermiculaire contient une série continue de follicules.

Les follicules, ainsi traités, peuvent être coupés et colorés ; il est, alors, possible de saisir les rapports qui existent entre les extrémités basales de l'épithélium et le tissu sous-jacent (notamment sur des préparations au baume de Canada).

615. Les **glandes** peuvent s'étudier **à l'état frais** sur des objets qui s'y prêtent, par exemple les glandes muqueuses sur la membrane clignotante de la grenouille (V. aussi § 622).

616. Pour fixer de petits fragments de glandes salivaires, on emploie la liqueur de Flemming ou le sublimé.

617. *Solger* (1896) se trouve bien, pour l'étude de glandes *à l'état frais*, de coupes faites dans l'organe congelé (d'après le procédé de *Kœlliker*) et examinées *sans* liquide additionnel ; on *borde* le couvre-objet pour prévenir l'évaporation. Les grains de sécrétion qui apparaissent dans les glandes séreuses s'obtiennent après fixation dans une solution à 10 0/0 de formaline (3 jours). On peut aussi s'adresser au sublimé et au mélange de bichromate et d'acide osmique d'*Altmann* (V. § 323).

618. Pour la mise en évidence des *capillaires de sécrétion* dans les cellules glandulaires séreuses, et dans les croissants de *Giannuzzi*, on suit la méthode rapide de Golgi (V. § 540) et le procédé de coloration à l'hématoxyline à l'alun de fer de *M. Heidenhain* (V. § 272) : le protoplasma sera préalablement ou ultérieurement coloré avec la rubine (V. § 272). Le mélange triacide d'Ehrlich-Biondi (V. § 303) permet d'atteindre le même but.

Pour colorer les **croissants de Giannuzzi**, il convient d'avoir recours à la double coloration, par l'hématoxyline et l'éosine, de morceaux fixés **avec** l'alcool, le sublimé, etc. Les croissants **apparaissent** alors colorés **en bleu**.

619. Les cellules des pièces intercalaires d'*Ebner* prennent, avec le carmin et l'hématoxyline, une coloration plus intense que le reste de la glande.

620. La striation des parties basales des **conduits salivaires**, des glandes salivaires et du pancréas, ne se saisit nulle part mieux que dans les préparations non colorées, traitées par l'acide osmique et par des mélanges de cet acide, et incluses dans la glycérine ; celles que l'on a colorées et incluses dans le baume de Canada donnent des images moins nettes.

L'épithélium strié des conduits salivaires se colore, avec l'hématoxyline associée au rouge Congo, en rouge brun.

621. Dans la plupart des glandes salivaires (à l'exception toutefois de la parotide du lapin ou de la sublinguale du chien par exemple), les conduits salivaires se colorent en brun foncé quand on les soumet en petits fragments à l'action de l'acide pyrogallique, et qu'on a soin de remuer, de manière à laisser pénétrer l'air. La coloration se maintient intacte dans l'alcool (Merkel, 1883).

622. De petits morceaux frais de *Pancréas* (1), étendus avec précaution dans la solution physiologique

---

(1) *Grand-Moursel* et *Tribondeau* (1901) recommandent pour la reconnaissance des îlots de Langerhans dans le *Pancréas* la *thionine de Nicolle* (Solu. conc. de thionine dans l'alcool à 50°, 1 partie ; Sol. aqu. d'ac. phén. à 2 0/0, 5 parties : on ne se sert de ce mélange qu'au bout de quelques jours). Cette thionine ne colore presque pas les îlots, et, en revanche, colore très vivement le reste du pancréas.

(*Note du traducteur.*)

de sel, permettent de discerner les granulations de la zone interne (Kühne et Lea) (1874).

623. Pour rendre visibles par la coloration la **zone interne et la zone externe des cellules glandulaires du pancréas**, il existe deux procédés : la coloration de la zone interne, ou celle de la zone externe (1).

Pour colorer la zone externe, Heidenhain a proposé de faire agir comme colorant le carmin ammoniacal, sur des fragments fixés avec l'alcool. (Le carmin boraté donne, également, de bons résultats.)

---

(1) *a)* Le *vert Janus* (V. note 2 du § 317), d'après *Michaëlis*, met en relief, dans le *pancréas* (et dans la parotide), non les granulations zymogènes, à la façon du rouge neutre, mais de nombreux petits filaments ou bâtonnets droits ou courbés qu'elle colore, et colore seuls, en vert foncé. Cet auteur les croit, d'ailleurs, différents des filaments basaux de Solger. Cette coloration vitale, bien qu'un peu inconstante, a permis à *Laguesse* de retrouver ces mêmes corpuscules, avec les mêmes formes et les mêmes dispositions ; mais l'élection étant très vive, sur un fond absolument incolore, ces corpuscules apparaissent encore plus distincts. (On dirait, déclare Laguesse, un Gram où le semis de bacilles seul serait resté coloré. Solution au 40.000° dans l'eau salée à 7 ou 8 pour 1.000, en couche mince dans un verre de montre. Une mince frange pancréatique isolée sur le vivant s'y colore en 35 minutes).

(*Laguesse*, in C. R. du Congrès international de Médecine, Paris, 1900, section d'histologie, page 7).

b) Pour fixer les *grains de sécrétion* dans le pancréas (et les glandes séreuses, en général), *Laguesse* (1901) recommande la méthode suivante :

Liquide chromo-acéto-osmique (formule J).

 Ac. chromique à 1 0/0. . . . . 8 cc.
 Ac. osmique à 2 0/0 . . . . 4 cc.
 Ac. acétique glacial. . . . . 1 goutte.

Ce liquide fixe en général les grains alors que le liquide de Flemming ne les fixe pas.

On fixe 24 heures à la température du laboratoire (le mélange précipite à l'étuve) ; on lave à l'eau courante et on passe à la série des alcools. Ces fragments ayant une tendance à devenir durs et friables, il faut inclure et couper en quelques jours. De belles colorations sont possibles ensuite à l'hématoxyline au fer, et au mélange : safranine-gentiane-orange.

(Note du traducteur.)

Pour colorer les granulations de la zone interne, on se trouve bien de faire usage, pour les préparations au sublimé, du mélange de vert de méthyle et d'éosine (V. § 300), ou de celui de vert de méthyle et de fuchsine acide (V. § 301), ou encore du mélange triacide d'Ehrlich-Biondi (V. § 303).

Dans les trois cas, les granulations deviennent rouges, la zone externe restant claire ; ces recherches se font particulièrement bien chez les Amphibiens (Salamandre), et, aussi, mais moins bien cependant, chez les Mammifères, surtout en état de jeûne.

Le traitement par la liqueur de Flemming, la coloration par la safranine, le lavage dans l'acide picrique, ont pour résultat la coloration en rouge des granulations de la zone interne.

624. La méthode de Golgi (V. § 541) met en évidence les lumières et les conduits excréteurs des diverses glandes ; par exemple du pancréas et des glandes salivaires.

625. *Plexus d'Auerbach et de Meissner.*

Ces deux plexus deviennent visibles sur des fragments d'intestin bien tendus, quand on les traite par la méthode de l'or (V. § 504). Ils se montrent encore, quelquefois, avec la coloration bleue, sur des fragments d'intestin fixés dans l'alcool et tendus, que l'on a colorés avec des solutions faibles d'hématoxyline (celle d'Ehrlich, par exemple ; V. § 267). (Le vinaigre de bois et l'acide acétique étendu permettent, eux aussi, d'atteindre ce but.)

XIIe CHAPITRE

Foie.

626. Pour les besoins d'une simple vue d'ensemble, on s'adressera, tout d'abord, au foie du porc, que l'on se procure facilement. Cet organe montre des lobules sphéroïdaux, reliés entre eux par une grande quantité de tissu conjonctif interlobulaire.

Le foie de l'homme (comme celui du bœuf, du lapin, du cobaye, etc.), est loin de présenter des lobules aussi bien limités ; ils confluent très souvent de manière à former un lobule double et même triple, le tout enveloppé dans du tissu conjonctif interlobulaire, lequel peut, dans certaines circonstances, n'être que très faiblement développé.

L'examen du foie de l'embryon et du fœtus offre d'autant plus d'intérêt que nous apprenons, grâce à lui, que la division en lobules y est encore accentuée.

627. Le choix des méthodes dépend de l'objet que l'on a sous les yeux : *cellules hépatiques, vaisseaux sanguins, capillaires biliaires, tissu conjonctif* hépatique. Presque tous les procédés de fixation, mis en usage dans les recherches générales, fournissent des images favorables à une étude en gros ; toutefois, il faut s'abstenir des sels chromiques, parce que les noyaux des cellules hépatiques contiennent une quantité extrêmement faible de chromatine, et que cette substance est soluble dans les sels de chrome. Les colorations avec l'hématoxyline donnent les meilleures images. La différenciation dans les cellules hépatiques (grenouille) en protoplasma et paraplasma de *Kupffer*, s'obtient par l'acide osmique et la liqueur chromo-acéto-osmique de Flemming.

628. **Les vaisseaux sanguins** du foie s'injectent généralement par la veine porte (V. § 574) ; on peut aussi injecter par l'artère.

629. Les **voies biliaires** peuvent, aussi, être mises en évidence par la *méthode de l'injection* ; le procédé le meilleur consiste dans l'emploi du bleu de Prusse soluble dans l'eau, employé en solution concentrée ; on injecte, soit par le canal hépatique, soit par le canal cholédoque. Dans ce dernier cas, la masse d'injection se dirige tout d'abord vers la vésicule biliaire, et ce n'est qu'après qu'elle l'a remplie et distendue, qu'elle se répand par le canal hépatique, dans le foie. De cette manière, on évitera toute pression exagérée, car la vésicule biliaire se charge de la régulariser. Trop souvent, cette injection ne donne que des résultats peu satisfaisants. On a à se garder des extravasations, et, dans les cas les plus heureux, on ne parvient à injecter, dans des portions tout à fait limitées du foie, que des régions restreintes du lobule, généralement celles de la périphérie.

630. On met en évidence les capillaires biliaires par le procédé de coloration de Heilmeyer (V. § 556).

631. Une autre méthode. historiquement plus ancienne, est celle de l'**injection physiologique** de *Chrzonszczewsky* (1864 et 1866) :

On injecte dans la veine jugulaire externe une solution aqueuse saturée de carmin d'indigo, en trois fois dans l'espace de une heure et demie (la dose employée chaque fois sera, pour le chien, de 50 cc. ; pour le chat, de 30 cc., et, pour un lapin adulte, de 20 cc.). Au bout de ce temps, on tue l'animal, et on fixe de petits fragments de foie, soit avec l'alcool absolu, soit avec le chlorure de potassium, soit enfin, en injectant par la veine porte les vaisseaux sanguins, avec une solution aqueuse saturée de ce dernier sel.

On peut aussi injecter, après coup, les vaisseaux avec de la gélatine carminée et faire durcir, alors, dans l'alcool ; on obtient, dans ce cas, à côté les uns des autres, les capillaires biliaires, injectés naturellement avec le carmin d'indigo, et les vaisseaux sanguins injectés avec la gélatine carminée.

Vient-on à couper le foie ainsi fixé, on trouve, si on a tué l'animal au bon moment, les capillaires biliaires tout remplis par le carmin d'indigo qui s'y est introduit après être sorti des vaisseaux sanguins et lymphatiques, et avoir traversé les cellules hépatiques.

632. Chez la grenouille, la marche est plus simple : on injecte dans le cœur lymphatique de l'animal 2 cc. environ d'une solution aqueuse de carmin d'indigo ; au bout de deux heures, on tue l'animal ; après quoi, on fixe le foie d'après la méthode précédente, et on procède aux manipulations ultérieures.

633. Mise en évidence des **capillaires biliaires** par le **bichromate d'argent** (Bœhm A., v. Kupffer, 1889).

Des fragments de foie bien frais, dont la dimension ne doit pas dépasser 1 cc., sont plongés, durant trois fois vingt-quatre heures, dans la liqueur suivante recommandée par Ramon y Cajal pour d'autres usages :

4 vol. d'une solution à 3 0/0 de bichromate de potasse ;

1 vol. d'une solution à 1 0/0 d'acide osmique.

De là, ils passent et séjournent de 24 à 48 heures dans une solution aqueuse à 3/4 0/0 de nitrate d'argent ; après quoi, on les lave dans l'eau distillée, on les fait durcir, après coup, dans l'alcool, et on les coupe. Les *capillaires biliaires* apparaissent d'une façon très nette.

634. Un morceau de foie d'un animal tout récemment tué, est fixé, au moyen du bichromate de potasse en solution, dont la concentration s'élève rapidement de 2 0/0 à 5 0/0. Au bout de 3 semaines, on le porte dans une solution à 3/4 0/0 de nitrate d'argent ; on l'y étend fortement durant quelques jours, une semaine, et on voit, alors, se colorer les *capillaires biliaires*. *Oppel* (1890).

635. *Braus* (1896) traite les capillaires biliaires par le nitrate d'argent (méthode rapide de Golgi, V. § 540) ; il les fixe dans un mélange de : 1 partie de formol, et 3 parties du liquide de Müller (pour les foies riches en graisse [1]) ou d'acide chromique à 1/3 0/0 (Voir à ce sujet le procédé de Kopsch [1896], § 543).

636. Il est possible de colorer les capillaires biliaires soit par la méthode à l'hématoxyline à l'alun de fer de M. Heidenhain (V. § 272), soit par le mélange triacide d'Ehrlich-Biondi (V. § 303). — Consulter *R. Krause* (1893), *E. Müller* (1895).

637. *F. Behrens* (1898) recommande, pour la mise en évidence des *capillaires biliaires*, de faire macérer pendant 4 à 5 jours des coupes de tissus fixés au formol dans le liquide suivant, dû à *Merkel* : 100 parties d'eau qu'on fait bouillir avec 2,5 parties d'alun de chrome, et auxquelles on ajoute 5 parties d'acide acétique et 5 parties d'acétate de cuivre ; on oxyde alors avec le permanganate de potasse ; on réduit avec le sulfite de soude et l'acide formique ; on lave à l'eau, et on colore au violet de méthyle. On rend, par le formol, le contenu des capillaires biliaires difficilement soluble par l'eau et l'alcool. Ainsi, il est possible de conserver ces capillaires avec leur contenu.

638. Mise en évidence du **tissu conjonctif du foie** (*Kupffer*, 1876) :

On fait, au moyen du double couteau, des coupes dans un foie bien frais, et on les lave dans une solution de chlorure de sodium à 0,6 0/0 ; on peut encore, ce

---

(1) Le *Foie d'Acanthias* qui est très riche en graisse est fixé avec succès par *Holm* (1897) dans le mélange : alcool, 5 ; chloroforme, 1. Inclusion dans la paraffine.

(Note du traducteur.)

qui est préférable, les traiter pendant un quart d'heure par une solution diluée d'acide chromique (0,05 0/0) et, de là, les porter dans une solution très étendue de chlorure d'or, suivant la formule de Gerlach :

Chlorure d'or. . . . .   1 partie.
Acide chlorhydrique. .   1 partie.
Eau . . . .   10.000 parties.

où on les laisse séjourner, à l'abri de la lumière, jusqu'à ce qu'elles aient pris une teinte rouge ou rouge violet. Dès cette coloration obtenue, au bout de 48 heures ou plus, les coupes sont susceptibles d'être soumises à l'examen.

Il n'est pas bon, pour le but que l'on poursuit, de faire usage de solutions fortes, de 1/4 à 1/2 0/0 par exemple, du sel d'or, et de hâter, par suite, le traitement de la coupe. Le lavage préalable avec l'acide chromique dilué n'est certes pas une condition *sine quâ non* du succès ; mais il y contribue essentiellement. L'examen des coupes se fait dans la glycérine acidulée par l'acide chlorhydrique sur le porte-objet.

639. Cette méthode qui permet l'emploi du microtome à congélation (*P. Rothe*) a aussi, dans certaines circonstances, pour résultat, la mise en évidence des *cellules étoilées* de *Kupffer*.

640. Des fragments du tissu conjonctif du foie apparaissent aussi si l'on fait séjourner des morceaux de foie bien frais, d'un volume de 1 cc. mais pas au-dessus, pendant 2 à 3 fois 24 heures dans une solution à 1/2 0/0 d'acide chromique, pour les porter ensuite pendant 1 à 2 jours dans une solution à 1/2 0/0 de nitrate d'argent. Ces morceaux, après avoir été lavés quelques minutes à l'eau distillée, peuvent être durcis dans l'alcool et être coupés. Ce réseau intralobulaire apparaît, à la lumière transmise, d'un noir se détachant sur le fond qui est incolore. *Bœhm A.*, v. *Kupffer* (1889).

641. Nouvelle méthode de *Kupffer* (1899) pour les *cellules étoilées* : On fait dissoudre dans 10.000 parties d'eau distillée 1 partie de chlorure d'or et 1 partie de formol (contenant 40 0/0 de formaldéhyde : ce formol doit être frais).

Des coupes de foie faites au double couteau sont placées tout d'abord pendant 10 minutes dans une solution très faible d'acide chromique (1 pour 10.000) ; puis, on les transporte dans la solution précédente.

Les coupes y sont disposées et étendues en une couche unique dans de petits bocaux de verre plats où le liquide atteint une hauteur de 3 cm. Au bout de 36 heures, ou plus tard, la coloration survient : les cellules étoilées apparaissent noires.

Les coupes peuvent être portées à travers l'alcool et le toluène dans le baume ; mais, généralement, leur teinte foncée s'accentue.

Il ne faut pas opérer sur des foies contenant du tissu adipeux, car les gouttes de graisse se colorent également en noir.

Cette méthode est beaucoup plus sûre que celle décrite au § 639.

642. Voici un autre procédé qui permet de mettre en évidence ces cellules étoilées. On injecte dans la veine jugulaire d'un lapin environ 1/5 gr. d'encre de Chine bien broyée dans 10 cc. de la solution physiologique de sel ; on tue l'animal au bout de 24 à 36 heures ; on fixe convenablement le foie et on coupe : on trouve alors les cellules étoilées remplies d'encre de Chine.

On obtient le même résultat en injectant cette même substance dans un sac lymphatique de la grenouille ou dans la cavité abdominale d'une souris. Le cinabre ne peut pas remplacer avantageusement l'encre de Chine (v. *Kupffer*, 1899).

643. Mise en évidence du tissu conjonctif *intralobulaire* d'après *Oppel*, 1890 et 1891 (plus sûre que par la méthode du § 640).

Plonger pendant 24 heures des fragments de foie fixés par l'alcool, dans une solution aqueuse à 5 0/0 de chromate jaune de potasse ; les laver dans une solution très faible de nitrate d'argent, dans laquelle quelques

gouttes seulement d'une solution à 3/4 0/0 sont mé-
langées avec 30 cc. d'eau distillée ; les plonger dans
une seconde solution à 3/4 0/0 de ce même sel. Au
bout de 24 heures, les réseaux fibreux intralobulaires,
qui enveloppent les capillaires, se sont colorés dans le
foie. On fait séjourner les morceaux. quelques heures,
dans l'eau distillée ; puis, dans l'alcool. Il est loisible
d'opérer l'inclusion dans la paraffine ; mais il vaut
mieux faire les coupes à main levée. Ces dernières même
relativement épaisses (30-40 μ) peuvent être utilisées
pour l'étude des réseaux fibreux intralobulaires. — Un
fait constant est que les bords seuls se colorent. Aussi
faut-il opérer les coupes parallèlement à un des bords
du morceau dans le voisinage de sa surface.

644. La méthode des coupes au pinceau, ou la méthode des secousses dont nous avons parlé à propos
des ganglions lymphatiques, permet de mettre en évidence le tissu conjonctif interlobulaire, ainsi qu'une
partie du tissu intralobulaire.

Voir aussi la méthode de *Mall* (§ 584).

645. Voici comment *Ranvier* procède à l'étude du *glycogène* du foie : il nourrit un chien pendant 2 jours
avec des pommes de terre bouillies, qu'une addition de
graisse rend savoureuses ; puis, il le tue, et coupe avec
un microtome à congélation de petits fragments de son
foie. Il plonge les coupes dans le sérum iodé (V. § 76),
et les y examine. Le glycogène s'y montre tout d'abord
à l'état de diffusion dans la cellule hépatique ; mais il
se pelotonne plus tard en masses irrégulières. Plus tard
encore, il se présente à la surface des cellules hépatiques.

Ces coupes offrent la réaction du glycogène sur l'iode
que trahit sa teinte rouge de vin ; on peut alors les
enfumer dans les vapeurs de l'acide osmique, et les
fixer, ainsi, au bout de 24 à 48 heures. La coloration
rouge de vin disparaît totalement plus tard.

646. Pour mettre en évidence les *Nerfs* dans le
foie, Berkley (1893) recommande la méthode suivante :
Des bandes de 1 2 à 1 mm. de largeur de l'organe

frais séjournen t de 15 à 30 minutes dans une solution aqueuse d'acide picrique allongée de son volume d'eau très chaude ; puis, elles passent dans une solution de bichromate de potasse et d'acide osmique à 2 0/0 (100 : 16) et y restent, à l'obscurité, pendant 48 heures à une température de 25° C. — (Cette solution doit être exposée quelques jours au soleil *avant* d'être employée.) — Les objets sont alors traités pendant 5 à 6 jours par une solution aqueuse à 1/4-3/4 0/0 de nitrate d'argent, puis lavés et coupés (inclusion rapide dans la celloïdine). On les soumet enfin à l'essence de bergamote et au xylol — baume de Canada.

XIIIe CHAPITRE

Organes de la respiration. Glande thyroïde et Thymus.

647. Le **larynx** et la **trachée** (1), pris sur des animaux jeunes et aussi sains que possible, sont excellemment fixés par la liqueur de Flemming ; mais celle-ci n'est pas la seule : le sublimé, l'acide chromi-

---

(1) *A. Branca* (1899), dans son étude sur la *Trachée* du cobaye, s'est fort bien trouvé de la méthode suivante : Il verse une solution de sublimé, saturée à chaud, sur un excès d'acide picrique cristallisé. A 300 cc. d'une pareille liqueur il ajoute, au moment de l'emploi, 50 cc. de formol à 40 0/0. et 5 cc. d'acide acétique cristallisable. Les pièces séjournent dans cette solution pendant 24 heures ; elles sont lavées à l'eau courante, puis durcies dans des alcools de degré progressivement croissant.

Lorsqu'on doit fixer des pièces de taille relativement volumineuse dans un tel réactif, il est bon de les laver successivement dans des alcools chargés, les uns de teinture d'iode, les autres de carbonate de lithine. L'iode enlève les cristaux de sublimé : le carbonate de lithine facilite l'extraction de l'acide picrique. Mais de telles précautions sont tout à fait inutiles quand on prend soin de fixer des tissus réduits en menus fragments.

(*Note du traducteur.*)

que et l'alcool, par exemple, donnent, eux aussi, des images tout à fait satisfaisantes.

Les cartilages du larynx et ceux de la trachée d'animaux âgés, sont souvent calcifiés, et, partant, difficiles à couper en entier. Dans ce cas, on commence par fixer la muqueuse ; puis, on l'enlève avec précaution, on l'inclut et on la coupe isolément ; ou bien encore, on commence par inclure en masse le larynx dans la paraffine, et on coupe ensuite avec un couteau les parties cartilagineuses, qui offrent ensuite de la résistance. Ce dernier procédé est préférable. Si on a affaire à de gros larynx, on devra effectuer les coupes dans la celloïdine.

Les fragments préparés avec la liqueur de *Flemming* (V. § 108) sont coupés, et colorés par la safranine. Indépendamment de la coloration des noyaux par la safranine, on obtient celle en brun des cellules caliciformes, et celle en rouge brun des réseaux élastiques du stratum proprium de la muqueuse et de la sous-muqueuse.

Après le sublimé, l'acide chromique et l'alcool, on peut, avec succès, employer la coloration en masse avec le carmin boraté.

648. Si l'on a spécialement en vue l'étude des glandes, on fixe soigneusement, par exemple avec la liqueur de Flemming ; on isole la muqueuse à l'aide du rasoir, on procède à l'inclusion, on coupe et on colore avec l'hématoxyline, dont on peut combiner l'action avec celle de l'éosine (V. § 292).

649. Il va de soi que l'épithélium vibratile et l'épithélium pavimenteux des voies respiratoires (1) peuvent être examinés, aussi bien à l'état frais qu'après macération (V. § 329 et suiv.). (L'alcool au tiers de Ranvier doit être préféré.)

650. Le choix de matériaux pour l'étude du **poumon** est extrêmement délicat, les cas de rapports anormaux étant nombreux.

(1) Voir la note du § 548.

651. Pour saisir les relations des plus petites bronches du conduit alvéolaire avec l'infundibule, on doit pratiquer des coupes perpendiculaires à la surface du poumon.

652. On réussit à rendre visible l'**épithélium respiratoire** si difficilement observable d'ordinaire, en injectant le poumon avec une solution de nitrate d'argent, que l'on introduit par les bronches. Voici comment on s'y prend (*F. E. Schulze* et *Kœlliker*) : On injecte une solution à 0,05 0/0 de nitrate d'argent par la trachée ou par une grosse bronche dans le poumon que l'on a, sans le blesser, enlevé à l'animal. Cela fait, on lie la trachée au niveau de la pointe de la canule, et on plonge ensuite le poumon ainsi injecté dans une solution à 1/2 0/0 du même sel. Au bout d'une heure à peu près, on fait des coupes de cet organe et on les conserve dans l'alcool à 80 0/0 environ. On peut aussi déposer le poumon tout entier dans l'alcool, et ne le couper que plus tard. On inclut dans la paraffine de petits fragments de poumon, et on les coupe ; on évitera le collage à l'albumine à cause de la propriété qu'a cette substance de s'obscurcir avec le temps. On expose les coupes à la lumière, et elles ne tardent pas à montrer, sous l'aspect de lignes noires dues à la réduction du sel d'argent, les épithéliums des alvéoles, aussi bien que les conduits alvéolaires. On pourra colorer les noyaux (hématoxyline ou safranine).

653. Les **fibres élastiques** des alvéoles pulmonaires s'étudient sur des préparations fraîches, et traitées par la lessive de potasse (V. § 396) ; mais on obtient aussi de bons résultats de la macération d'alvéoles pulmonaires dans l'alcool au tiers, que l'on peut colorer après coup, sur le porte-objet, par le picrocarmin.

654. Sur des coupes, on peut colorer les fibres

élastiques (larynx, trachée, bronches, poumon) soit par
la méthode de l'orcéine (V. § 398), soit par le procédé
de Weigert (V. § 397). .

655. Les vaisseaux du poumon se laissent injecter avec une facilité relative par un mélange composé
de gélatine et de carmin, ou de bleu de Prusse (V.
§ 574 et suiv.) ; mais chez les Amphibiens, par exemple, on peut observer, sur le vif, les vaisseaux sanguins remplis de leur liquide (V. circulation du sang
§ 384 et suiv.).

656. On fixe de tout petits fragments de la **glande
thyroïde** dans la solution de Flemming (V. § 108) ;
on les y laisse de 1 à 3 heures (sic) ; puis, on les lave
pendant 24 heures dans de l'eau distillée souvent renouvelée, et on les traite par l'alcool graduellement
concentré (70 0/0, 90 0/0, 96 0/0).

On coupe et on colore, soit en masse avec l'hématoxyline de *R. Heidenhain* (V. § 271), soit, et cela avec
grand succès, avec la liqueur d'Ehrlich-Biondi (V.
§ 303) (*Langendorff*, 1889).

Grâce à cette méthode, l'auteur a réussi à établir
l'existence, dans les alvéoles, de deux espèces de cellules : les cellules capitales (Hauptzellen) et les cellules
colloïdes (Kolloidzellen) (V. § 657) : les premières, claires
à noyaux verts ; les secondes, rouges à noyaux également verts.

657. La *substance colloïde* a un aspect homogène ;
elle ne se trouble pas sous l'action de l'alcool et de l'acide
chromique ; contrairement au mucus, elle ne se coagule pas par l'acide acétique : enfin, elle se laisse colorer par beaucoup de colorants, par exemple par l'hématoxyline.

La substance colloïde se gonfle dans l'*acide acétique*,
et revient à son volume primitif par un lavage dans la
solution physiologique de sel. Elle se gonfle aussi dans
l'acide chlorhydrique à 1/5 0/0, mais à un degré moindre.

La lessive à 33 0/0 de potasse caustique, ou bien une
lessive concentrée de soude, amène dans la colloïde un
gonflement moins sensible ; mais une simple addition

d'eau la fait se décomposer, *avant* même que le tissu conjonctif ne soit dissous ; elle se dissout lentement dans la lessive à 10 0/0 de potasse caustique, et se ratatine légèrement sous l'action de l'acide nitrique.

658. La technique du **Thymus** se relie étroitement à celle des ganglions lymphatiques. Comme matériaux d'étude, on choisira particulièrement des thymus de fœtus. Les corpuscules de *Hassal* sont visibles chez le Cobaye, à tout âge de cet animal. (Renaut, 1899).

XIVe CHAPITRE

Reins et voies urinaires. Capsules surré nales.

659. Des reins durcis par un procédé quelconque, et coupés au microtome, ou simplement à la main, suivant une direction convenable, donnent des images très suggestives au point de vue de la distribution de la **substance médullaire** et de la **substance corticale**.

660. Si on n'a pour objectif que le **système vasculaire** des reins, l'injection et la fixation du rein devront précéder tout examen. Chez les animaux de petite taille, l'injection se pratique par l'aorte descendante ; chez les sujets plus gros, par l'artère rénale ; la masse d'injection est un mélange de gélatine et de carmin ou de bleu de Prusse (V. § 574 et suiv.). Une fois injectés, les reins sont fixés dans l'alcool, et ensuite coupés. Les coupes non colorées et éclaircies dans le baume de Canada, ne montrent que le trajet des vaisseaux. La coloration permettra de voir, en outre, les canalicules urinifères dans un état de conservation qui, d'ailleurs, laisse à désirer.

661. Pour isoler les **canalicules urinifères**, on emploie l'acide chlorhydrique pur dont le poids spécifique est de 1,12, qu'on laisse agir pendant 15 à 20 heures, et,dans certaines circonstances, durant 4 à 6 heures seulement, sur de petits fragments de rein mesurant environ 0,50 cm. de côté. Nous avons ici en vue un rein qui n'est pas de première fraîcheur, que l'on a, par exemple, enlevé 24 heures après la mort de l'animal.

Au bout du délai indiqué, les fragments sont lavés à l'eau distillée, dissociés sur le porte-objet, et examinés dans la glycérine diluée (*Schweigger-Seidel*) (1865). Il importe de verser, avec beaucoup de précaution, la glycérine sur les morceaux ainsi isolés, pour les empêcher de s'emmêler, ou de se rompre sous un courant trop rapide.

662. C'est toujours avec succès que nous avons, pour obtenir isolément les canalicules urinifères, plongé durant 2 à 4 heures de petits morceaux frais de rein dans une solution forte d'acide azotique fumant (pouvant atteindre 40 0/0) ; nous les lavions ensuite à l'eau distillée.

De légères secousses imprimées à un verre de montre suffisent, dans certaines circonstances, pour isoler des fragments très longs.

L'application de cette méthode paraîtrait devoir se faire très bien au rein de la tortue, comme aussi d'ailleurs, à celui de la souris ; en effet, il y a plusieurs années, nous avons vu, dans bien des cas, et, sans difficulté aucune, dans leurs rapports normaux, les glomérules, les canalicules contournés, les tubes de Henle, les canaux de communication, et le tube collecteur jusqu'à son point de réunion avec son homologue le plus voisin. Une fois les préparations bien lavées, il convient de colorer, après coup, par la fuchsine acide, dont on verse quelques gouttes dans l'eau qui sert à laver les fragments en macération. On examine et on inclut les préparations dissociées dans de la glycérine diluée dans de l'eau, et on substitue la glycérine à cette eau, avec précaution.

663. Une méthode plus rapide, mais moins bonne que les deux précédentes, consiste dans l'emploi de la potasse caustique concentrée. On plonge de petits fragments d'un rein bien frais, pendant 1 h. à 1 h. 1/2 dans la potasse caustique concentrée ; après ce traitement, on les dissocie et on les examine dans ce liquide. On doit bien se garder d'y ajouter de l'eau.

664. Comme dans le foie, les capillaires biliaires, ainsi dans le rein, les canalicules urinifères peuvent être mis en lumière sur des coupes, au moyen du carmin d'indigo (Chrzonszczewsky, v. § 631).

665. Si l'on veut étudier de plus près les **épithéliums** des canalicules urinifères, on fixe de très petits fragments de rein dans le sublimé ou dans la liqueur de Flemming.

On dirige les coupes, soit parallèlement à l'axe longitudinal de ces canalicules, soit aussi, en certaines de leurs régions, perpendiculairement à cet axe.

Le rein de la souris se prête fort bien, d'après *Benda* (1887 a), à l'examen de l'épithélium des capsules de Bowman, et permet de se rendre compte de leur passage dans le canalicule contourné.

666. Pour dissocier les épithéliums, il convient de faire macérer de petits fragments dans l'alcool de Ranvier (V. § 329), ou suivant *R. Heidenhain* (1880), dans une solution à 5 0/0 de chromate neutre d'ammoniaque; ces liquides mettent en parfaite lumière les structures en bâtonnets des cellules de certaines régions des canalicules urinifères.

667. Les imprégnations par le **nitrate d'argent** (méthode de *Golgi* ou de *Cox*, V. § 536 et 541) permettent de se rendre compte des rapports qui existent entre les cellules de l'épithélium des canalicules urinifères. *Bœhm* et v. *Davidoff* (1895 et 1898).

668. Pour mettre en évidence la striation fibrillaire des épithéliums, *Sauer* (1895) recommande le mélange suivant :

   Alcool absolu. 60
   Chloroforme 30
   Acide acétique 10
ou bien le liquide de Pérenyi, 3-5 heures ; puis, alcool

absolu ; passage progressif dans la paraffine (par le mélange intermédiaire de xylol et de paraffine ; voir § 141).
Colorer pendant 1 à 2 heures dans une solution à 1,5 0/0
d'alun de fer ; laver à l'eau ; Hématoxyline (100 p. d'hématoxyline à 0,5 0/0 + 5 cc. d'une solution à 1 0/0 de
permanganate de potasse) pendant 3 heures ; solution
d'alun de fer ; eau ; alcool à 90°, Rubine S (2 à 3 gouttes
pour 15 cc. d'alcool à 90°) pendant quelques minutes.
(Membranes propres et plateaux sont colorés en rouge
intense.)

669. On consacrera quelque temps à l'examen de
l'**uretère** et de la **vessie**, notamment pour l'étude de
l'épithélium ; on examine, en effet, ces organes, d'abord
à l'état de contraction, puis, à l'état de dilatation. On
provoque ce dernier en injectant fortement, dans l'urè-
thre ou la vessie, le liquide dans lequel on se propose,
après ligature, de les fixer. Dans ce dernier cas, l'épithélium apparaît extraordinairement bas ; il est sensiblement étiré, mais continu. (On peut observer ce même
allongement des épithéliums dans tous les tubes épithéliaux.) *London* (1881) et *Kann* (1889).

670. Capsules surrénales(1). L'acide chromique,

(1) Voici la technique employée récemment (1901) par
A. *Guieysse* dans son étude histologique de la *Capsule surrénale*
du Cobaye (In *Journal de l'Anatomie*, XXXVII, p. 326. 1901) :
La plupart des pièces ont été fixées par le liquide de Zenker
(V. § 122) suivant le procédé de Retterer ; les pièces prises immédiatement après la mort de l'animal, sont coupées transversalement au rasoir et mises dans une grande quantité de liquide
de Zenker, additionné d'acide acétique, dans la proportion de
3 0/0 ; elles y séjournent pendant 3 à 4 heures, puis sont portées
dans une solution aqueuse de bichlorure de mercure à saturation
sans acide acétique pendant 12 heures ; elles sont alors lavées à
l'eau courante pendant 5 à 6 heures environ ; puis, mises dans
l'alcool à 70°, additionné de quelques gouttes d'iode ; tant que
l'alcool se décolore, on rajoute de l'iode jusqu'à ce que le liquide
garde une teinte légèrement jaune, ce qui indique que tout le bichlorure en excès a disparu. Les pièces sont ensuite passées dans
les alcools de plus en plus forts, jusqu'à l'absolu ; puis, dans le
xylol ; lorsqu'elles sont bien transparentes, elles sont portées
dans un mélange à parties égales de xylol et de paraffine à
l'étuve à 45° ; après un séjour de 2 à 3 heures dans ce mélange,
elles sont mises dans de la paraffine pure, fondant à 42° ; elles

les chromates et leurs mélanges employés à la manière ordinaire, colorent la substance médullaire des capsules surrénales en un brun caractéristique. Le même effet se produit aussi chez les animaux chez lesquels la substance médullaire et la substance corticale sont séparées l'une de l'autre (*Eberth*, 1871-1872 ; v. aussi, *Rabl H.*, 1891).

La graisse contenue dans les cellules de l'écorce des capsules surrénales n'est pas identique avec la graisse ordinaire que l'on trouve dans les autres organes. Après avoir subi l'action de l'acide osmique, elle se dissout dans le chloroforme et l'essence de Bergamote (*H. Rabl*, 1891).

XVe CHAPITRE

Organes reproducteurs.

671. Les matériaux pour l'étude des *Ovaires* va-

sont ensuite montées dans la paraffine dure de Dumaige, fondan à 48° ou 52°, et coupées au microtome de Minot ou de Cambridge ...... On peut ensuite se servir de presque tous les colorants, et en particulier de l'hématoxyline au fer, suivant la méthode de Heidenhain (V. § 272).

Toutes les pièces ont été colorées par l'auteur *en coupe* et non en masse.

Le colorant qui lui a donné les meilleurs résultats est l'hématoxyline au fer de Heidenhain. Les coupes sont mises dans une solution d'alun de fer à 2 0/0, pendant 5 à 10 heures ; après ce mordançage, elles sont lavées à l'eau, et mises dans une solution d'hématoxyline à l'eau à 1 0/0 pendant 12 à 15 heures ; après lavage abondant, elles sont décolorées dans la première solution d'alun de fer. Il est bon, après décoloration, de recolorer le protoplasme par une solution d'éosine à l'eau ; les détails ressortent mieux ; la coupe est ensuite montée au baume. Pour les pièces fixées par le liquide de Flemming, Guieysse s'est adressé à la coloration par le rouge Magenta et le carmin d'indigo picriqué, avec décoloration par l'essence de girofle. Ce procédé lui a donné de très bons résultats ; les noyaux sont remarquablement bien colorés par le Rouge, et le protoplasme par le carmin d'indigo en vert ; le rouge Magenta colore de plus certaines parties différenciées du protoplasme qui auraient échappé à l'auteur, s'il ne s'était servi de cette méthode.

(Note du traducteur.)

rient suivant que l'on veut examiner des follicules et des œufs mûrs ou en voie de développement.

On aura égard, pour se guider, à l'époque du rut, de la ponte, etc.

672. Si l'on veut étudier le développement des follicules et des œufs, on s'adressera à des embryons ou à de jeunes animaux.

673. Pour faire des préparations d'œufs à l'état frais, on a recours aux œufs non encore mûrs des Vertébrés inférieurs : poissons, grenouilles, reptiles et oiseaux. Il suffit de chercher les parties de l'ovaire non mûres, d'une teinte parfaitement claire, situées généralement sur la partie dorsale de l'ovaire ; on les détache avec des ciseaux, et on n'a plus qu'à les étendre sur le porte-objet dans un liquide indifférent, et à les examiner sous un faible grossissement.

Un grossissement plus fort exigera qu'on isole les œufs avec précaution, qu'on les recouvre d'un couvre-objet muni d'un cadre de protection, ou porté sur de petits pieds de cire ; après quoi, on n'a plus qu'à observer.

674. Mais on réussit aussi à isoler sans difficulté les œufs beaucoup plus petits des *Mammifères* ; pour cela, on pratique, avec un rasoir tranchant, une coupe dans un ovaire frais ; on en humecte la surface avec un peu de liquide indifférent, et on la râpe avec un scalpel ou avec la lame même du rasoir. La légère pression qu'on exerce de cette manière sur les follicules non mûrs, provoque la sortie des œufs et leur chute dans le liquide ; si, alors, on transporte ces derniers sur le porte-objet, et qu'on les observe sous un faible grossissement, on trouve de nombreux exemplaires de ce que l'on désire.

On jettera les yeux sur quelques-uns de ces œufs, et on placera les autres, avec le liquide, sur un second porte-objet, pour les étudier plus tard, ou bien, on mettra à part œufs et liquide. On recouvrira, avec précaution, la préparation d'un couvre-objet qu'on pourra munir d'un cadre de protection ; l'observation avec un fort grossissement est alors rendue possible.

675. On peut fixer sur le porte-objet les œufs (1) que l'on a ainsi isolés, en employant, par exemple, l'acide osmique en vapeurs ou à l'état liquide, et, dans ce dernier cas, on en verse quelques gouttes sous le couvre-objet, mais on est tenu à des précautions *extraordinaires* pour le transport de ces œufs ainsi fixés dans la glycérine ou l'alcool ; on devra commencer par les solutions les moins concentrées de ces liquides, pour les élever très graduellement jusqu'au degré voulu.

676. Les **œufs mûrs** qui chez les *Poissons*, les *Amphibiens* et les *Reptiles*, sont relativement volumineux et opaques, peuvent être examinés directement par réfraction ; maints détails sont aussi nettement perceptibles à la lumière incidente, et par conséquent, observables, soit à la loupe, soit au moyen des plus faibles objectifs du microscope composé.

677. Les œufs mûrs des *Mammifères* se prêtent bien mieux à cet ordre de recherches ; on les trouve dans les ovaires des animaux adultes, immédiatement avant, ou pendant l'époque du rut.

On pique, avec une aiguille pointue, les plus grands follicules mûrs, qui paraissent très tendus au toucher ; il en sort un liquide dans lequel l'œuf, avec la zone radiée, se trouve renfermé ; ce liquide ne devra pas jaillir sous forme de jet (*O. Schultze*, 1897), mais on devra, au contraire, le recueillir dans un verre de montre. On examine le contenu à la loupe, avec précaution, et on ne tarde pas, le plus souvent, à y découvrir l'œuf avec la zone radiée ; on le porte, avec grand soin, au moyen d'une spatule mince, sur le porte-objet, et on le

(1) Au sujet de la fixation des œufs, consulter la note de la page 50. (*Note du traducteur.*)

recouvre d'un couvre-objet muni, dans ce cas, de toute nécessité, d'un cadre de protection. On observe alors.

L'absence de cadre de protection aurait pour conséquence une pression exercée par le couvre-objet sur les œufs, dont le volume est toujours assez considérable, et déterminerait, ainsi, dans le champ optique de la zone pellucide, la production d'une fente linéaire ; celle-ci s'accroîtrait insensiblement sous l'action de la pression croissante en raison même de la direction suivant laquelle elle s'exercerait.

678. Dans ces conditions, les œufs peuvent, aussi bien que ceux qui ne sont pas mûrs, être fixés sur le couvre-objet ; mais le cas exige plus de patience et de pratique pour aboutir à des préparations de quelque profit.

679. Les images d'ensemble d'ovaire s'obtiennent par lune quelconque des méthodes indiquées dans la partie générale de ce traité ; mais la préférence est due à la liqueur de Flemming qui, entre autres avantages, présente celui de conserver tout particulièrement la zone pellucide, ainsi que les structures complexes du protoplasma.

La safranine, comme colorant, donne ici de très bons résultats.

Le sublimé et le liquide de Zenker donnent également des images très instructives : on colore, de préférence, avec le carmin ou l'hématoxyline ; cette dernière fournit, par sa combinaison avec l'éosine, des images démonstratives.

680. Il y a grande commodité à choisir comme objets d'étude, des ovaires de petits animaux tels que souris, chauves-souris, rats, etc. ; ils se laissent fixer beaucoup plus facilement et sont bien plus aisés à se procurer.

Les gros ovaires, comme ceux de la vache ou de la femme, ne se laissent pas fixer uniformément dans le liquide précédent. Si l'on tient, pourtant, à les étudier eux aussi, on devra les fixer en petits fragments comme nous venons de le voir, ou bien, recourir aux sels chromiques (V. § 94 et suiv.).

681. L'**épithélium ovarique**, très visible sur la coupe, peut aussi être mis de face en évidence par la méthode de l'argent (V. § 338). L'ovaire est traité après coup par l'alcool, et une coupe mince et tangentielle montre les lignes argentées de l'épithélium ovarique.

De tout petits ovaires de jeunes souris, chauves-souris, etc., peuvent, après avoir subi l'action de l'argent, s'inclure en masse, et les lignes argentées sont alors suffisamment mises en lumière pour être observées.

682. Les **oviductes** (trompes) sont soumis au même traitement que l'intestin. Toutefois, comme l'oviducte est très fortement et plusieurs fois replié sur lui-même, il est nécessaire, au cas où il est question de coupes exactement transversales, de commencer par l'étendre avant de le fixer. Pour cela, on écarte, avec des ciseaux courbes, l'enveloppe péritonéale, le plus près possible du point d'attache de cet organe ; cette opération sur de petits oviductes, tels que ceux de la chauve-souris, réclame une certaine habitude.

683. On fera bien aussi d'injecter l'oviducte avec le liquide fixateur, et de le plonger ensuite dans ce même liquide ; on voit alors de très nombreux plis s'effacer.

684. On traite aussi l'**utérus** par la méthode indiquée au chapitre de l'intestin. On peut, également, commencer par injecter avec le liquide fixateur les utérus d'animaux jeunes et de petite taille, tels que souris et aussi chats, chiens, moutons ; on les plonge ensuite dans ce même liquide ; par ce moyen, on peut, si l'on veut, traiter simultanément les trompes. Le traitement ultérieur se fait à la manière ordinaire.

685. Le *vagin* subit le même traitement que l'œsophage ou la *peau*.

686. L'épithélium vibratile de l'oviducte et de l'utérus peut être, après excision de l'organe, enlevé par raclage et examiné à l'état frais : on peut aussi en détacher de petits lambeaux, les fixer et les couper (V. § 327 et suiv.).

687. Les **spermatozoïdes** et leurs mouvements sont susceptibles d'être examinés à l'état frais. On retire une petite quantité de liqueur séminale soit des canalicules séminifères, soit, au moyen d'une incision, de l'épididyme : on l'additionne d'une goutte de la solution physiologique de sel, et on l'examine directement, par exemple sur la platine chauffante.

Les spermatozoïdes de la *salamandra atra* et de la *salamandra maculosa* montrent nettement, à un grossissement moyen, toutes leurs parties décrites jusqu'à ce jour (la coiffe, la tête, le segment moyen, la queue, la membrane ondulante, le filament marginal, etc.). Il ne faut pas oublier d'ajouter de l'eau ; ce liquide met bientôt fin aux mouvements ; les acides et les alcalis faibles exercent sur les spermatozoïdes la même action que sur le mouvement des cils vibratiles.

688. Pour obtenir des préparations que l'on puisse conserver, *Ewald* (1897) opère comme pour le sang et les épithéliums dissociés (V. § 335).

689. Dans les spermatozoïdes, on obtient, par le réactif des centrosomes (hématoxyline à l'alun de fer), le segment moyen et lui seul coloré en noir. Cette coloration réussit avec d'**autres sels de fer** que le sulfate double de fer et d'ammoniaque : avec des sels ferreux comme avec des sels ferriques ; on peut aussi employer des sulfates, des chlorures, ou même d'**autres sels métalliques**, tels que les sels de cuivre, etc. *R. Fick* (1893 a).

690. Des spermatozoïdes empruntés à des cadavres, et qu'on a fait séjourner dans l'eau avec des précautions particulières, montrent les fibrilles du « filament axile ». *E. Ballowitz* (1888).

691. Testicules (1). Si l'on désire étudier la spermatogénèse, on doit se préoccuper beaucoup du choix des matériaux. Il faut tenir compte de l'âge et de la grosseur des éléments sans négliger la question de la saison. Les testicules ne doivent pas être réduits en fragments avant d'être fixés ; cela pourrait avoir des inconvénients sérieux, et amener une véritable dislocation dans leur structure (*Hermann* [1893]).

692. On se procurera des préparations qui permettent de s'orienter dans la structure de l'organe, en fixant, suivant le procédé ordinaire, dans le sublimé ou l'acide picrique, de petits testicules. Les détails d'histogénie plus intimes réclament l'emploi de la liqueur de *Flemming* sous la forme indiquée au § 108. On colore après coup sur le porte-objet avec la safranine (2).

---

(1) *A. Policard* (1902), dans ses études sur la constitution lympho-myéloïde du stroma conjonctif du *Testicule* des jeunes Rajidés, fixe l'organe par le liquide de *Tellyesniczky* (V. § 97). Il colore par l'hématéine-éosine, l'hématoxyline cuprique de Weigert, l'hématéine-safranine (méthode de Rabl modifiée, dans laquelle la safranine joue le rôle de colorant plasmique). Les granulations éosinophiles prennent une coloration rouge.

(*Note du traducteur.*)

(2) Voici la méthode adoptée par *G. Felizet* et *A. Branca* (1898) dans leur étude sur *l'histologie du testicule ectopique*. Les pièces fixées dans le bichlorure ou dans le Zenker ont été lavées dans l'eau, et sont demeurées dans l'alcool iodé tant que cet alcool se décolorait.

Les coupes ont été teintes dans la *Thionine* phéniquée ou anilinée. Les pièces traitées de cette façon sont souvent fort instructives. Elles ont le grave inconvénient de se décolorer en quelques semaines, alors même qu'on prend la précaution de les conserver à l'obscurité. On a bien la ressource dangereuse de les démonter et de les passer à nouveau dans la teinture, mais c'est là un procédé peu recommandable, on le conçoit sans peine. Les auteurs se sont bien trouvés de conserver de telles coupes dans le baume, sans addition de lamelle, ainsi que cela se pratique dans la méthode de Golgi ; depuis trois ans, ils gardent des préparations de ce genre, alors que les témoins, montées entre lame et lamelle, ont perdu toute trace de coloration.

Les auteurs recommandent aussi, pour les pièces fixées dans la liqueur de Flemming (solution forte) ou dans la solution d'Hermann, et incluses dans la paraffine suivant les méthodes con-

693. On obtient de très bons résultats avec la liqueur suivante due à *Hermann* (1893) :

Pour les Mammifères :

Chlorure de platine à 1 0/0	75 cc.
Acide osmique à 2 0/0	20 —
Acide acétique	5 —

Pour la Salamandre :

Chlorure de platine à 1 0/0.	75 cc.
Acide osmique à 2 0/0.	10 —
Acide acétique	5 —

On soumet à l'action de ce liquide, pendant 24 h., et mieux, plus longtemps encore (comme avec la liqueur de Flemming), des fragments de dimension moyenne. On lave dans l'eau, et on déflegme dans l'alcool de plus en plus concentré (50°, 70°, 90°) (1).

nues, le mode de *coloration* suivant : On traite (d'après une technique très commode exposée dans la thèse de *Landet* [thèse de Paris, 1897]) la coupe à chaud, jusqu'à dégagement de vapeurs, dans la fuchsine acide (Rubine S) (solution saturée dans l'eau d'aniline); on lave à l'eau et on plonge quelques instants dans une solution picriquée :

Ac. picrique en solution aqueuse saturée. . ⎫ ââ
Ac. picrique en solution alcoolique saturée. ⎭

On n'a plus qu'à décolorer dans l'alcool absolu et à monter dans le baume. On obtient les meilleurs résultats en décolorant lentement, pendant 24 heures.

(*Note du traducteur.*)

(1) La méthode employée par *Regaud* (1897) pour mettre en évidence les vaisseaux lymphatiques du testicule est un procédé d'argentation et de fixation combinées dû au professeur *Renaut*.

Le testicule, aussi frais que possible, est injecté interstitiellement en plein parenchyme et tangentiellement dans l'albuginée par des piqûres multiples avec une solution picro-osmio-argentique dont la formule est :

Acide osmique à 1 0/0 . . . . . 20 vol. ⎫ 3 vol.
Eau saturée d'acide picrique . . 80 vol. ⎭
Nitrate d'argent à 1 0/0.. . . . . 1 vol.

(Toutes les solutions doivent être faites à l'eau distillée.)

On a quelque avantage à faire précéder l'injection de ce mélange d'une injection d'eau distillée pour balayer les vaisseaux lymphatiques de leur contenu albuminoïde (La seringue toute en cristal, y compris le piston, construite par *Luer* (de Paris) sur les indications de *Malassez* est un instrument parfait pour faire

Les coupes faites dans la paraffine, sont collées sur le porte-objet, et colorées ensuite en 24 ou 48 heures dans la safranine seule, dont voici la formule :

> 1 gr. de safranine.
> 10 cc. d'alcool absolu.
> 90 cc. d'eau d'aniline.

On les lave dans l'eau, et on les traite par l'alcool acidulé et l'alcool absolu (V. § 278).

On peut aussi les colorer de nouveau, après cette première coloration par la safranine, d'après la méthode de *Gram*; on les plonge pendant 3 à 5 minutes dans une solution de violet de gentiane formée de 5 parties d'une solution alcoolique saturée pour 100 d'eau d'aniline : cette eau d'aniline se prépare en ajoutant 4 parties d'aniline dans 100 cc. d'eau distillée ; on agite le tout et on filtre. On lave ensuite légèrement les coupes dans l'alcool, et on les traite pendant 1 à 3 heures par une solution double d'iodure de potassium, composée de 1 partie d'iode, de 2 parties d'iodure de potas-

---

ces injections).

L'injection étant faite, la pièce est plongée dans une quantité suffisante d'alcool fort. Il est préférable de ne l'y laisser que 2 ou 3 jours et de pratiquer les coupes à ce moment.

Les coupes, faites sans enrobage ni infiltration, les unes assez épaisses, les autres minces, sont montées soit dans l'essence de girofle (il faut les luter avec une substance insoluble dans cette substance, par exemple avec la siccotine [Renaut]), soit dans le baume de Canada, puis exposées à la lumière diffuse jusqu'à ce que la réduction de l'argent ait atteint l'intensité que l'on désire ; enfin, elles sont conservées dans l'obscurité.

Les avantages de cette technique sur les autres procédés d'argentation sont : une imprégnation pure des contours cellulaires et une fixation excellente des divers éléments anatomiques des tissus. Son seul inconvénient est que la pénétration du liquide autour du contre de piqûre est assez limitée ; on y remédie en pratiquant des injections multiples, et en soutenant plus longtemps chaque injection.

Les investigations de *Regaud* ont porté sur les testicules du chien, du chat, du lapin, du cobaye, du rat, du taureau et du bélier.

(Note du traducteur.)

sium et de 300 parties d'eau, jusqu'à ce qu'elles soient
devenues complètement noires. A ce moment, on les
plonge dans l'alcool où elles séjournent tant qu'elles ne
présentent pas une teinte violette tirant sur le brunâtre. Le réseau de chromatine des noyaux au repos, ou
même des noyaux au stade de spirème et de dispirème,
apparaissent en bleu-violet ; les vrais nucléoles sont
teints en rouge.

Dans les stades d'aster et de diaster, au contraire,
la chromatine se colore en rouge, etc. (Voir *Hermann*,
1893).

Les éléments d'origine protoplasmique se montrent également avec une grande netteté ; ils sont colorés en jaune brun. Les têtes, les segments moyens,
les queues, les filaments spiralés, etc., apparaissent
clairement, et sont diversement colorés : rouge-bleu,
violet-bleu, etc.

Hermann (1891) opère de la manière suivante sur de
petits testicules, comme par exemple des testicules de
Proteus : il les met dans un mélange de 1 gr. d'hématoxyline, 70 p. d'alcool absolu et 30 p. d'eau, pendant 12-
18 heures dans l'obscurité. Il lave dans l'alcool à 70° dans
l'obscurité. Puis, il fait les coupes dans la paraffine et les
lave dans le permanganate de potasse rose clair jusqu'à
ce qu'elles deviennent couleur d'ocre. Il continue à décolorer avec le mélange de *Pal* (V. § 557) allongé 5-10 fois,
et termine par la safranine pendant 3-5 minutes.
Ce procédé se recommande surtout pour mettre en
évidence les éléments achromatiques, les centrosomes,
etc.

694. Pour conserver des spermatozoïdes, on peut
faire des préparations par la méthode de la dessiccation
comme pour le sang (V. § 364), et colorer alors, avec
la safranine, par exemple, les spermatozoïdes ainsi
collés. On peut encore exposer le sperme à l'état frais
aux vapeurs de l'acide osmique (V. § 104).

Les spermatozoïdes qui sont complètement développés
montrent une grande résistance vis-à-vis des différents

réactifs, et sont en conséquence d'une conservation facile.

695. Voici le procédé que *Benda* (1887,b) recommande pour l'étude de la spermatogénèse : on coupe des morceaux de testicules conservés dans la liqueur de Flemming ; puis, on les colle, et on les soumet pendant 24 heures à l'action d'une solution très forte d'oxyde de cuivre dans l'étuve chauffée à 38-40°. On lave avec soin ces coupes dans l'eau, et on les plonge dans une solution aqueuse à 1 0/0 d'hématoxyline, jusqu'à ce qu'elles deviennent d'un noir intense ; l'opération exige environ 5 minutes. Elles séjournent ensuite dans une solution aqueuse d'acide chlorhydrique au tiers, d'où on les retire quand elles ont pris une teinte jaune ; on les plonge à nouveau dans la solution de cuivre, et on les y laisse jusqu'à ce qu'elles aient acquis une couleur bleu-violet.

Alors, on les lave dans l'eau distillée, on les traite par l'alcool, et on les porte dans le baume de Canada (1).

XVIe CHAPITRE.

Technique embryologique

696. On a souvent l'occasion de se procurer des **embryons** ou des **œufs fécondés pondus** ; cela nous engage à faire connaître ici, à leur sujet, quelques faits et quelques pratiques :

697. Pendant le printemps et l'été, on a l'occasion de récolter dans les eaux stagnantes et dans les ruisseaux à débit lent, des frais en grande quantité, et de nombreux cocons de divers **invertébrés**, et surtout de gastéropodes. Quand les œufs ne sont pas trop développés, ils fournissent des matériaux d'étude généralement intéressants. On peut, par exemple, se rendre compte,

---

(1) Dans une note sur l'épithélium des *Vésicules séminales* et de *l'ampoule des canaux déférents* du *Taureau, Limon* (1901) dit que les meilleurs résultats lui ont été donnés par la triple coloration de Flemming, ou par la safranine-Lichtgrün après fixation au mélange chromo-acéto osmique, solution forte), et par l'hématoxyline ferrique de Heidenhain (après fixation au formol picro-acétique de *Bouin* ; v. note 2 du § 132).

(Note du traducteur).

sur l'œuf vivant des planorbes, de l'expulsion des globules polaires, et, plus tard, du phénomène de la segmentation (*Hœcker*, 1899) (1).

(1) Je crois bon de dire ici un mot du problème si intéressant
de la *Mérogonie*, question à l'ordre du jour.

Dans une séance récente de la *Société de Biologie* (19 octobre 1901), *Giard* rappelait le nom du véritable auteur de cette
« découverte capitale en embryologie ».

Le professeur J. *Rostafinski* posait, en effet, dès 1877, et de
la façon la plus nette, le problème de la mérogonie, et « les diverses techniques mises en usage par lui sont celles qui ont
été suivies depuis par les embryologistes pour sectionner l'œuf
animal ».

Cet auteur s'est demandé si « l'œuf mûr et prêt à être fécondé
forme un ensemble indivisible, ou s'il est possible de le diviser
par des moyens mécaniques en plusieurs parties dont chacune
pourrait être fécondée ».

Il a opéré sur l'œuf de *Fucus vesiculosus*, en ayant recours aux
deux procédés suivants :

1) On peut couper l'œuf avec un instrument tranchant, bien
aiguisé, et obtenir ainsi de petits morceaux qui reprennent sur
le champ, la forme sphérique.

2) On peut aussi diviser l'œuf par simple pression.

Voici la conclusion à laquelle il arrive : « L'œuf n'est pas un
ensemble indivisible ; une fraction d'œuf, convenablement séparée de l'ensemble, peut être fécondée, et donner un individu
nouveau », et il ajoutait : « Je suis convaincu que ce premier
essai préparera le terrain pour de nouvelles tentatives, et que
des résultats analogues pourront être obtenus, non seulement
chez diverses Algues, mais encore *parmi les animaux* ».

Rostafinski avait vu juste, comme l'ont prouvé depuis les
expériences de Boveri (1889), de Ziegler et autres.

H. E. *Ziegler* a opéré sur l'œuf de l'*Oursin* (*Experimentelle
Studien ueber die Zelltheilung*, in *Archiv für Entwickelungsme-
chanik der Organismen. « Die Zerschnürung der Seeigeleier* ».
VI Band. 2 Heft. 1889, p. 264 à 281).

Cet auteur a bien voulu me donner lui-même un court
aperçu de la technique qu'il a suivie :

L'expérience se fait à l'aide d'un appareil spécial, le *compres-
seur à courant d'eau continu* (décrit et figuré en 1894 dans le
« *Zoologischer Anzeiger* », nos 456 et 457 ; et en 1897 dans la
Zeits. f. wiss. Mikr., vol. XIV, p. 145-147).

On emploie des œufs d'*Echinus microtuberculatus*. On met
sur le porte-objet de l'appareil quelques fils de coton (un peu
de ouate ordinaire), et on verse les œufs dessus en faisant usage
d'une pipette. Puis, on mêle de l'eau avec les spermatozoïdes de
la même espèce et on en transporte une goutte sur la face inférieure du couvercle. Ayant posé ce dernier sur l'appareil, on

698. L'Ascaris megalocephala, parasite que l'on trouve, principalement en hiver, dans l'intestin du cheval, offre à bon marché un élément très précieux d'étude pour les phénomènes de fécondation, et pour ceux de la division des œufs en voie de segmentation. Les différentes régions de son oviducte présentent, en grand nombre, les stades les plus variés : pénétration du spermatozoïde, formation du noyau mâle, genèse des globules polaires etc., jusqu'à celui de la segmentation. Il existe deux variétés de l'ascaris du cheval : les cellules somatiques possédant dans l'une 4 chromosomes (var. bivalens), et dans l'autre seulement 2 (var. univalens).

Voici comment on procède : on incise les téguments du ver, on enlève son oviducte (sans le tirailler !), et, on le plonge, pendant 24 heures, dans une solution d'acide picro-acétique (V. § 719) ; on le lave ensuite, pendant le même temps, dans un courant d'eau, et, pendant deux jours, dans l'alcool à 70 0/0. On le colore, durant 24 heures, par le carmin boraté alcoolique ; puis, on le traite, pendant un temps égal, par l'alcool acidulé (1 p. d'acide chlorhydrique pour 100 cc. d'alcool à 70 0/0). On fait, enfin, un dernier lavage dans l'alcool à 70 0/0.

Après ces différentes opérations, on plonge les œufs dans un mélange composé de : 1 partie de glycérine pour 3 parties d'alcool absolu ; cet alcool s'évaporant, les œufs se trouvent graduellement en glycérine pure (*Boveri*, 1887).

699. On a l'occasion de se procurer des **œufs de poissons** tout le courant de l'année. Chez la plupart, le germe peut s'observer et s'examiner à l'état frais par la surface.

Voici à quelle époque de l'année correspond la *saison du frai* de quelques poissons : l'*ombre* : mars, avril ; le *barbeau* : mai, juin ; la *perche* : mars, avril, mai ; la *loche franche* : mars, avril ; la *vandoise* : mai, juin ; la *truite* : octobre, novembre, décembre ; le *carassin* : juin ;

comprime les œufs légèrement en tournant les trois vis.

On réunit les tuyaux avec le tube d'entrée de l'eau et le tube de sortie. Alors, on ouvre très lentement le robinet du tuyau d'entrée, et on contrôle l'effet sous le microscope. L'eau courante transporte les œufs vers les fils de coton ; quelques-uns des œufs se mettent sur les fils et sont divisés par ceux-ci : le noyau femelle étant souvent d'un côté, le noyau mâle se trouvant de l'autre.

(*Note du traducteur.*)

le *goujon* : mai, juin ; le *brochet* : avril, mai ; la *carpe* : mai, juin ; la *petite perche de rivière* : avril, mai ; le *saumon* : septembre, octobre, novembre ; le *gardon* : avril, mai ; la *tanche* : mai, juin ; le *silure* : juin, juillet.

700. La méthode la plus simple. pour obtenir des images d'ensemble des germes (2) et des embryons, consiste à fixer pendant 12-24 heures les œufs frais dans l'acide chromique au tiers, et à les porter ensuite dans un courant d'eau. Au bout de quelques heures, la coque de l'œuf se détache, ce qu'on peut toujours provoquer en exerçant une pression faible sur l'œuf. Lorsque cette enveloppe s'est complètement détachée, on peut, en tenant l'œuf avec la main gauche, enlever, au moyen d'un rasoir bien tranchant, la région de cet œuf qui contient le disque germinatif. Les segments ainsi enlevés sont de nouveau lavés dans l'eau, jusqu'à ce que la teinte jaune ait complètement abandonné embryons et germes (Le vitellus reste toujours un peu coloré).

701. Pour l'observation de jeunes disques germinatifs de truites, *H. Virchow* (*Kopsch*, 1898) recommande le traitement préalable des œufs entiers par 2 parties d'acide chromique, 900 d'eau distillée, 100 d'acide acétique, et cela pendant 10 minutes environ ; s'il s'agit d'embryons dont le vitellus est déjà très réduit, le séjour dans ce liquide ne dépassera pas 5 minutes.

(1) Voici une méthode que M. le Professeur *Bataillon* emploie avec succès pour l'étude de la Karyokinèse sur les blastodermes de *Poissons* d'eau douce et les œufs d'*Amphibiens*.

Fixation par les liqueurs chromiques (mélange de Flemming ou liquide de Schultze sans acide osmique), 24 heures. Lavage à l'eau acétique (10 0/0). Conservation dans l'alcool acétique (90 0/0 d'alcool absolu, 10 0/0 d'acide acétique).

Coloration **double.** *Bleu de méthylène* boracique :
Solution aqueuse saturée de *Borax.*
—   —   —   — *Bleu*
Eosine dans l'alcool à 50 0/0.

Bataillon applique pendant quelques secondes la teinture bleue chauffée jusqu'à émission de vapeurs.

Il lave rapidement à l'eau et nettoie la lame à l'éosine. Quelques secondes suffisent pour conduire les coupes à une teinte rouge-violacée. — Alcool absolu. — Essence. — Baume.

La chromatine en mouvement est *merveilleusement* marquée en bleu sur fond rose : les noyaux au repos sont beaucoup moins colorés : les Karyokinèses sautent aux yeux, même à des grossissements faibles.

(*Note du traducteur.*)

Les œufs sont alors portés dans une solution aqueuse d'acide chromique à 2 0/00 ; puis, on les isole, et on les soumet aussi rapidement que possible au traitement ultérieur suivant : l'œuf, placé dans la solution physiologique de sel, est ouvert avec précaution : on enlève son enveloppe, et, en soufflant dessus avec un petit tube bien effilé, qu'on a rempli avec de la solution de sel, on sépare le vitellus non coagulé du disque germinatif. Ce dernier, bien débarrassé de toute trace de vitellus est fixé dans le sublimé (2 heures), dans la liqueur de Flemming (lavage minutieux !) ou dans d'autres réactifs.

Ces disques ainsi traités se prêtent à un très instructif « examen de surface », et se laissent parfaitement couper dans la paraffine.

702. On obtient de bons résultats, pour l'étude de très jeunes germes de truites, avec le mélange de *sublimé-acide acétique*. On fait agir pendant 30 à 45 minutes, 80 cc. d'une solution aqueuse concentrée de sublimé et 20 cc. d'acide acétique. Les œufs ainsi fixés sont plongés dans l'alcool à 70°, et, au bout d'une heure, on coupe les germes avec le rasoir, comme il a été déjà dit au paragraphe 700. Le traitement ultérieur s'effectue comme pour les préparations faites au sublimé (V. § 116) ; il faut, toutefois, comme liquide conservateur, ne jamais faire usage d'alcool au dessus de 85°.

Voici une méthode qui donne encore de meilleurs résultats : les œufs sont portés dans une solution de sublimé et d'acide acétique plus forte (20 0/0) : en moins de 30 secondes, le germe est déjà trouble, c'est-à-dire tué. On plonge alors les œufs dans une solution de sublimé et d'acide acétique plus faible (5 0/0), et cela en versant dans la précédente la quantité voulue d'une solution pure de sublimé. Au bout de 3/4 d'heure environ, les œufs passent dans l'alcool à 70° additionné de deux gouttes de teinture d'iode, et de nouveau au bout de 3/4 d'heure, la calotte sphérique contenant le germe est enlevée avec soin, à l'aide d'un rasoir tranchant, et débarrassée autant que possible de tout vitellus.

Les germes ne doivent pas être mis en contact avec de l'alcool supérieur à 80°.

Ainsi conservés, les œufs se laisseront facilement couper en séries ininterrompues, après avoir été simplement inclus dans la paraffine ; avec un peu d'habitude, on se trouvera très bien de ce procédé, et l'on n'aura pas besoin d'avoir recours à la méthode combinée de la celloïdine et de la paraffine (A. Behm. 1891).

703. On doit prendre pour règle générale d'activer le plus possible le traitement de tous matériaux empruntés aux Poissons ; quand, en effet, les œufs séjournent trop longtemps dans l'alcool, si faible qu'on ait choisi ce dernier, le vitellus devient si dur et si cassant, qu'il n'est guère plus susceptible d'être coupé, du moins après l'opération habituelle de l'inclusion dans la paraffine. L'inclusion dans la celloïdine ou le collodion ne permet pas, à elle seule, d'atteindre la finesse de coupe voulue pour les études d'embryologie ; on l'obtient quelquefois, en combinant, comme *Apathy* l'a proposé, la méthode de la celloïdine et celle de la paraffine.

Mais si les œufs restent, durant deux ans, dans l'alcool, une main très experte pourra détacher, à l'aide d'aiguilles à cataracte et de pointes de scalpel, les germes et les embryons, et les couper ensuite ; mais il sera trop tard pour le vitellus.

On peut aussi inclure, à la façon ordinaire, de pareils objets dans la paraffine, et les y conserver aussi longtemps qu'on le désirera.

Cette méthode se recommande tout spécialement pour les œufs d'Amphibiens.

704. Il est très facile d'opérer, chez les Poissons, ce que l'on appelle la *fécondation artificielle* des œufs ; pour cela, on choisit l'époque où les produits sexuels sont mûrs, ce qu'on reconnaît à ce qu'il suffit d'une pression légère de la main sur la face ventrale, pour faire écouler dehors ces produits : œufs et sperme (laitance) ; on opère de la façon suivante : On recueille dans un plat bien propre les œufs d'un poisson œuvé que l'on fait sortir en comprimant le corps, de la tête à l'ouverture anale, légèrement et à plusieurs reprises ; on s'arrête à la première goutte de sang aperçue à l'anus.

On obtient ensuite, de la même façon, un peu de laitance, et on la répand, aussi uniformément que possible, sur les œufs ; on n'a plus qu'à agiter le tout, avec la barbe d'une plume d'oie, par exemple (méthode russe) ; on ajoute alors de l'eau pure, c'est-à-dire de l'eau dans laquelle fraient les animaux en liberté, et, autant que possible, à la même température, ou, ce qui est préférable, à une température plus basse de deux degrés ; l'eau devra recouvrir amplement les œufs. On attend de nouveau quelques minutes, dix environ ; puis, on verse l'eau troublée par la laitance d'aspect blanchâtre, et on la remplace par de l'eau fraîche, jusqu'à ce que le trouble ne soit plus visible, même à l'œil nu. L'ensemencement est alors terminé, et l'on peut porter les œufs dans un courant d'eau fraiche pour qu'ils continuent à s'y développer. Ce développement ultérieur se fera dans des appareils tout spéciaux.

Les œufs de truite, fécondés artificiellement, peuvent être fixés, suivant les indications du § 702, soit immédiatement après l'ensemencement, soit toutes les dix minutes, jusqu'au moment où on voit survenir la première segmentation : il ne faut pas chercher à enlever l'enveloppe de l'œuf. Ces œufs ainsi fixés, coupés dans la paraffine, et colorés par l'hématoxyline de Delafield, par exemple, offrent la matière la plus favorable pour l'étude, chez les Vertébrés, et plus particulièrement chez la truite, des phénomènes de la fécondation : entrée du spermatozoïde, formation des globules polaires du noyau œuf, du noyau de segmentation, etc.

Nous recommandons cette « *fécondation artificielle* » aussi bien pour les démonstrations que pour l'étude.

705. *H. Blanc* se trouve bien de la méthode suivante : Des œufs de truite, fécondés par la méthode russe (ou par voie sèche), sont fixés dans l'acide picro-sulfurique et l'acide acétique (600 vol. d'eau ; 2 vol. d'acide sulfurique ; 100 vol. d'acide picrique concentré et 8 vol. d'acide acétique). Ces œufs restent pendant quelques heures dans ce liquide : un séjour plus long ne nuirait d'ailleurs nullement.

On les ouvre, alors, dans l'acide acétique à 10 0/0; cet acide dissout le vitellus, et permet l'extraction du germe à l'aide d'une lancette et d'un pinceau.

Les disques germinatifs sont traités par l'alcool à 80-90 0/0, puis par l'alcool absolu ; on les colore avec le carmin boraté, et on les monte en masse dans le baume de Canada ou la glycérine.

Dans les stades peu avancés, on peut détacher, en le coupant, le pôle animal de l'œuf, de manière à obtenir le disque germinatif et la membrane enveloppante.

706. Amphibiens. De la fin de Mars au milieu d'Avril, on trouve dans les étangs, les flaques d'eau et les ruisseaux, des frais de grenouille et de crapaud (1) ; les

(1) *Adler* (1901) se sert, pour fixer les œufs de *crapaud*, d'un mélange à parties égales d'une solution concentrée de sublimé et d'acide chromique à 1/2 0/0 : il se débarrasse de leur épaisse

premiers ont la forme de pelote ; les seconds présentent l'aspect de cordons.

Ces œufs peuvent, sans autre préparation, être examinés à l'état frais ; on peut aussi, à la lumière incidente,
par exemple, étudier chez eux le phénomène de la segmentation (1).

Voici une liste des *saisons d'accouplement* de quelques
amphibiens : le *triton* alpestris de mars à mai ; le *triton*
cristatus d'avril à juin ; le *triton* tœniatus en mai ; *Rana*
esculenta, mai et commencement de juin ; *Rana* tempo-
raria, mars ; *Pelobates* fuscus, commencement d'avril ;
Bombinator igneus, mai et juin ; *Alytes* obstetricans,
deux fois par an (au printemps et en automne) ; *Bufo*
vulgaris et variabilis, en avril (V. aussi *A. Franke*, 1881).

707. *O. Schultze* (1899) qui a consacré de nombreuses
années à l'étude des œufs de grenouille, est l'auteur
d'une méthode qui lui a donné de très heureux résultats.

Il enlève, avec des ciseaux, l'albumine jusqu'à la couche qui entoure immédiatement la membrane vitelline ;
puis, il porte les œufs pendant 5 minutes dans une solution aqueuse de formol à 2 0/0 (allongée 20 fois) qu'il
chauffe à 75° ou 80° C.

Ces œufs meurent instantanément : leur membrane
se soulève, et l'on peut alors facilement les extraire avec
des aiguilles. Ils prennent une consistance élastique,
rappelant un peu celle du cuir, et se laissent admirablement couper. *On peut les conserver intacts pendant des
mois entiers dans la solution de formol à 2 0/0, protégés
par leur enveloppe.*

O. Schultze (1899) recommande le procédé suivant par
l'inclusion dans la paraffine : Les œufs dépouillés de
leur enveloppe. à leur sortie de la solution de formol,
passent successivement dans les alcools à 70° et à 95° ;
puis, dans l'essence de Bergamote (deux heures au moins
dans chacun de ces liquides) ; de là , pendant 10 minu-

couche d'albumine par l'eau de Javelle, et les colore avec la cochenille alunée pour les porter enfin dans la paraffine. Ces œufs
peuvent rester des jours entiers dans l'alcool, le chloroforme et
dans le mélange chloroforme-paraffine, sans devenir cassants :
mais, en revanche, ils ne doivent rester que 15 à 30 minutes dans
le dernier bain de paraffine fondue.

(1) Voir la note du § 700.

(Note du traducteur.)

tes, dans la paraffine que l'on renouvelle une fois, pour y être enfin inclus.

O. Schultze n'a pas expérimenté cette méthode avec d'autres œufs « riches en vitellus ».

708. *O. Hertwig* (1883) soumet les œufs, pendant environ 5 minutes, à l'action de l'eau chauffée à 90° C. On les refroidit alors rapidement en versant de l'eau froide dans l'eau chaude : puis, on en saisit l'enveloppe glaireuse avec une pince, et on la coupe au ras de l'œuf avec de bons ciseaux.

Avec une certaine habitude, on réussit souvent, dès la première ou la seconde incision, à ouvrir la cavité où est l'œuf ; celui-ci tombe alors, de lui-même, au dehors. L'œuf, ainsi préparé, est alors successivement traité par une série d'alcools, graduellement de plus en plus concentrés.

709. *Witmann* (1888) procède à l'enlèvement de l'enveloppe au moyen d'une solution à 10 0/0 d'hypochlorite de soude additionnée de 5 à 6 parties d'eau, dans laquelle on fait séjourner les œufs, tués par la chaleur ou autrement, jusqu'à ce qu'ils se mettent d'eux-mêmes à nu.

710. Les œufs fixés, par exemple avec les acides chromique, osmique, acétique, peuvent aussi, après avoir été bien lavés dans l'eau, être plongés dans une solution d'eau de Javel délayée dans 3 à 4 fois son volume d'eau ; on les y laisse de 15 à 30 minutes, en ayant soin de secouer quelquefois le vase ; les œufs, délivrés de leur couche de gélatine, tombent au fond ; on les lave avec précaution, dans l'eau, et on les porte dans des alcools graduellement de plus en plus concentrés (Blochmann, 1889).

On peut, avec succès, fixer et traiter aussi de la même manière, les œufs des tritons que l'on rencontre isolés sur les brins d'herbe, etc.

La fixation des œufs d'Amphibiens mis à nu se fait très bien avec le mélange de sublimé et d'acide chromique (V. § 121).

711. *R. Fick* (1893) indique la manière suivante d'opérer : on fixe pendant 24 heures les œufs avec leur enveloppe dans un mélange chromo-acétique (25 cc. d'acide chromique à 1 0/0 + 70 cc. d'eau + 0,1 d'acide acétique) ; on les débarrasse de leur enveloppe glaireuse pour les faire séjourner 24 heures dans l'eau courante,

et les déshydrater au moyen des alcools à 60° et à 80°,
dans chacun desquels ils restent aussi 24 heures. On les
colore pendant le même temps dans une solution alcoolique de carmin boraté ; on les lave dans l'alcool à 70°
acidulé par l'acide chlorhydrique ; puis, on les traite successivement par l'alcool à 90°, l'essence de bergamote
(de 2 à 4 heures, mais pas plus longtemps), la paraffine
(ayant son point de fusion à 50°) pendant 1/2 heure à
1 heure, mais pas davantage, car les œufs deviendraient
alors durs et cassants. Opérer les coupes à 10,15 μ d'é-
paisseur.

Voir O. Schultze, 1887.

712. *Barfurth* (1893) recommande le séjour des œufs
pendant quelques minutes, dans une eau portée à 80°
C. ou dans un mélange chromo-acétique (Flemming) d'é-
gale température. Avec la dernière méthode, on lave
pendant 24 heures les œufs fixés dans l'eau, et on les
secoue de manière à les débarrasser de leur couche de
gélatine. On peut aussi les traiter par l'eau de Javel que
l'on étend de trois fois son volume d'eau ; l'opération
marche plus vite dans l'étuve qu'à la température du
laboratoire. En agitant *avec beaucoup de précaution* le
verre, on voit l'enveloppe glaireuse se séparer complètement. Le traitement ultérieur est le même que celui
que font subir aux œufs Fick et Schultze (V. § 711).

Le liquide suivant : alcool, 125 ; glycérine, 25 ; eau,
350, permet de conserver les œufs dans leur enveloppe
après les avoir tués dans l'eau à 80° C. Ainsi conservés,
les œufs se prêtent merveilleusement aux dessins et
aux démonstrations pour les travaux pratiques.

713. S'il s'agit de gros œufs d'Amphibiens (Salamandra
mac. (1), par exemple), on colore avant de couper dans
la paraffine molle, fondant à 45-50°, et on effectue le
collage sur le porte-objet soit avec de la glycérine albuminée (V. § 218), soit par le procédé suivant recommandé par *Born* : On mélange 2 volumes de collodion,
2 volumes d'éther et 3 volumes d'huile de ricin (masse
due à *Strasser*), et on répand une mince couche de cette

---

(1) *Grœnroos* (1898) fixe les œufs de *Salamandre* avec un mélange d'une solution concentrée de sublimé et d'acide chromique
à 1/2 0/0 (50 parties de chaque) et de 1 partie d'acide acétique. Ce
traitement est surtout recommandé pour l'examen extérieur de
ces œufs, non coupés.

(Note du traducteur.)

solution, avec un bàton de verre, sur le porte-objet. On dispose alors les coupes sur ce dernier que l'on chauffe légèrement de telle façon que la paraffine ne fonde pas ; les coupes peuvent alors s'étendre et se dérider (Table chauffante de *Born*, § 214). A ce moment, au moyen d'un pinceau flexible, on passe une faible couche du mélange collodion-huile de ricin sur la surface occupée par les coupes. Les porte-objets sont alors transportés, soit directement dans le xyiol, soit, après collage avec l'albumine, à travers l'alcool, etc., dans le baume de Canada.

On évitera l'usage de l'alcool absolu. — Coloration en masse (*R. Semon*).

713 *bis*. Méthode de *Wilhelm Roux*. Ce savant est arrivé à produire des demi-embryons de grenouilles, et cela, en piquant, après la première segmentation, l'un des deux blastomères avec une aiguille fortement chauffée. Le blastomère piqué était tué ; l'autre demeurait sain et sauf. Voir pour de plus amples détails *Roux* (1894) (1).

(1) Je crois devoir rappeler ici la méthode si ingénieuse qui a permis à **L.** *Chabry* (1887) d'obtenir des demi-embryons avec des œufs bien *plus petits* que ceux des Batraciens (Ascidies-Echinodermes, etc.).

On trouvera tous les détails voulus dans son beau travail sur l'*Embryologie normale et tératologique des Ascidies* (Thèse de Paris, 1887) ; je me contenterai, dans cette note, d'en analyser très brièvement la technique employée par *Chabry* (pages 4 à 22).

L'auteur provoque la *ponte artificielle* de l'*Ascidiella aspersa* ; il opère la *décortication* de l'œuf ; fait l'*élevage* des œufs fécondés, puis leur *triage*

A ce moment, a lieu l'*aspiration immédiate dans le capillaire porte-objet*, dans lequel il fait toutes les observations de la segmentation des œufs.

Ce capillaire porte-objet est formé d'un tube de verre étiré au chalumeau et *choisi au préalable dans un tube absolument exempt de bulles d'air, et bien nettoyé.*

Une légère modification a été apportée à cet appareil par *Chabry* lui-même qui a imaginé l'emploi d'un *perforateur* lui permettant d'arriver à tuer certains blastomères de l'œuf en voie de segmentation. Ce perforateur comprend :

1) l'*aiguillon* : un fil de verre filé très mince, et terminé par une pointe.

2) un *porte-capillaire à levier* dans lequel est introduit l'aiguillon.

3) une *gaîne protectrice* destinée à protéger la pointe de l'aiguillon *hors le temps d'action*, et à assurer sa pénétration *sans brisure* dans le tourne-objet. L'auteur décrit la *mise en*

714. Reptiles. Dans les mois de mai, de juin et même plus tard, on trouve des femelles de lézard et de serpents qui sont pleines. Leurs œufs sont pondus à un stade encore peu avancé ; ceux du lézard des murailles, notamment, présentent, fort souvent, des stades très jeunes.

	ACCOUPLEMENT	SAISON DE L'ACCOUCHEMENT ET DE LA PONTE
Lacerta agilis....	Mai à Juin	
— muralis..	Avril	Juillet
— vivipara..	Fin Avril	Milieu de Juillet
Anguis fragilis...	Mai	Août (et Octobre)
Pelias berus.....	Commencement d'Avril à Mai	Fin Août au commencement de Septembre
Coronella austriaca.........	Milieu d'Avril	Fin Août au commencement de Septembre
Tropidonotus natrix	Milieu de Mai	Milieu de Juillet à fin Août

(Voir à ce sujet *Franke A.* — Il faut naturellement tenir compte de la région d'où l'on a reçu ces animaux.)

715. On obtient les meilleurs résultats en enlevant à l'état frais la coque de l'œuf dans la solution physiologique de sel ; cette opération s'effectue sans trop de difficulté, en saisissant l'œuf avec une pince pointue, de façon à produire un pli profond. On le détache au moyen d'une incision aussi longue que possible. Si l'ouverture pratiquée est par trop petite, une partie de l'œuf fait

place de l'aiguillon, celle du *tourne-objet*, le boutoir et le ressort.

Chabry déclare d'ailleurs, que l'on peut imaginer et construire un grand nombre d'instruments analogues au précédent. Le principe sur lequel tous ces appareils reposent est toujours l'*immobilisation de l'œuf dans un tube, et l'emploi d'un aiguillon glissant dans une gaîne.*

Chabry se préoccupe, enfin, de la « *Notation* » des cellules de segmentation : « Une bonne notation doit accorder un signe propre à chaque cellule, et je vais montrer qu'on peut choisir ce signe, de telle sorte qu'il rappelle la généalogie tout entière de la cellule, et, en outre, la place morphologique qu'elle occupe dans l'œuf ».

(*Consulter la thèse de Chabry. Paris* (1887).

(*Note du traducteur.*)

saillie ; la membrane vitelline se crève alors d'ordinaire, et le vitellus s'écoule au dehors ; l'œuf est, par suite, perdu.

716. Une fois que l'on a ainsi convenablement dégagé l'œuf de sa membrane, on le transporte avec une cuiller en corne appropriée, dans le liquide fixateur ; comme liquides d'un emploi avantageux, se présentent : une solution d'acide chromique à 1/3 0/0, où l'œuf devra séjourner 24 heures ; l'acide picro-sulfurique, dont l'action exige 5 heures, ou bien le mélange de sublimé et d'acide acétique qui agira en 1 heure ou 1 heure 1/2, ou bien enfin, le mélange de sublimé et d'acide chromique, exigeant un séjour de 2 heures. Après ces délais, les œufs sont portés dans l'eau distillée, et, si on ne poursuit aucun but particulier, l'aire embryonnaire et l'aire vasculaire sont coupées et détachées, au moyen de ciseaux pointus et bien aiguisés, pour être ensuite portées, avec une cuiller en corne, dans l'alcool, après l'emploi du sublimé additionné d'iode.

717. Dans les stades ultérieurs du développement, alors que les feuillets blastodermiques sont déjà différenciés, le germe se détache de lui-même après qu'on a enlevé l'enveloppe de l'œuf, ce qui se fait d'ordinaire aisément chez les reptiles.

718. Dans les stades plus jeunes, on enlève le germe en même temps qu'une couche de vitellus qui se trouve placée au-dessous de lui ; on fait subir au tout les traitements ultérieurs.

719. Voici une méthode très commode (notamment pour les débutants), et qui, d'ailleurs, ne donne pas de mauvais résultats :

On porte les œufs, pourvus de leur coque, dans l'acide picro-sulfurique, où ils restent de 5 à 6 heures ; on peut, encore, les mettre, pendant 24 heures, dans l'acide picro-acétique ; on emploie une solution aqueuse concentrée d'acide picrique que l'on allonge de deux parties d'eau ; à cette solution, on ajoute une quantité d'acide acétique à 1 0/0, égale au volume total du mélange précédent.

Les œufs sont ensuite plongés dans l'eau distillée, et on enlève leur coque très facilement, au moyen d'une pince et de ciseaux. On enlève la coque, et on extrait à l'aide d'une incision, l'embryon ou le germe, que l'on traite après comme il a été dit plus haut.

720. On trouve quelquefois réunis en tas, des œufs pondus par des lézards,et notamment par des serpents. L'œuf du serpent possède toujours des stades plus avancés de développement : on y trouve, en effet, des embryons repliés en tire-bouchon, chez lesquels on perçoit les battements du cœur, etc.

Les œufs sont généralement contractés quand ils ont subi une faible dessiccation ; mais il ne s'ensuit pas, pour cela, que leurs embryons soient morts ; replacés dans la mousse humide ou dans tout autre milieu analogue, les coques reprennent leur tension primitive.

721. On trouve parfois, dans l'oviducte des Reptiles, de *jeunes* œufs aux premiers stades de la fécondation ou de la segmentation, reconnaissables à ce que leurs enveloppes minces se laissent aisément enlever avec deux pinces ; on les fixe comme précédemment après les avoir dépouillés de leur coque, et on plonge ensuite le tout dans l'alcool à 70 0/0. Au bout de 24 heures, on place les œufs dans l'alcool à 80 0/0, où ils séjournent de 2 à 4 heures ; après quoi, on détache avec le rasoir le disque germinatif du vitellus, en saisissant avec précaution les œufs avec les doigts. Ces disques peuvent être ensuite soumis aux traitements ultérieurs, être inclus dans la paraffine, coupés, et enfin colorés en masse ou en coupes (V. § 743).

722. Voici une méthode qui, pendant l'été de 1893, nous a donné de très bons résultats ; nous avons expérimenté sur des orvets et des lézards ; séjour des œufs durant 2 à 3 heures dans le mélange sublimé-acide acétique (5 0/0) ; puis, pendant 8. 12, 24 heures dans une solution aqueuse saturée à froid d'acide picrique ; on les dépouille ensuite de leur membrane dans l'eau, et on transporte alors dans l'alcool à 70° soit l'œuf en totalité,soit les embryons isolés. On leur fait enfin subir le traitement ordinaire. Avec un peu d'habitude, on réussit presque à coup sûr ; la coloration en masse s'effectue toujours avec succès dans le carmin boraté et l'hémalun ; la conservation est parfaite.

Ajoutons que l'on peut traiter de la même façon de très jeunes stades.

723. L'étude des œufs des **Oiseaux** (1) ne saurait se

---

(1) Nous devons à *J. Tur* (1902), *l'application d'une méthode graphique aux recherches embryologiques*. La voici, telle

faire ailleurs plus commodément que dans les œufs de poule. La segmentation s'y effectue parallèlement à la formation de l'albumine et des enveloppes de l'œuf (et

qu'elle est décrite par l'auteur : Dans différentes recherches embryologiques, il est souvent indispensable de préciser les dimensions absolues et relatives des embryons étudiés, de comparer les embryons d'âges différents, pour déterminer le degré et la direction de la croissance de leurs parties, et aussi de comparer les embryons du même âge, afin d'élucider les variations individuelles.

Ordinairement on compare, dans ce but, les chiffres exprimant les dimensions prises auparavant, mais très souvent on peut seulement comparer les dessins. Ce procédé est très difficile, surtout dans les analyses critiques de dessins présentés par divers auteurs, faits habituellement selon des échelles différentes, et, ce qui est bien à regretter, très souvent sans indication précise des dimensions. On aboutit par conséquent à de sérieux malentendus théoriques, qui peuvent être prévenus par des procédés techniques plus précis et déterminés.

Je me propose de signaler dans cette petite note une méthode très simple et facile, que j'applique dans mes études comparatives sur l'embryogénie normale et tératologique des *Oiseaux*, faites au laboratoire zootomique de l'Université de Varsovie, et dont on peut se servir aussi pour l'étude d'autres objets, par exemple pour des embryons de *Reptiles*, de *Mammifères*, etc.

Pour comparer deux ou plusieurs blastodermes d'Oiseaux, je prends leur dessin, fait à l'aide d'une chambre claire dans des conditions identiques (même objectif et même oculaire ; même niveau de la table de l'appareil à dessiner) ou les images photographiques avec le même agrandissement (mêmes verres microscopiques, même distance de la plaque sensible à l'oculaire), et je *calque* sur du papier transparent les contours exacts des préparations et de leurs détails les plus importants. Cela fait, je transporte *sur le même papier* toutes ces images, en les superposant de sorte qu'on obtient un *dessin composé*, où se trouvent tous les objets étudiés *ensemble*, ce qui facilite bien leur étude comparative... En dessinant toujours à la même échelle, on peut préciser très facilement les dimensions absolues des embryons en question, tandis que leurs dimensions relatives se définissent par elles-mêmes.

Il est évident qu'en superposant les images, il faut toujours les orienter sur un point fixe, qui doit être commun à tous les dessins qu'on veut comparer. Naturellement, pour les objets embryologiques, il faut choisir la région la plus importante et qui subit le moins possible de déplacement pendant l'évolution ultérieure. En ce qui concerne l'embryogénie des Oiseaux, c'est le *nœud primitif*, c'est-à-dire le bout antérieur de la ligne primitive ou du sillon primitif, qui présente un point constant pour cette comparaison. Cette région, qui correspond au centre du blastoderme non incubé, présente un point de départ pour l'évo-

des coques), dans la section inférieure de l'oviducte, et dans l'utérus, etc. L'œuf, au moment de la ponte, se trouve arrivé au stade du premier sillon vertical, stade dans lequel'les feuillets blastodermiques commencent également à se former (quelques oiseaux, par exemple les canaris, pondent leurs œufs arrivés à des stades beaucoup plus jeunes, *Rauber*, 1876). Le développement ultérieur normal se fait en dehors du ventre de la mère, au moment de la ponte, à une température élevée (37-40°, température de l'incubation). Cette incubation peut indifféremment être confiée à la poule, ou s'effectuer dans une chambre chauffée. On peut, pour cette fin spéciale, employer, en guise de couveuse, une étuve quelconque (V. § 148) chauffée à la température voulue ; de cette manière, on obtient très facilement tous les stades possibles du développement.La durée de l'incubation est de 17 à 19 jours chez le Pigeon ; de 21 jours chez la poule et le canard ; de 29 jours chez l'oie ; de 31 jours chez le paon.

724. Les disques germinatifs correspondant au troisième jour d'incubation sont les plus faciles à préparer. Tout d'abord, on casse la coque de l'œuf par le gros bout, où se trouve la chambre à air ; on incise la membrane coquillière avec une pince, et on fait écouler l'albumine, tandis que l'on enlève la coque au moyen de forts ciseaux. On doit faire attention aux chalazes, les couper d'abord d'un côté, ensuite de l'autre et les faire sor-

lution ultérieure, et détermine la « zone d'accroissement »,comme l'a indiqué récemment le professeur P. J. Mitrophanow.

Pour tous les autres objets, il faut chaque fois fixer de pareils points d'évolution, qui doivent servir pour l'orientation des dessins.

En employant pour la composition d'un dessin compliqué de l'encre de diverses couleurs, ou des lignes ponctuées et continues de différents genres, nous pouvons combiner sur un seul dessin plusieurs images, dont l'ensemble représente une *série* complète d'évolutions, qui illustre le texte, et rend plus facile l'étude des dessins séparés exprimant à leur tour les détails des préparations... Cette méthode est encore très commode pour représenter les images de l'évolution régressive de certaines régions embryonnaires, comme, par exemple, celles de la disparition du sillon primitif des Oiseaux aux stades ultérieurs (Consulter l'article de *Tur* dans la *Bibliographie anatomique*, t. X, 2e fascicule, p. 128-130).

(Note du traducteur.)

tir avec l'albumine, en inclinant et faisant tourner l'œuf d'une manière convenable.

On a soin d'enlever la coque assez profondément pour arriver tout près de la membrane vitelline. Il ne reste à ce moment presque plus d'albumine ; alors, avec beaucoup de précaution, on verse le vitellus, soit dans un liquide indifférent, par exemple dans une solution de sel chauffée à la température de l'incubation, soit directement dans le liquide fixateur.

Dans le premier cas, on enlève avec grande attention, à l'aide d'une pince, le reste de l'albumine dans la région du disque germinatif ; on examine, à ce moment, à l'œil nu, ce qui est susceptible d'être observé : la pulsation du cœur, etc., et l'on coupe le germe, avec de forts ciseaux, autour du sinus terminal.

Si la membrane vitelline ne s'est pas détachée d'elle-même, on la saisit délicatement avec la pince, et on l'écarte ; on étale le germe sur une spatule ou dans un verre de montre ; on fait le plus possible écouler la solution de sel, et on verse enfin, goutte à goutte, le liquide fixateur sur l'embryon même.

Comme liquides fixateurs, on peut, avec les embryons d'oiseaux, employer avec succès, l'acide nitrique, l'acide picrosulfurique, etc.

Toutefois, il est une autre méthode que l'on peut suivre : on plonge le vitellus avec le moins d'albumine possible dans le liquide fixateur ; ce qui en reste s'y coagule peu à peu ; on l'enlève avec une pince ou un pinceau, de manière à laisser absolument à nu, dans la région de l'embryon, la membrane vitelline lisse et brillante.

Le temps que devra y séjourner l'œuf dépendra de la nature du fixateur ; son séjour sera, par exemple, de 24 heures dans l'acide chromique, de 2 à 3 heures dans l'acide nitrique de 3 à 5 0/0, et de 3 à 4 heures dans l'acide picrosulfurique.

Au bout de ce temps, on découpe les germes dans leur totalité, ou bien, dans le cas de stades plus avancés, tout autour du sinus terminal, et on enlève la membrane vitelline, soit en imprimant des secousses au germe dans un verre de montre, soit en la tirant légèrement avec la pince.

A leur sortie de l'acide chromique, les objets sont lavés dans l'eau ; quand la fixation s'est faite dans les acides nitrique et picrosulfurique, ils sont plongés dans l'alcool à 70 0/0 d'après les règles connues.

Il va sans dire que, pour des cas spéciaux, on pourra avoir recours à d'autres liquides fixateurs.

725. Les germes peuvent être d'abord colorés, puis coupés ; on peut, aussi, commencer par les couper pour les coller et les colorer ensuite.

726. On peut toutefois, quand ces germes ont été préalablement colorés, les inclure aussi en entier comme préparations d'ensemble ; on commence par déshydrater ces disques germinatifs colorés ; puis, on les porte dans le baume en les faisant passer par le xylol. Il ne faut jamais manquer d'employer des cadres de protection dont l'épaisseur réponde à celle du germe ; sans cette précaution, les disques germinatifs sont fortement pressés, jusqu'à être même aplatis, et les organes déplacés.

727. On obtient des images tout à fait instructives en ajoutant, pour un volume de 100 cc. à l'acide nitrique employé en concentration de 3 à 5 0/0, comme précédemment, 5 à 10 cc. d'une solution aqueuse à 1 0/0 de nitrate d'argent. On fait ainsi apparaître des bordures argentées très nettes.

728. Les procédés, cités plus haut, doivent subir quelques modifications, quand il s'agit d'embryons plus gros ou de stades tout à fait jeunes.

Pour ces derniers, on ne peut éviter l'emploi du sublimé. On débarrasse autant que possible les vitellus de l'albumine, et on les plonge ensuite, pendant environ deux heures, dans une solution concentrée de sublimé ; on coupe rapidement le disque germinatif et la partie du vitellus située au-dessous de lui, et on les enlève avec précaution dans une cuiller. Le traitement ultérieur est celui des préparations au sublimé.

On ne saurait trop, dans ce dernier cas, recommander la coloration en masse par le carmin boraté.

729. Il est facile de se procurer des œufs d'autres oiseaux, etc. Il en est certains qui sont, par contre, très difficiles à préparer, à cause de la nature particulièrement visqueuse et filante de leur albumine ; c'est, par exemple, le cas du vanneau, dont les œufs partagent cette propriété avec ceux des tortues.

730. Mammifères. Les embryons que l'on se procure le plus aisément pour une étude systématique sont ceux du lapin et du cobaye.

La durée de la gestation est de trois *semaines* chez la souris et le cobaye ; de 5, chez le lapin et le rat ; de 7 chez le hérisson ; de 7-8, chez le chat ; de 8-9 ; chez le chien ; de 17-18, chez le porc ; de 20-21, chez le mouton et la chèvre ; de 24, chez le chevreuil ; de 40, chez la vache ; de 48, chez le cheval.

731. Les œufs qui exigent pour être fixés le plus d'habitude et de précaution sont ceux qui sont encore en liberté dans l'utérus. On prend ce dernier organe chez une femelle pleine ; on l'incise délicatement, plongé dans un liquide indifférent ou fixateur, et on l'étend, avec des épingles, sur le fond d'une soucoupe contenant de la cire ; quand on a affaire à des stades peu avancés, ou à des œufs de faible dimension, on examine avec le plus de soin possible à la loupe la surface de l'épithélium.

Une fois les œufs ainsi découverts, on soutire avec une pipette le liquide indifférent, et on le remplace par un fixateur ; ou bien encore, on retire avec une cuiller les petits œufs eux-mêmes, et on les plonge dans le liquide fixateur.

732. Comme solution fixatrice, on emploie l'acide picro-sulfurique pour les stades jeunes (lignes primitives ; quelques protovertèbres) : on le fait agir de 1 à 2 heures ; après quoi, les œufs, à l'instar d'autres objets, subissent les traitements ultérieurs. Mais comme la vésicule germinative se ratatine d'ordinaire, il convient, dès après l'apparition du trouble, d'enlever la zone embryonnaire avec des ciseaux pointus et bien aiguisés.

733. L'acide osmique faible, employé environ au tiers, ou le mélange d'acide osmique (V. § 108) satisfait au même besoin.

Les stades plus avancés, alors que l'embryon est nettement visible à l'œil nu, sont d'un traitement plus facile, étant supposé que l'on connaît les rapports anatomiques qui existent entre la position de l'embryon et ses enveloppes. On doit seulement s'habituer à les préparer toujours dans un liquide indifférent, ou dans un liquide fixateur.

734. *O. Schultze* (1897) trouve pratique de ne pas opérer, immédiatement après la mort de l'animal, l'ouverture des enveloppes fœtales ; il préfère, après avoir incisé l'utérus, isoler ces enveloppes et les soumettre pendant 15 à 30 minutes à l'action de la solution forte de Flemming. Elles se *durcissent* superficiellement et très vite, ne se contractant pas lorsqu'on les ouvre; aussi est-il plus facile, alors, de détacher l'ébauche embryonnaire de la muqueuse pour la transporter dans le liquide fixateur.

735. De petits utérus de femelles pleines, telles que : souris, chauves-souris, etc., sont, avec leur contenu, fixés de préférence dans le liquide de *Sauer* (§ 668), et aussi, dans le sublimé, d'après les règles connues. On procède à l'inclusion en masse des protubérances de l'utérus correspondant aux embryons, et on fait des coupes ; celles qui conviennent ici le mieux sont les coupes perpendiculaires à l'axe longitudinal de l'utérus.

La musculature de ce dernier organe étant très résistante, on pourra l'enlever avec un scalpel ou un rasoir bien tranchant, immédiatement avant de couper le bloc de paraffine.

736. L'oviducte (trompe) des souris, et surtout celui des chauves-souris, est doué d'une grande transparence; quand on vient à observer un corps jaune bien frais, et qu'on ne trouve rien de suspect à l'utérus, on ne doit pas négliger d'aplanir les petits plis de l'oviducte d'après le procédé connu (V. § 682), et de les examiner avec soin dans un liquide indifférent sous un grossissement moyen (environ 70 fois).

Si on a la bonne chance de rencontrer un œuf très jeune, vers son stade de segmentation, on fait en sorte de le retirer de l'oviducte et, pour cela, on coupe ce dernier en petits fragments.

Déjà les muscles, en se contractant, suffisent à les rejeter au dehors sans lésion aucune, mais on peut aussi y aider en exerçant sur chacun des petits fragments de l'oviducte une pression, d'une extrémité à l'autre ; de cette manière, les œufs sont mis en liberté. On peut alors, mais l'opération n'est pas facile, les soumettre au traitement des œufs mûrs du follicule, et les inclure ensuite définitivement.

737. Des *œufs de Mammifères en segmentation* s'obtiennent très facilement d'après O. *Schultze* (1897) dans la trompe du lapin, pendant le deuxième jour qui suit l'accouplement.

Pour cela, on isole avec soin toute la trompe, et 5 c. m.

d'utérus et, par ce dernier, on injecte une solution aqueuse de sel à 0, 6 0/0. On pousse quatre injections et on recueille le liquide, à sa sortie de la trompe, dans quatre petites coupes de 3 à 4 c. m. de diamètre chacune.

On trou vera le plussouvent, les œufs dans les premières coupes,et on les découvrira sous l'objectif du microscope, à un faible grossissement.

738. Pour étudier les différents *stades de la fécondation* chez la *souris*, *Sobotta* (1895) fixe les trompes avec les œufs qui viennent d'être fécondés dans la solution faible de Flemming, pendant 24 heures ou même un peu plus longtemps. Lavage à l'eau, puis à l'alcool à 60°-70° ; le dernier jour, alcool à 90°. Coloration des coupes avec l'hématoxyline au fer.

L'accou plement a lieu chez le cobaye immédiatement après la délivrance ; il en est quelquefois de même chez le lapin et la souris. Mais si l'on doit tuer la souris dès qu'elle a mis bas, on perd ainsi les jeunes : *Sobotta* nous avertit avec raison que, chez ce petit Mammifère, 21 jours après la délivrance, une nouvelle ovulation se produit.

739. Très aisé est le traitement des œufs des cobayes ; et, en particulier des œufs de dix ou quinze jours et plus. On tend, au moyen d'aiguilles, le renflement de l'utérus dans lequel se trouve l'embryon ; on incise longitudinalement les muscles sur le côté opposé au mesometrium ; on sépare alors, avec précaution, par une section longitudinale, la caduque molle dans le liquide fixateur ; on réussit ainsi à en faire sortir intacts l'embryon et ses annexes ; après quoi, on peut fixer immédiatement.

Les renflements plus jeunes et plus petits de l'utérus peuvent être, en même temps que les œufs, traités comme ceux des souris par l'acide picrique.

740. Il n'est pas difficile de se procurer dans les abattoirs des stades plus avancés du mouton ; il faut toutefois les prendre tout de suite après la mort de l'animal, car, au bout de quelques heures déjà, ils s'altèrent très fortement ; il y a plus, les stades plus jeunes sont détruits et ne peuvent plus servir.

741. On mettra plus facilement la main sur de petits œufs libres qui, à l'état frais, sont très peu résistants et ont absolument la transparence de l'eau, en procédant ainsi : avant d'inciser l'utérus, on y injecte du liquide de *Müller* ; une fois que les œufs auront été fixés et seront devenus opaques, on coupera avec précaution l'utérus dans la même solution, et on fera subir aux œufs les traitements ultérieurs. (*Hensen*, 1876.)

742. Ce que nous avons dit à propos des poissons, nous le répétons à propos des autres classes d'animaux. Quand on n'a pas le temps d'examiner, sur le champ, œufs, disques germinatifs et embryons, il est de la dernière importance de les colorer au plus tôt, et, après les avoir convenablement orientés, de les inclure dans la paraffine. Sinon, on risque de voir les objets devenir cassants au point de n'être plus utilisables, et, en outre, de n'être plus susceptibles de se colorer.

743. Pour ce qui est de la **coloration des matériaux embryologiques**, les meilleurs colorants pour les noyaux sont généralement l'hématoxyline et le carmin (carmin boraté et aluné, et paracarmin), les couleurs d'aniline ne donnant pas ici de bons résultats. On se trouve aussi très bien de la double coloration par l'hématoxyline et l'éosine ou l'acide picrique, et par les carmins et ce dernier acide ; pour les stades de la fécondation, on essaie la double coloration par le carmin (en masse), et par l'hématoxyline (en coupes) ; si on a fixé les objets avec la liqueur de Flemming, on a recours à la safranine. Avec les carmins, on obtient d'excellents résultats, s'il s'agit d'embryons de moyenne grosseur.

XVIIe CHAPITRE

Peau, poils et terminaisons des nerfs sensitifs dans la peau.

744. La *peau* de l'homme et du singe doit être, pour l'étude, préférée à celle des autres Mammifères. Comme on attend généralement plusieurs heures après la mort de l'individu pour procéder à l'examen, on a peu à se préoccuper du procédé de fixation ; on emploiera, si l'on veut, le liquide de Müller ou l'alcool à degré croissant de concentration. Si l'on se procure des fragments frais de peau humaine dans les cliniques chirurgicales, par exemple, on peut fixer dans le sublimé, la liqueur de Flemming ou l'acide osmique.

Il est très difficile d'effectuer des coupes dans la peau, et on doit avoir recours à la celloïdine ou au collodion s'il s'agit de gros fragments ; les petits morceaux se laissent couper dans la paraffine, mais encore faut-il avoir toujours en vue les précautions suivantes : la peau doit être aussi rapidement que possible incluse dans la paraffine, c'est-à-dire ne séjourner que très peu de temps dans le xylol, l'alcool, etc. On emploie pour les coupes une paraffine fondant à 50° environ.

La peau, les poils (et les muscles lisses) durcissent dans l'alcool au bout d'un certain temps ; si l'on ne peut pas les utiliser immédiatement, on fera bien de les transporter dans le *Paraffinum liquidum* (v.§ 134) pour les y conserver.

745. Pour obtenir de bonnes coupes à la paraffine de la peau, *Barlow* (1895) opère de la manière suivante : les fragments fixés dans l'acide osmique ou la liqueur de *Flemming* sont conservés dans l'alcool à 96° : puis, pendant 24 heures au maximum, dans l'alcool absolu, et ils sont enfin transportés dans la paraffine après avoir été traités par le chloroforme : ils restent dans ce dernier pendant 1 heure, ainsi d'ailleurs que dans le mélange chloroforme-paraffine et que dans la paraffine pure. On fera bien de mélanger 2/3 de paraffine à 42-45° avec 1/3 de paraffine à 45-50°. On élève à 50° la température de l'étuve.

On colle sur le porte-objet les coupes, non pas avec l'albumine, mais avec l'eau, car, si l'on chauffe ou si l'on traite par les acides, les coupes débarrassées de la paraffine se plissent très souvent.

746. On peut enlever, en les râclant, des *cellules épidermiques* et les examiner suivant les instructions du § 327.

747. Dans tout épiderme frais, qui a été fixé par l'acide osmique et ensuite coupé, la *couche cornée* se différencie en 3 zones : celle placée à l'extérieur est noire ; la médiane, incolore ; et la plus profonde, également noire.

748. La *zone lucide* observée sur des préparations fixées dans l'alcool, l'acide chromique, et bien lavées, ou encore dans le liquide de Müller, prend, sous l'action du picrocarmin, une teinte jaunâtre.

749. Les granulations de la *couche granuleuse* se colorent par le carmin ou le picrocarmin, par la safranine, l'hématoxyline etc.; ce sont les **granulations de kératohyaline** dont il faut bien distinguer les *gouttes d'Eléidine* que colorent de nombreux réactifs de la graisse (alkanna, acide osmique), ainsi que la nigrosine soluble dans l'alcool, mais qui sont insensibles à l'action des hématoxylines (V. *Buzzi* in *Ledermann* et *Ratkowski*, 1894).

750. Nous empruntons aux recherches de *Waldeyer* la notion de quelques propriétés que présente cette matière si importante pour la production de la substance cornée :

Le carmin et l'hématoxyline la colorent vivement. Dans une solution de 1 à 5 0/0 de potasse caustique, les granulations se gonflent sous l'action du froid, et deviennent alors claires. Sous l'action de la chaleur, elles se dissolvent en même temps que les cellules en fer à cheval qui les renferment. L'ammoniaque ne les altère pas, et on peut employer ce réactif avec avantage pour établir la présence de la kératohyaline, la plupart des tissus devenant transparents dans l'ammoniaque. Les acides nitrique et chlorhydrique agissent comme les alcalis. Dans l'acide acétique ordinaire, et dans l'acide acétique cristallisable, les granulations de kératohyaline demeurent longtemps sans la moindre altération.

L'acide acétique provoque rapidement le gonflement des épithéliums qu'il éclaircit en même temps, ce qui fait que l'on peut, avec avantage, faire usage de cet acide, comme on l'a fait de l'ammoniaque, pour établir l'existence de la kératohyaline. Le carbonate de soude à 1 0/0 rend transparentes les plus grandes plaques et les fait gonfler. Les grandes granulations sont généralement moins résistantes que les petites. Dans l'alcool et l'éther, les granulations ne s'altèrent pas ; l'extrait de pepsine glycérinée, au contraire, les dissout.

751. Les rapports réciproques des épines des cellules du réseau (muqueux) de *Malpighi*, demandent, pour être aperçus, des *coupes minces* (V. § **344**).

752. Pour *isoler* les cellules de l'épiderme, et notamment celles du réseau de *Malpighi*, il est bon de faire subir au tissu un court traitement à la trypsine. On fait macérer un épiderme frais dans une solution aqueuse et saturée à froid de pancréatine sèche préalablement filtrée, qu'on laisse pendant deux heures dans une chambre chauffée à 46°. Les fragments ainsi traités peuvent être longtemps conservés dans un mélange à parties égales de glycérine, d'eau et d'alcool ; il est alors possible d'en dissocier des lambeaux qui montrent des images très instructives de cellules épineuses (*Schiefferdecker*, 1886).

753. Le derme et ses papilles s'étudient sur des préparations fixées dans la liqueur de *Flemming*, dans l'acide osmique et dans le sublimé, et colorées ensuite par le carmin boraté (Voir § 761 pour la mise en lumière des terminaisons nerveuses dans les papilles).

Ces mêmes préparations montrent avec netteté les glandes sudoripares (ainsi que leurs muscles lisses !) ; ces glandes sont très volumineuses dans la région du creux de l'aisselle de l'homme. Le *tissu conjonctif du derme* est mis en évidence par la méthode qui a été donnée au § 401.

754. Pour mettre à jour les éléments *élastiques* du derme sur des coupes, on a recours au procédé de *Weigert* (V. § 397) et à la méthode de l'Orcéine de *Taenzer-Unna* (V. § 398) ; voici, d'ailleurs, encore, d'autres méthodes visant le même but :

755. *Stœhr* et *O. Schultze* emploient la safranine (suivant la méthode due à Flemming pour la coloration du noyau) pour colorer en rouge les fibres élastiques de la peau et celles des vaisseaux.

Les préparations traitées par l'acide osmique montrent également les fibres élastiques colorées.

756. *Martinotti* place pendant vingt-quatre heures des fragments de tissus frais de 2 à 3 cc. dans une solution à 2 0/0 d'acide arsénique, puis, pendant 5 à 15 minutes, dans le liquide de Müller et, de là, les transporte dans une solution formée de 2 gr. de nitrate d'argent dissous dans 3 cc. d'eau distillée, additionnée de 15 à 20 cc. de glycérine pure.

Au bout de 24 heures, il lave ces fragments dans l'eau distillée ; puis, les porte dans l'alcool dans lequel il les coupe. Après un très court séjour dans la solution physiologique de sel marin, les coupes passent successivement dans l'alcool, la créosote et le baume de Canada.

Pour obtenir, après la coloration par la méthode de Martinotti, les fibres élastiques absolument noires sur un fond incolore, *Ferria* recommande de traiter rapidement les coupes par une solution de potasse caustique, ou bien de les laisser séjourner jusqu'à 24 heures dans l'alcool absolu.

757. Les **poils** de l'homme et ceux des animaux peuvent être directement portés sous le microscope et examinés sous l'eau.

Les Rongeurs possèdent une substance médullaire très développée et une cuticule qui saute à l'œil. Pour isoler les cellules du tissu cortical et celles de la cuticule, il est bon de faire macérer dans la potasse caustique (à 33 0/0 à chaud ou, pendant plusieurs jours, à la température ordinaire), ou bien dans la soude caustique ; on obtient, d'ailleurs, de semblables résultats avec l'acide sulfurique concentré ou allongé ; on peut aussi employer l'ammoniaque ; dans ce dernier cas, la macération dure des semaines entières. On chauffe le poils avec l'acide sulfurique dans un verre de montre, jusqu'à ce que ce poil commence à se courber, et on examine alors dans l'eau : le tissu cortical et la couche médullaire se décomposent en leurs éléments, ainsi que la cuticule du poil.

758. L'étude des **poils** et des **gaines** de leurs **racines** se fait sur des objets fixés dans le liquide de Müller ou dans l'acool, colorés à volonté, et coupés suivant une section du poil exactement transversale ou longitudinale (l'orientation présente souvent quelques difficultés) (Voir aussi le § 744).

759. Mais si l'on veut mettre en évidence différentes parties des poils et des gaines de la racine, au moyen de divers colorants, on emploie le carmin d'indigo-carmalun (V. § 288), ou bien on colore après l'hémalun avec l'éosine, l'orange ou d'autres couleurs d'aniline.

Le violet de méthyle iodé colore particulièrement bien la gaine interne de la racine (Unna).

« Il n'existe vraiment pas de tissu qui se prête mieux au traitement de la riche gamme des couleurs d'aniline que le poil et son follicule ». (*Fr. Merkel*, Ergebnisse B. I p. 226 [1892].)

760. Terminaisons des nerfs sensitifs de la peau.

Nous nous bornons ici à la mise en évidence des terminaisons d'un petit nombre d'appareils nerveux : corpuscules de *Meissner*, de *Herbst*, de *Grandry*, de *Vater* et de *Pacini*, nerfs de l'épiderme et nerfs des disques tactiles. Nous les avons choisis entre tous ceux en si grand nombre que nous connaissons aujourd'hui, parce qu'ils sont facilement accessibles, susceptibles d'être mis en évidence sans grande difficulté, et propres à donner une idée de tous les types des terminaisons des nerfs sensitifs.

761. Les corpuscules de Meissner apparaissent directement sous forme de corps ovalaires, striés transversalement, sur des coupes tranversalement pratiquées au travers des papilles de la peau, dans les régions où ils sont en grande quantité, comme dans la pulpe de l'extrémité des doigts ; ces coupes peuvent se fixer et se colorer d'une manière quelconque.

762. Voici une méthode déjà ancienne :

On fait bouillir pendant quelques minutes (jusqu'à 10) la peau d'une phalangette d'un doigt de la main ou du pied. On laisse refroidir l'eau et le fragment de peau, après quoi on le retire. L'épiderme se laisse alors détacher, et sur le derme, on voit, à la loupe, des papilles intactes que l'on peut enlever avec un rasoir.

Ces papilles sont placées sur un porte-objet, puis traitées par une solution aqueuse à 3 0/0 environ d'acide acétique glacial, et recouvertes avec un couvre-objet.

Au bout d'une heure, on voit déjà, dans beaucoup d'entre elles, des corpuscules de Meissner sous la forme de corps ovales et striés, et, quelquefois aussi, le nerf qui s'y rend.

763. Si l'on veut se rendre compte de l'étendue de la gaîne médullaire des fibres nerveuses qui entrent dans les corpuscules de Meissner, on prend un petit fragment de peau, et on le traite par l'acide osmique (V. § 103) ; après quoi, on fait des coupes perpendiculaires à la surface de la peau, de manière à rencontrer les papilles suivant leur longueur.

764. Pour étudier les rapports des fibrilles nerveuses avec les corpuscules de *Meissner*, on traite les fragments de peau par l'or, en suivant la méthode de *Loewit* (§ 504).

765. Les corpuscules de Herbst et de Grandry se rencontrent dans la membrane ciroïde du bec du canard domestique, et aussi dans la voûte palatine du même oiseau.

Ils se laissent reconnaître pour tels par n'importe quel procédé de fixation et de coloration.

Comme champ admirable d'observation des corpuscules de Herbst, nous recommandons la langue du pic (Dr *Louis Ferdinand Prince de Bavière*, 1884).

766. Des fragments traités par l'acide osmique permettent de voir le nerf entrer en rapport avec les corpuscules, tout autant du moins que ce nerf contient de la myéline.

767. Si l'on veut poursuivre encore plus loin le parcours des nerfs, on appliquera la méthode suivante de *Bœhm*, recommandée par *Carrière* (1882) : On détache avec un rasoir, du bec d'un canard, des fragments de membrane ciroïde, bien fraîche, comprenant le derme et s'étendant jusqu'au périoste ; on les plonge pendant vingt minutes dans l'acide formique à 50 0/0 ; on les lave superficiellement, dans l'eau distillée, et on les fait séjourner pendant le même temps (20'),dans une petite quantité d'une solution à 1 0/0 de chlorure d'or.

Ces fragments sont de nouveau lavés, pendant quelques secondes, dans l'eau distillée, et plongés enfin dans une grande quantité (300 cc. environ) de la solution de *Prichard*, formée de 1 partie d'alcool amylique, de 1 partie d'acide formique, et de 98 parties d'eau distillée. Ils y restent, dans l'obscurité, de 24 à 36 heures ; puis, on les lave à l'eau, on les durcit dans l'alcool, et on les coupe.

768. Les corpuscules les plus gros et les mieux connus sont ceux de **Vater-Pacini** ; ils sont très répandus. Nous signalons le mésentère du chat, comme une vraie mine en cet ordre d'éléments ; on peut les y observer à l'œil nu.

769. Les corpuscules, portés à l'état frais sous le microscope, livrent à l'œil beaucoup de traits de leur structure. On les examime dans la solution physiologique de sel marin.

770. On se convaincra que les lamelles sont formées de cellules endothéliales, si on traite les corpuscules par l'argent, suivant les indications du § 338.

771. Nerfs de l'épiderme. L'étude de ces nerfs se fait par la méthode de l'or (V. § 504), ou bien, en procédant ainsi :

772. On soumet à l'acide arsénique à 1/2 0/0 de petits fragments de peau ; on les plonge ensuite pendant une demi-heure dans une solution de 1 à 2 0/0 de chlorure d'or ; on les transporte finalement dans l'acide arsénique à 1 0/0, où s'opère la réduction (décomposition de l'or) (objet : les papilles de la peau). (*Goldscheider*, 1886.)

773. Les **disques tactiles** se rencontrent dans le groin du cochon. On les étudie par la méthode de Lœwit (V. § 504), ou par celle de *Bonnet* (1878 ; v. § 774).

774. *Bonnet* opère en modifiant une méthode due à Weigert : il fixe les fragments de peau dans l'acide chromique à 1/3 0/0 ; puis, il les coupe, les colore en excès par l'hématoxyline, et les traite enfin par une solution alcoolique de sel marin, de ferricyanure de potassium, jusqu'à ce qu'il ait obtenu une différenciation bien tranchée.

On peut aussi traiter la peau etc. de jeunes animaux par la méthode de Ramon y Cajal (V. § 541).

Consulter, au sujet de ce chapitre : *Ledermann* et *Ratkowski* (1894), *Joseph* et *Loewenbach* (1900).

XVIIIᵉ CHAPITRE

L'œil (1).

775. Le **globe de l'œil** bien frais et débarrassé jusqu'à la sclérotique, des muscles et du tissu conjonctif lâche, est fixé dans le liquide de Müller (V. § 95).

Un globe de l'œil de la grosseur de celui de l'homme doit y séjourner au moins trois semaines. Le bulbe est alors lavé avec soin dans l'eau courante, et passe ensuite à travers les alcools de concentration graduellement croissante ; si l'œil est petit, on peut le colorer en masse, et puis, le couper.

776. Il faut bien se garder d'inclure cet organe dans la paraffine ; car la sclérotique, et notamment le cristallin, y durcissent par trop ; on a, en conséquence, recours à l'inclusion dans la celloïdine. Quand on a affaire à des yeux de grande dimension, on les ouvre sous l'alcool, en y faisant, avec des ciseaux bien tranchants, une section équatoriale. On éloigne le corps vitré, et, par incision, on détache des fragments des différentes régions qui contiennent toutes les couches de l'œil.

Ces fragments sont ensuite soumis aux traitements ultérieurs.

777. Les liqueurs de *Flemming*, de *Merkel*, de

(1) Pour mettre en évidence les cellules ramifiées qui existent sur la paroi des alvéoles glandulaires, *Renaut* conseille de traiter par le pinceau des coupes minces de *la glande lacrymale*, faites après fixation par l'acide osmique. — Après balayage au pinceau, on dissocie un peu la préparation avec des aiguilles. On colore à l'hématéine et à l'éosine, et on monte dans le baume. — On trouve toujours quelques points dans lesquels, toutes les cellules glandulaires ayant été enlevées par le pinceau, la paroi des acini montre les *cellules ramifiées* étalées à sa face interne (*in Vialleton*, p. 378).

(*Note du traducteur.*)

Zenker, et l'acide nitrique (V. § 123), peuvent, également, être recommandés comme milieux fixateurs pour l'œil entier.

778. Liqueur de *Merkel* (1870) : Volumes égaux, d'acide chromique à 1/400 et de chlorure de platine à 1/400, soit :

Ac. chromique à 1/400 . . . . 1 vol.
Chlorure de platine . . . . 1 vol.
Eau . . . . 6 vol.

Les globes oculaires, coupés en deux, y séjournent de 3 à 4 jours.

779. Les coupes pratiquées à travers toute l'épaisseur de l'œil, permettent à l'histologiste de s'orienter en gros dans les rapports de structure ; mais elles ne conviennent pas pour l'étude des détails délicats ; aussi doit-on recourir, dans ce dernier cas, à des procédés spéciaux.

780. On peut examiner les **cornées** de petits animaux, fraîchement enlevées, soit dans les liquides indifférents, soit dans l'humeur vitrée obtenue en introduisant, dans le globe de l'œil, un tube capillaire bien effilé, et protégée contre l'évaporation.

781. L'étude de **l'épithélium antérieur** se fait sur des coupes pratiquées dans une cornée que l'on traite par le liquide de Müller ou par la liqueur de Flemming. Comme *liquide macérateur*, on emploie l'alcool au tiers (V. § 329).

782. **L'endothélium de la membrane de Descemet** peut être mis en évidence par la méthode de l'argent et la coloration après coup (V. § 338).

783. Pour l'examen de l'endothélium de la cornée, *Nuel*, dès les premiers moments qui suivent la mort de l'animal (lapin ou oiseau), commence par faire écouler au dehors l'humeur aqueuse, et injecte ensuite de l'acide formique à 1-2 0/0 dans la chambre antérieure de l'œil,

Il pratique ensuite l'énucléation de l'œil, et le place de 3 à 5 minutes dans l'acide osmique à 1 0/0. On peut, à ce moment, détacher la cornée et l'examiner soit immédiatement, soit après l'avoir colorée par le carmin (*Nuel* et *Cornil*. 1890).

784. Le *tissu propre* de la cornée se décompose en lamelles et en fibrilles, par macération dans l'eau de chaux par exemple, ou encore, dans le permanganate de potasse (Rollett, 1872).

785. L'étude des **corpuscules de la cornée** peut se faire de bien des manières. On cautérise, avec le crayon de nitrate d'argent, chez un animal vivant (grenouille), la cornée qu'on a débarrassée de l'épithélium antérieur. On la détache ensuite, et on la plonge dans l'eau ; aussitôt, les corpuscules de la cornée apparaissent, avec leurs prolongements de teinte claire, sur un fond d'un brun foncé (*imprégnations négatives de la cornée par le nitrate d'argent*) (*Ranvier*, 1881).

786. Les cornées plus épaisses de plus gros animaux sont traitées de la même façon ; on doit, toutefois, les étudier sur des coupes horizontales, faites à la main.

Après un séjour dans l'eau pendant 48 heures, de ces cornées traitées par le nitrate d'argent, les espaces intercellulaires se décolorent, et les corpuscules deviennent d'un brun foncé (Images *positives*)(*Ranvier*, 1881).

787. *Leber* (1868) traite pendant quelques minutes la cornée d'une grenouille par une solution de 1/2 à 1 0/0 *d'un sel de fer* ; il la trempe un instant dans l'eau distillée et la plonge, immédiatement après, dans une solution à 1 0/0 de ferricyanure de potassium.

Au bout de quelques minutes, les corpuscules de la cornée avec leurs prolongements, se colorent quelquefois dans l'épaisseur entière de cette membrane.

788. Les corpuscules de la cornée peuvent aussi être mis en évidence par la *méthode de l'or*, qui permet également de colorer les **nerfs de la cornée** (V. § 789).

789. Ranvier (1889) recommande la solution de chlorure double d'or et de potassium à 1 pour 100, pour le cas spécial de la cornée.

On soumet une cornée de grenouille, durant 5 minutes, à l'action du jus de citron (V. § 506) ; puis, on la porte pendant 1/4 d'heure environ, dans la solution d'or précédemment citée ; la réduction s'opère en un ou deux jours, à la lumière, dans de l'eau acétifiée (2 gouttes d'acide acétique pour 30 cc. d'eau).

790. Les corpuscules de la cornée avec leurs prolongements peuvent aussi être mis en évidence par la méthode d'Altmann (V. § 578).

Voir aussi *Ranvier* (1881).

791. La **sclérotique** est traitée suivant les méthodes données pour l'étude du tissu conjonctif (§ 388 et suiv.).

792. La **choroïde** et l'iris (1) s'étudient, au

(1) Dans son savant Mémoire sur « *le Muscle dilatateur de la pupille chez les Mammifères* » (thèse de Montpellier, 1899), E. *Grynfeltt* préconise la technique suivante pour l'étude de l'*Iris*. Nous lui donnons ici la parole : Voici comment on doit préparer l'iris avant de le soumettre à l'action des réactifs : l'œil est placé sur une lame de liège sur laquelle il repose par la cornée. A l'aide de fins ciseaux, on fait, suivant deux méridiens perpendiculaires l'un à l'autre, deux sections se coupant au niveau du nerf optique et prolongées en avant jusque vers l'angle irido-cornéen. Les enveloppes du pôle postérieur de l'œil sont ainsi divisées en quatre segments à peu près égaux que l'on rabat latéralement et que l'on fixe sur la plaque de liège à l'aide d'épingles piquées dans leur sommet. Le corps vitré s'écoule le plus souvent, ou bien on achève de l'enlever avec des pinces ; puis, passant une spatule courbe sous le cristallin, on le dégage doucement, en ayant bien soin de ne pas léser l'iris. Il arrive parfois qu'en enlevant le cristallin, on l'énuclée, en quelque sorte, et qu'il reste la cristalloïde antérieure. Comme cette dernière gênerait plus tard en s'accolant à l'épithélium postérieur qu'elle pourrait détacher de l'iris, ou entraîner pendant les manipulations que l'on fait subir aux coupes, il est bon de s'assurer qu'elle est bien enlevée avant de faire agir les fixateurs. Pour cela, on porte des pinces fines dans le champ de l'ouverture pupillaire, et on retire délicatement la cristalloïde, si elle est encore en place. L'iris se présente alors comme un diaphragme

mieux, chez les lapins albinos. On doit avoir le soin de faire des coupes horizontales de l'iris sur des objets très bien orientés.

dont les faces, libres, sont facilement accessibles au fixateur. On peut alors porter la planchette de liège et l'œil ainsi préparé dans le réactif choisi. Celui-ci sera le plus souvent le liquide de *Flemming* en solution forte :

    Eau distillée. . . . . 95 vol.
    Acide chromique à 10 0/0 . . . . 15 —
    Acide osmique à 1 0/0 . . . . 80 —
    Acide acétique glacial . . . . 10 —

Après un séjour de 24 heures au minimum dans ce liquide, les pièces sont sorties et lavées longuement à l'eau courante, à l'abri des mouvements violents du liquide. Le lavage achevé, on les passe dans les alcools à 70°, puis à 90°, dans lequel on peut les conserver quelque temps, mais il vaut mieux les mettre en préparation *tout de suite*.

Ce n'est qu'après un séjour des pièces dans l'alcool à 90° qu'on peut détacher l'iris en le coupant suivant son grand cercle ; on le divise ensuite en secteurs qui seront inclus et débités en coupes, comme il sera dit plus loin.

Je me suis aussi servi d'autres fixateurs tels que la liqueur de Müller, l'alcool, le sublimé en solution aqueuse salée, le formol en solution de 5 à 10 0/0, et enfin le liquide de *Bouin* dont la formule est ainsi conçue :

    Formol à 40 0/0. . . . . 10 gr.
    Acide picrique en solution saturée . . . . 30 —
    Acide acétique glacial . . . . 2 —

Après ces différentes fixations, j'ai employé surtout les inclusions à la paraffine, en ayant soin de réduire autant que possible la durée du bain de paraffine fondue afin de ne pas altérer les éléments anatomiques. Le plus souvent, un séjour de 10 minutes dans la paraffine molle, puis de 5 à 7 minutes dans celle destinée à faire l'inclusion a largement suffi. J'ai employé aussi les inclusions au collodion ainsi que le simple durcissement à la gomme et l'alcool.

Les coupes, faites au microtome dans des directions déterminées, étaient collées sur les porte-objets avec de l'albumine glycérinée, etc.

Après le liquide de Flemming, je colorais les coupes soit avec la safranine, le violet de gentiane et l'orange G (méthode de *Flemming*), soit avec la safranine et le vert lumière (méthode de *Benda*), soit avec le bleu polychrome de *Unna*. Pour les pièces fixées avec les autres réactifs, j'ai employé tantôt ces mêmes colorations, tantôt celles à l'hématéine et à l'éosine, tantôt le picro-carminate de Ranvier.

Pour terminer ce qui a trait à la technique, j'indiquerai encore ici la méthode de *dépigmentation* que j'ai employée.

Après avoir suivi sans grand succès les procédés indiqués

793. Les vaisseaux lymphatiques de la choroïde peuvent être observés au moyen de la méthode d'*Altmann* (1879) (Voir § 577).

794. Les yeux pigmentés déjà fixés demandent à être débarrassés de leurs pigments ; il faut employer pour cela l'*eau oxygénée*.

Ce réactif donne, d'après *Unna,* des résultats multiples, le blanchiment de *tous les pigments*, la décoloration des préparations à l'acide chromique et à l'acide

par *Griffith,* par *Alfieri,* par *Grenacher,* je me suis arrêté au procédé de *P. Mayer*, appliqué de la manière suivante : les coupes collées sur lames et débarrassées de la paraffine par le xylol, lavées dans l'alcool absolu, sont portées dans une cuvette de verre à rainures, où elles sont maintenues droites,et qui renferme le mélange destiné à les dépigmenter. Ce dernier se prépare de la manière suivante : le fond de cette cuvette a été préalablement garni d'une couche de 1 millimètre environ d'épaisseur de chlorate de potasse finement concassé (toutes précautions prises pendant cette opération). On remplit ensuite la cuvette d'alcool à 90 degrés ; puis, à l'aide d'une pipette, on fait arriver sur la couche de chlorate de potasse une certaine quantité d'acide chlorhydrique pur. *P. Mayer* emploie 1 0/0 d'alcool. J'ai trouvé cette proportion un peu faible et je l'ai portée à 2,5 0/0 sans qu'il en soit résulté, d'ailleurs, aucun dommage sérieux pour les coupes. A peine l'acide chlorhydrique a-t-il atteint le chlorate qu'il se produit un dégagement de chlore reconnaissable à la teinte verdâtre que prend l'alcool. C'est à ce moment qu'on porte les lames dans la cuvette où l'on peut les faire séjourner 24 à 48 heures. On peut, avec avantage, exposer aux rayons du soleil pendant l'été, ou à la chaleur d'une étuve pendant l'hiver, la cuvette qui renferme les coupes. Au bout de 36 heures, en moyenne, la dépigmentation est achevée. On retire les lames, on les lave très soigneusement à l'alcool, puis à l'eau distillée, après les avoir passées dans des alcools progressivement décroissants. Cette dernière partie des manipulations est excessivement importante parce que les coupes dépigmentées sont très friables, et sont détériorées par les mouvements violents de diffusion, qui se produisent entre l'eau et l'alcool fort. Après un lavage à l'eau qui doit être très prolongé, on peut les colorer par n'importe laquelle des matières indiquées ci-dessus.

J'ai déjà dit, mais je le répète à cause de son importance, que les pièces fixées, soit par le liquide de Flemming, soit et surtout par le liquide de Müller, se dépigmentent malaisément, et qu'il vaut mieux employer pour ce genre de recherches les fixations par le formol.

(*Note du traducteur.*)

osmique, et de celles qui ont été colorées avec excès par l'hématoxyline. Il n'a aucune action sur les précipités d'or ou d'argent, mais il réduit immédiatement, et d'une manière absolue, les préparations fraîches au chlorure d'or ; employé en solutions faibles ou fortes, il agit de la même manière, à la différence de temps près.

Solger (1883) est arrivé aux mêmes résultats. (*Duval* (1878) a mentionné une méthode analogue de blanchiment comme étant déjà ancienne et indiquée par *Pouchet*.)

795. Le blanchiment des pigments et des préparations à l'acide osmique devenues trop foncées, peut s'obtenir au moyen du *chlore naissant* (*P. Mayer*, 1812). Les objets à blanchir sont placés dans un verre plein d'alcool, au fond duquel se trouvent des cristaux de chlorate de potasse. On ajoute alors de l'acide chlorhydrique (jusqu'à 1 0/0), et on couvre le verre.

796. Le **cristallin** des animaux adultes, à quelque traitement qu'on l'ait soumis antérieurement, se laisse mal couper ; on peut avoir recours à la paraffine à la condition de passer, rapidement, après chaque coupe avec un pinceau fin, une légère couche de paraffine très chaude sur la surface du bloc intéressée par le rasoir. On réussit mieux dans la celloïdine. S'il s'agit de cristallins appartenant à des animaux âgés, on les débarrasse de leur noyau. Cette méthode est surtout recommandable dans le cas d'objets durs et cassants (*C. Rabl*, 1894 et 1900).

797. Les *fibres du cristallin* se laissent aisément isoler sur des cristallins macérés dans l'acide nitrique fort (jusqu'à 30 0/0).

798. *Dissociation des fibres du cristallin par l'alcool au tiers.*

On place, pendant deux heures, des cristallins frais dans l'alcool au tiers ; puis, on pique la capsule cristalline et on l'ouvre ; on laisse les cristallins séjourner encore 24 heures dans l'alcool au tiers ; après quoi, on opère la dissociation sur le porte-objet dans la glycérine, on ajoute du picrocarmin, on les inclut et on les borde.

C'est chez les Poissons et chez les Mammifères, de préférence, que l'on étudiera les différentes formes des fibres du cristallin (1).

799. Les **rétines** de gros animaux ne sont, d'ordinaire, qu'imparfaitement fixées, quand les yeux ont été traités en masse ; cela tient, probablement, à ce qu'elles ont le temps de s'altérer, pendant que le liquide fixateur traverse la sclérotique. En pareil cas, on doit *rapidement* isoler cette membrane avec la choroïde sous une solution de sel, d'après les règles connues, et les fixer ensuite ; ou bien encore, on coupera l'œil en deux parties par une coupe équatoriale ; on enlèvera l'humeur vitrée, et on traitera l'organe par un liquide fixateur.

800. A ce titre, on recommande : le liquide de Müller (dont l'action dure une à deux semaines), *l'acide nitrique*, à 3 0/0 (laver pendant 24 heures, et passer ensuite dans l'alcool à 70°), la liqueur de Flemming et, avant tout, l'acide osmique.

801. Voici comment *Ranvier* (1889) emploie l'acide osmique : il enlève les yeux de petits animaux, tels que souris, triton, grenouille, etc., avec précaution et sans exercer de pression sur le bulbe ; il les débarrasse de leurs muscles au moyen de ciseaux, et les expose, pendant 1/4 d'heure à 1/2 heure, aux vapeurs d'acide osmique (V. § 104).

---

(1) Pour mettre en évidence les *fibres du cristallin*, *Lœwenthal* (1893) recommande le procédé suivant : Le cristallin est chez plusieurs grenouilles isolé de l'œil avec précaution, et placé pendant 18 à 24 heures dans l'alcool à 70°. On y pratique alors une incision équatoriale, et, avec une fine pincette, on détache des bandes de fibres suivant les méridiens. Ces dernières sont lavées dans l'eau distillée, puis soigneusement dissociées sur le porte-objet, et colorées par l'addition de 2 gouttes de picrocarmin sodique. (On évitera, naturellement, de les émietter, en les dissociant.) La zone du noyau apparaît alors très nettement.

(Note du traducteur.)

S'il s'agit de gros bulbes, il faut commencer par les ouvrir avant de les exposer aux vapeurs de l'acide, et l'on soumet alors à leur action l'humeur vitrée et la rétine.

Ainsi traitée, la rétine se trouve suffisamment fixée ; on peut alors, sous l'alcool au tiers, inciser l'œil, suivant une coupe équatoriale, et le laisser de trois à quatre heures dans ce liquide. On colore, pendant quelques heures, par le picrocarmin, la moitié postérieure de l'œil (avec le nerf optique) ; on la plonge ensuite dans une solution à 1 0/0 d'acide osmique, où elle séjourne douze heures, et où s'effectue la fixation définitive des éléments. On lave à l'eau, puis on traite par l'alcool, et on coupe dans la paraffine.

802. Si la sclérotique est trop résistante, on peut, suivant le besoin, l'enlever avec un couteau tranchant sur des fragments inclus dans la paraffine.

803. Dans l'étude de la rétine, il ne faut *jamais* se contenter de coupes transversales ; on doit faire aussi des *coupes horizontales* bien orientées.

W. Krause insiste, avec raison, sur cette recommandation, et fait remarquer que les coupes transversales ne permettent *absolument pas* de mettre convenablement en évidence la structure de la couche granuleuse intermédiaire, par exemple.

804. Un autre fixateur à signaler, très propre à conserver les segments externes, et très précieux aussi pour la dissociation des cellules de soutènement (fibres de Müller), est la solution à 10 0/0 d'hydrate de chloral (*Krause*) (1884).

805. Les rétines se laissent généralement bien colorer, et les colorations combinées donnent des images très riches en teintes variées ; les préparations à l'acide osmique font toutefois exception.

806. *Dogiel* colore les éléments nerveux de la rétine par la méthode du bleu de méthylène d'Ehrlich. Il injecte du bleu de méthylène dans le système vasculaire d'un animal vivant ou qui vient d'être tué ; ou bien, il traite la rétine par le colorant directement sur le porte-objet. Pour pratiquer des coupes, il fixe et durcit la rétine ainsi traitée, dans un mélange de picrate d'ammoniaque et d'acide chromique et dans l'alcool (V. §§ 548 et suivants).

807. En enlevant le corps vitré, et en soumettant la face interne de la rétine à l'action du sel d'argent, on obtient des images argentées très nettes des limites des pieds des cellules de soutènement ou de Müller.

Ramon y Cajal (1894) recommande, pour la rétine (1), la méthode suivante (c'est la méthode de Golgi modifiée) :

1) Après avoir enlevé le cristallin, on fait tremper la région interne du bulbe dans :

     Bichromate de potasse 3 0/0 . . .   20 cc.

     Acide osmique 1 0/0 . . . .   5-6 cc.

pendant 1-2 jours.

2) On égoutte avec soin et on fait sécher les fragments de rétine au moyen de papier filtre : puis, on les met pendant 24 heures dans le nitrate d'argent (0,75 à 1 0/0).

3) On replace les morceaux dans le mélange osmio-bichromique originel pendant 24-36 heures. Le mélange doit être un peu modifié (Bichr. de pot. à 3 0/0 = 20 cc. + ac. osmique à 1 0/0 : 2-3 cc.).

4) Second séjour dans le bain de nitrate pendant 1 jour au moins.

5) Alcool, quelques minutes ; enrobage superficiel à la paraffine ; coupes.

Pour empêcher des précipités de se former, il est bon d'enrouler les rétines isolées avant de leur faire subir tout traitement. Pour prévenir tout déroulement, on verse dans le rouleau ainsi formé du collodion ou de la celloïdine peu épaisse.

____

(1) Voir à la note du § 550 l'exposé de la méthode de Cajal pour « l'étude histologique de la rétine ».

808. La bile a une action spéciale sur les segments externes des cônes et des bâtonnets ; elle les dissout (*Kühne, Dreser*, 1886).

Consulter aussi : *Greef* (1898), *Seligmann* (1899).

XIXe CHAPITRE

L'oreille.

809. Le débutant qui entreprend l'étude des organes de l'appareil de l'ouïe n'en connaît généralement pas, d'une manière bien précise, la situation dans l'intérieur du rocher, chez les différents groupes d'animaux. Aussi doit-il, de préférence, commencer par des objets, qui n'exigeant pas une dissection minutieuse, peuvent être traités avec le rocher une fois dégagé de toute partie molle.

Le canal cochléaire offre, chez tous les Rongeurs, des saillies très nettement indiquées dans la caisse du tympan, ce qui permet de s'orienter exactement avant de procéder à la coupe.

Chez les Rongeurs de grande taille, il est possible, avant ou après la fixation, de couper le limaçon avec des ciseaux, ou de l'enlever avec des pinces, et de ne le soumettre qu'alors aux traitements ultérieurs.

810. Dans ces conditions, on fixe le rocher dans le liquide de Müller ou dans la liqueur de Flemming ; après quoi, on peut le décalcifier.

811. Comme liquide décalcifiant on donnera la préférence à l'acide sulfureux ; s'il s'agit de petits limaçons (comme ceux du cobaye), on aura recours à l'acide nitrique à 3 0/0, ou à une solution saturée d'acide picrique.

Les limaçons de grands animaux seront ouverts sous le liquide fixateur, et ensuite décalcifiés.

Les coupes se pratiquent dans la celloïdine ou dans la photoxyline (cette dernière étant transparente, l'orientation y est rendue très facile).

'**812**. *Retzius* (1884) recommande d'ouvrir le limaçon, de le fixer pendant 1/2 heure dans une solution à 1/2 0/0 d'acide osmique, et le maintenir, pendant le même temps, dans une solution à 1/2 0/0 de chlorure d'or. On ne le décalcifie pas davantage, mais on extrait l'organe de Corti, on le prépare et on l'examine ; on peut aussi l'extraire de l'os et le couper.

813. *Ranvier* (1889) ouvre le limaçon avec un scalpel sous un mélange d'acide osmique (2 0/0 de cet acide dissous dans la solution physiologique de sel) : il l'abandonne à son action pendant 12 heures, et le décalcifie ensuite avec de l'acide chromique à 2 0/0, souvent renouvelé.

La décalcification dans le cas du cobaye, n'exige pas moins d'une semaine.

814. On peut aussi traiter la membrane de Corti d'après le procédé cité au § 820 (alcool au tiers ; puis, acide osmique et vapeurs de cet acide, § 104).

815. *Labyrinthe de l'homme adulte.*

Nous donnons ici deux procédés qui ont fourni des résultats très satisfaisants, en ce qui concerne aussi la conservation de l'épithélium (*A. Scheibe*).

On sépare la pyramide du rocher d'après les règles usuelles ; puis, on ouvre le limaçon et le canal demi-circulaire supérieur. On les soumet pendant 3 semaines à l'action du liquide de Müller, que l'on renouvelle tous les jours, une fois, pendant la première semaine, et ensuite tous les 2 jours. On les lave alors pendant 24 heures dans l'eau courante ; on les place pendant 15 jours dans l'alcool à 80° ; puis, pendant 2 jours, dans l'alcool à 96°, et on les porte alors dans le liquide décalcifiant (acide nitrique à 5 0/0), que l'on doit changer chaque jour. Ils y séjournent de 10 à 15 jours. Après quoi, on les lave encore pendant deux jours dans un courant d'eau de conduite, et on les place, pendant 24 heures, dans l'alcool à 80 0/0 et, de là, dans celui à 96 0/0 ; ils restent dans ce dernier de 6 à 8 jours, et sont enfin inclus dans la celloïdine (V. § 137 et suiv.) et coupés.

816. La méthode suivante n'a pas donné de moins bons résultats :

On enlève la pyramide avec le limaçon et le canal demi-circulaire supérieur qui ont été ouverts, et on traite le tout, pendant deux jours, par le liquide de Müller à la température du laboratoire. On l'enferme alors dans une étuve à 33° C., on le plonge et on le maintient, pendant trois semaines, dans le même liquide qu'on a soin de changer à plusieurs reprises ; au bout de ce temps, on le lave pendant 48 heures dans l'eau courante, et après un séjour de 15 jours dans l'alcool à 80°, et d'une semaine dans l'alcool à 96°, on le décalcifie, etc., comme au § 815 ; on l'inclut enfin dans la celloïdine, et on le coupe (V. § 137 et suiv.)

Voir aussi pour ce chapitre : Politzer A. (1889).

XXe CHAPITRE

Le nez.

817. On obtient des préparations permettant de s'orienter dans la structure de la **muqueuse nasale**, en pratiquant des coupes transversales de fragments empruntés, naturellement, à la région respiratoire aussi bien qu'à la région olfactive, et en les fixant dans la liqueur de Flemming.

C'est dans l'acide osmique pur (1 0/0 ; v. § 103), qu'il convient de fixer les fragments de la muqueuse de cette dernière région, parce que les fibrilles du nerf olfactif y brunissent, se distinguant ainsi des fibres de Remak (V. § 498).

818. On dissocie les épithéliums de la région respiratoire dans l'alcool au tiers (V. § 329).

819. Les épithéliums de la région olfactive se laissent également macérer dans l'alcool au tiers, mais les cellules, qui sont très longues, une fois isolées, s'y déforment et y subissent toutes sortes d'altérations.

820. Pour remédier à ces inconvénients, Ranvier recommande un procédé tout ensemble simple et excellent. Il consiste à faire macérer des lambeaux d'épithélium pendant 1 à 2 heures dans l'alcool au tiers et à les traiter, ensuite, pendant 5 minutes ou même 1/4 d'heure, par l'acide osmique. Dans ces conditions, on peut les dissocier dans l'eau : les cellules conservent leur forme, et peuvent être incluses dans la glycérine.

821. La méthode de *Golgi*, appliquée à l'étude de la muqueuse nasale des animaux jeunes et des fœtus, a permis de démontrer ce fait très intéressant, à savoir que les cellules de la région olfactive sont des cellules ganglionnaires périphériques (Ramon y Cajal, 1894).

BIBLIOGRAPHIE (1)

Abbe, E., 1878. Ueber Blutkörper-Zählung. Sitzungsber. d.
Jen. Ges. f. Med. u. Naturw.

Afanassiew, M., 1884. Ueber den dritten Formbestandteil des
Blutes im normalen und pathologischen Zustand, etc. Arb. Med.
Klin. Just. Univers. München. Bd. 1, 2. — Heft, p. 556-592,
Pl. 15.

Altmann, R., 1879. Ueber die Verwertbarkeit der Corrosion in
der mikroskopischen Anatomie. Archiv. f. mikr. Anat. 16. Bd.
p. 471-507. Pl. 21-23.

— **1892**. Ein Beitrag zur Granulalehre. Verh. anat. Ges. 6,
Vers. p. 220-223.

— **1894**. Die Elementarorganismen und ihre Beziehungen zu
den Zellen, p. 1-160, 9 Fig. et 35 Pl. 2ᵉ édition, Leipzig.

Ambronn, H., 1892. Anleitung zur Benutzung des Polarisations-
mikroskops bei histologischen Untersuchungen, Leipzig.

Apathy, S., 1887. Methode für Verfertigung längerer Schnittserien mit Celloïdin-Mitteilg. aus. d. zool. Station zu Neapel.
Bd. 7.

— **1888**. Nachträge zur Celloïdintechnik. Zeitschrift f. wiss.
Mikrosk. Bd. 5.

— **1889**. Mikrotechnische Mitteilungen. Zeitschrift f. wiss. Mikrosk. Bd. 6.

— **1896**. Die Mikrotechnik der tierischen Morphologie, 1.
Abteilung-Braunschweig.

Argutinsky, P., 1900. Eine einfache und zuverlæssige Methode, Celloidinserien mit Wasser und Eiweiss aufzukleben.
Arch. f. mikr. Anat. Bd. 55, p. 415-419.

Arnstein, C., 1887. Die Methylenblaufärbung als histologische
Methode. Anat. Anz. Bd. 2.

Azoulay, L., 1895. Méthode de coloration de la myéline. Soc.
de Biol. Anat. Anz. Bd. 10, p. 25-28.

Balbiani, E. G., 1883. Le noyau vitellin. Zool. Anz. VI, p. 659.

Balbiani et Henneguy, 1881. Sur l'emploi et les propriétés
du vert de méthyle en histologie. C. r. Soc. de Biologie, 1881,
p. 131.

Ballowitz, E., 1888. Untersuchungen über die Struktur der
Spermatozoen. Arch. f. mikr. Anat. Bd. 32.

(1) Ceux qui voudraient entrer plus avant dans l'étude de l'anatomie microscopique et de la technique, aimeront à trouver ici une liste des principaux traités et mémoires parus pendant ces dernières années.

Barfurth, D., 1891. Ueber Zellbrücken glatter Muskelfasern. Arch. f. mikr. Anat. Bd. 38.

— **1893**. Die experimentelle Untersuchung über die Regeneration der Keimblætter bei den Amphibien.Anatomische Hefte 1. Abt. H. 9. (3. Bd., H. 2).

Barlow, R., 1895. Mitteilungen über Reduktion der Ueberosmiumsäure durch das Pigment der menschlichen Haut D_2 Heft 5. Bibliotheca medica. Abt. D^2.

Bayerischer Kœnigskalender,1883. Gebr.Reichel in Augsburg.

Behrens, F., 1898. Die Herstellung gefärbter Leberpræparate. Zeitschrift f. angewandte Mikroskopie. 3, Bd. p. 76-77.

— **W., Kossel, A., Schiefferdecker, P., 1889**. Das Mikroskop und die Methoden der mikroskopischen Untersuchung-Braunschweig. H. Bruhn.

Benda, C., 1887. Ein interessantes Strukturverhältnis der Mäuseniere. Anat. Anz. Bd. 2.

— **1887**. Untersuchungen über den Bau des funktionierenden Samenkanälchens einiger Säugetiere und Folgerungen für die Spermatogenese dieser Wirbeltierklasse. Arch. f. mikr. Anat. Bd. 30.

Berkley, H. J., 1893. Studies in the Histology of the Liver. Anat. Anzeiger. 8. Jahrg., p. 769 792. 22 Fig.

Bethe, A., 1895. Angaben über ein neues Verfahren der Methylenblaufixation. Arch. f. mikr. Anat. B. 44.

— **1896**. Eine neue Methode der Methylenblaufixation. Anat. Anz. Bd. 12, p. 438-446.

Biedermann, W., 1898. Beitræge zur vergleichenden Physiologie der Verdauung. Arch. f. d. ges. Physiol. Bd. 72, p. 105-162.

Blochmann, F., 1884. Ueber Einbettungsmethoden. Zeitschr. f. wiss. Mikr. Bd. 1.

— **1889**. Eine einfache Methode zur Entfernung der Gallerte und Eischale bei Froscheiern. Zool. Anz.

Blum, F., 1893. Der Formaldehyd als Härtungsmittel. (Vorl. Mitt.). Zeitschr. f. wiss. Mikr. Bd. X.

— **1896**. Ueber Wesen und Wert der Formolhärtung. Anat. Anz. Bd. 11.

Bœhm, A., 1891. Die Befruchtung des Forelleneies. Sitzungsber. d. Ges. f. Morph. und Physiol. zu München.

Bœhm, A. A. und v. Davidoff, M., 1895 et 1898. Lehrbuch der Histologie des Menschen einschliesslich der mikroskopischen Technik, 246 Fig. XV, 404 p. Wiesbaden, 1895 ; 2e Edition, 251 Fig. XIV, 411, p. Wiesbaden, 1898.

Dœhmer, F., 1865. Zur pathologischen Anatomie der Meningitis cerebromedullaris epidemica. Ærztl. Intelligenzbl. f. Bayern. 12 Jahrg.

Bonnet, R., 1878.Studien über die Innervation der Haarbälgel der Haustiere. Morph. Jahrb. Bd. 4, p. 4, p. 329-398, Pl. 17-19.

Born. G., 1883. Die Plattenmodelliermethode. Arch. f. mikr. Anat. Bd. 22.

— **1888**. Noch einmal die Plattenmodelliermethode. Zeitschr. f. wiss. Mikr. Bd. 5.

— **1893**. Ein neuer Schnittstrecker. Zeitschr. f. wiss. Mikr. Bd. 10.

Born, G. und **Peter, K., 1898**. Zur Herstellung von Richtebenen und Richtlinien. Zeitschr. f. wiss. Mikr. Bd. XV.

Boveri. Th., 1887. Zellen-Studien, Heft 1, Jena.

Braus, H., 1896. Untersuchungen zur vergleichenden Histologie der Leber der Wirbeltiere. Semous zool. Forschungsreisen. Bd. 2.

Bremer. L.,1882. Ueber die Endigungen der markhaltigen und marklosen Nerven im quergestreiften Muskel. Arch. f. mikr. Anat. Bd. 21.

Budge. A., 1877. Die Saftbahnen im hyalinen Knorpel. Arch. f. mikr. Anat. 14 Bd. p. 65-73. Pl. 5 b.

— **1879**. Weitere Mitteilungen über die Saftbahnen im hyalinen Knorpel. Ibidem, 16 Bd., p. 1-15, Pl. 1.

Bütschli, O., 1892. Untersuchungen über mikroskopische Schäume und das Protoplasma. 234 p., 23 fig., 6 pl. Separat-Atlas de 19 microphotographies. Leipzig.

Cajal Ramon y, S., 1894. *a*. Die Retina der Wirbeltiere. Untersuchungen mit der Golgi-Cajalschen Chromsilbermethode und der Ehrlischen Methylenblaufärbung. Uebersetzt von R. Greeff-Wiesbaden.

— **1894**. *b*. Les nouvelles idées sur la structure du système nerveux chez les Vertébrés, Paris.

Calberla, E., 1877. Ein Beitrag zur mikroskopischen Technik. Morph. Jahrb. Bd. 3.

Carrière, J.,1882. Kurze Mitteilungen zur Kenntniss der Herbstschen und Grandryschen Körperchen in dem Schnabel der Ente. Arch. f. mikr. Anat. 21 Bd. ; p. 146-164, pl. 6.

Chabry, 1887. Embryologie normale et tératologique des Ascidies. Thèse de Paris, 1887.

Chrzonszczewsky, N., 1864. Zur Anatomie der Niere. Virchow's Arch. Bd. 31.

— **1866**. Zur Anat.u.Physiol. d. Leber. Virchow's Arch.Bd.35.

Cohnheim. 1867.*a*,Ueber die Endigungen der sensiblen Nerven in der Hornhaut. Virchow's Arch. Bd. 34, p. 606-622, pl. 14.

— **J.,1867**.*b*.Uber Entzündung und Eiterung-Virchows Arch.Bd. 40, p. 1-79.

Cox, W. H., 1890. Nederlandsch Tijdschrift for Geneeskunde. D. 12.

— **1891**. Imprägnation des centralen Nervensystems mit Quecksilbersalzen. Arch. f. mikr. Anat. 37 Bd. p. 16-21, T. 2.

Cox, W. H., 1898. Der feinere Bau der Spinalganglienzeller des Kaninchens. Anat. Hefte, 31 Heft, p. 73-104, Taf. 1-6.

Czapski, S., 1893. Theorie der optischen Instrumente nach Abbé Breslau, E. Trewendt.

Czokor, J.,1880.Die Cochenille-Karminlösung. Arch. f. mikr. Anat. Bd. 18.

Daddi, L., 1396. Nouvelle méthode pour colorer la graisse dans les tissus. Arch. ital. Biol. 26 Bd. p. 142-146.

Déjerine, J., 1895. Anatomie des centres nerveux. Tome I, Paris.

Dippel, L., 1882 et 1898. Das Mikroskop und seine Anwendung, I. Theil. Handb. d. allgemeinen Mikroskopie. 2e édition, Braunschweig. 1882 ; II Theil, 2e édition, 1898.

Dogiel, A. S., 1890. Methylenblautinktion der motorischen Nervenendigungen in den Muskeln der Amphibien und Reptilien. Arch. f. mikr. Anat. Bd. 35.

Dreser, 1886. Zur Chemie der Netzhautstäbchen. Zeitschrift für Biologie. Bd. 22.

Duval, M., 1878. Précis de technique microscopique et histologique, Paris.

—**1879.** Méthode du Collodion, in Journal de l'Anatomie et de la Physiologie, Paris.

—**1897.** Précis d'histologie. Masson et Cie, Paris.

Eberth, C. J., 1871-72. Die Nebennieren. In Strikers : Handbuch der Lehre von den Geweben. Leipzig.

Ebner, V. v., 1875. Ueber den feineren Bau der Knochensubstanz. Sitz. Ber. Akad. Wien. Bd. 72, 3 Abt., p. 1-90, pl. 1-4.

—**1891.** Histologie der Zähne mit Einschluss der Histogenese. In : Handb. d. Zahnheilkunde von J. Scheff jr., 1 Bd. Wien.

Ehrlich, P., 1876. Beitræge zur Kenntniss der Anilinfærbungen und ihrer Verwendung in der mikroskopischen Technik. Arch. f. mikr. Anat. 13 Bd.

—**1885.** Das Sauerstoffbedürfnis des Organismus. Eine farbenanalytische Studie. Berlin.

—**1891.** Farbenanalytische Untersuchungen zur Histologie und Klinik des Blutes. I Theil (Dans ce mémoire sont contenus ses recherches personnelles et les travaux de ses élèves *Westphal, Spilling, Schwarze*).

Engel, C. S., 1898. Leitfaden zur Untersuchung des Blutes. Berlin.

Ewald, A., 1897. Beitræge zur histologischen Technik. Zeitschr. für Biologie. Jubelband für Kühne 1896. N. F. 16 Bd. der ganzen Reihe, 34 Bd., p. 245-267 (à la page 254 de ce travail, lire Dr Mays au lieu de Dr Mags).

Ewald, A. et W. Kühne, 1874. Die Verdauung als histologische Methode. Verh. Naturhist. Ver. Heidelberg (N. F.). Bd. 1, p. 451-456.

Fick, R., 1893. a. Ueber die Reifung und Befruchtung des Axoloteleies, Verhandl. d. anat. Gesellsch.

— **1893.** b. Ueber die Reifung und Befruchtung des Axoloteleies. Zeitschr. f. wiss. Zoologie. Bd. 56.

Fischer, A., 1893. Zur Kritik der Fixierungsmethoden und der Granula. Anat. Anz. 9. Bd.

— **1899.** Fixierung und Bau des Protoplasmas. Jena. G. Fischer.

Fischer, E., 1875. Eosin als Tinktionsmittel für mitroskopische Præparate. Arch. f. mikr. Anat. Bd. 12.

— **1876.** Ueber die Endigungen der Nerven im quergestreiften Muskel der Wirbeltiere. Arch. f. mikr. Anat. Bd. 13.

Flechsig, P., 1876. Die Leitungsbahnen im Gehirn und Rückenmark des Menschen. Leipzig.

Fleischl, E., 1874. Ueber die Beschaffenheit des Axencylinders. Beitræge Anat. Phys. Festgabe f. *Karl Ludwig*, p. 51-55, 1 Pl. Leipzig.

Flemming, W., 1882. Zellsubstanz, Kern und Zellteilung. p. VIII et 1-424. 24 fig. et 8 pl. Leipzig.

— **1886.** Surrogate f. Knochenschliffe. Zeitschr. f. wiss. Mikr. Bd. 3.

— **1889.** *a.* Ueber die Löslichkeit csmierten Fettes und Myelins in Terpentinöl. Zeitschr. f. wiss. Mikr. 6 Bd. p. 39-40.

— **1889.** *b.* Weiteres über die Entfærbung osmierten Fettes in Terpentin und anderen Substanzen. Ibidem, p. 178-181.

— **1891.** *a.* Ueber Teilung und Kernformen bei Leukocyten, und über deren Attraktionsphæren. Archiv. f. mikrosk. Anat. Bd. XXXVII, p. 249-298.

— **1891.** *b.* Neue Beitræge zur Kenntniss der Zelle. Arch. f. mikr. Anat. Bd. XXXVII, p. 685-751.

— **1895.** *a.* Ueber die Wirkung von Chromosmiumessigsæure auf Zellkerne. Arch. f. mikr. Anatomie. Bd. 45.

— **1895.** *b.* Ueber den Bau der Spinalganglien bei Sæugetieren, und Bemerkungen über den der zentralen Zellen. Arch. f. mikr. Anat. Bd. 46.

Flesch, M., 1880. Untersuchungen über die Grundsubstanz des hyalinen Knorpels. p. 1-102, 5 Pl. Würzburg.

Fol, H., 1884 et 1896. Lehrbuch der vergleichenden mikroskopischen Anatomie etc. P. 1-452, 220 Fig. Leipzig.

Franke, Ad., 1881. Die Reptilien u. Amphibien Deutschlands. Leipzig.

Frey, H., 1868. Die Hæmatoxylinfærbung. Arch. f. mikr. Anat. Bd. 4.

Friedlænder, 1882. Mikroskopische Technik, Berlin.

Frommann, C., 1864. *a.* Ueber Færbung der Binde und Nervensubstanz des Rückenmarkes durch arg. nitr. und über die Struktur der Nervenzellen. Virchow's Archiv. Bd. 31.

— **1864.** *b.* Zur Silberfærbung d. Axencylinder. Virchow's Archiv. Bd. 31.

Froriep, A., 1878. Ueber das Sarcolemm und die Muskelkerne. Arch. f. Anat. und Physiol. Anat. Abt.

Gad. J., (*Chr. Sihler*), 1895. Ueber eine leichte und sichere Methode, die Nervenendigung an Muskelfasern und Gefæssen nachzuweisen. Verhandl. der Berliner Physiol. Gesellsch. in : Arch. f. Anat. und Physiol., physiol. Abt.

Gasser, 1878. Der Primitivstreif bei Vogelembryonen. Cassel.

Gaule, 1881. Das Flimmerepithel der Aricia fœtida. Arch. f. Anat. und Physiol., Physiol. Abt. p. 153-159, 1 Taf.

Gerlach. J.. 1858. Mikroskopische Studien aus dem Gebiete der menschlichen Morphologie, p. VI et 1-72, 8 Pl., Erlangen.

— **71-72.** Von dem Rückenmark. Strickers Handbuch der Lehre von den Geweben, p. 665-693, Fig. 217-229, Leipzig.

Gierke, H.,1884,1885. Færberei zu mikroskopischen Zwecken. Zeitschr. f. wiss. Mikr. Bd. 1 et 2.

Giesbrecht, W., 1881. Zur Schneide-Technik. Zool. Anz. 4 Jahrg.

Goldscheider, 1886. Demonstration von Præparaten, betreffend die Endigung der Temperatur und Drucknerven in der menschlichen Haut. Verhandl. der Physiol. Ges. zu Berlin, 1885. Arch. f. Anat. und Physiol., Physiol. Abt.

Golgi, C., 1894. Untersuchungen über den feineren Bau des centralen und peripherischen Nervensystems, p. 1-272, 30 Pl. — (Dans ce mémoire se trouvent réunies toutes les recherches de Golgi concernant ce sujet depuis 1871.)

Grawitz, E., 1899. Methodik d. klinisch. Blut. Untersuchungen. Berlin.

Greef, R., 1898. Anleitung zur mikroskopischen Untersuchung des Auges.

Grenacher, A., 1879. Einige Notizen zur Tinktionstechnik, besonders zur Kernfærbung. Arch. f. mik. Anat. 16 Bd. p. 463-471.

Grynfeltt, E., 1899. Le muscle dilatateur de la pupille chez les Mammifères, p. 41-45, Montpellier.

Gscheidlen, R., 1876. Physiologische Methodik. Braunschweig.

Gulland, G. Lovell, 1891. A simple method of fixing paraffin sections to the slide. Journ. of. anat. and physiol., vol. XXVI, p. 56-59.

Hæcker, V., 1899. Praxis und Theorie der Zellen- und Befruchtungslehre. 137 Abb. 260 p. G. Fischer, Iena.

Hællsten, 1886. Ein Compressorium für mikroskopische Zwecke. Zeitschr. f. Biologie. Bd. 22.

Halliburton, W. D., 1895. Lehrbuch der chemischen Physiologie und Pathologie.

Hammer, Bernh., 1891. Ueber das Verhalten von Kernteilungsfiguren in der menschlichen Leiche. Dissert. Berlin, 39, p.

Hannover, 1840. Die Chromsæure, ein vorzügliches Mittel bei mikroskopischen Untersuchungen. Joh. Müller's Archiv.

Hansen, Fr. C. C., 1895. Eine schnelle Methode zur Herstellung des Bœhmerschen Hæmatoxylins. Zool. Anz. Nr. 473.

— **98. a.** Eine zuverlæssige Bindegewebsfærbung. Anat. Anz. 15. B. p. 151-153.

— **98. b.** Ueber die Genese einiger Bindegewebsgrundsubstanzen. Anat. Anz. Bd. 16, p. 417-438.

Haug, R., 1891. a. Die gebræuchlichsten Entkalkungsmethoden Eine technisch-histologische Studie. Zeitschr. f. wiss. Mikr. Bd. 8.

— **91. b.** Ueber eine neue Modifikation der Phloroglucin-Entkalkungsmethode. Centralblatt f. allg. Path. und path. Anat. Bd. 2.

Heidenhain, R., 1880. Physiologie der Absonderungsvorgænge. Handbuch der Physiol. von L. Herrmann. Bd. V, p. 1-420.

— **86.** Eine Abænderung der Færbung mit Hæmatoxylin und chromsauren Salzen. Arch. f. mikr. Anatomie. Bd. 27.

— **88**. Beitræge zur Histologie und Physiologie der Dünndarm-
schleimhaut. Arch. f. d. ges. Physiol. Pflüger, 43 Bd. Suppl.
Heidenhain, M.. **1892**. Ueber Kern und Protoplasma.
Festschr. f. Kölliker Leipzig, p. 109-166. Pl. 9-11.
— **1894**. Neue Untersuchungen über die Zentral-Kœrper und
ihre Beziehungen zum Kern und Zellprotoplasma. Arch. f.
mikr. Anat. 43 Bd. p. 423-758. Pl. 25-31.
— **96**. Noch einmal über die Darstelluug der Centralkœrper
durch Eisenhæmatoxylin nebst einigen allgemeinen Bemerkungen über die Hæmatoxylinfarben. Zeitschr. f. wiss. Mikr. B.
13, p. 186-199.
Henle, J., **1871**. Handbuch der systematischen Anatomie des
Menschen. Bd. 3, Abt. 2 (Préface).
Henneguy, F. **1888**. Recherches sur le développement des
Poissons osseux (Embryogénie de la truite). Journal de l'An.et
de la Phys. 24ᵉ année, p. 416 et s.
— **96**. Leçons sur la cellule. Georges Carré, Paris.
Henneguy, F., **1896**. Nouvelle méthode de coloration à la sa-
franine, C. r. sommaire des séances de la Soc. philomat. de
Paris, n° 2, p. 4-5.
Hensen. W., **1876**. Beobachtungen über die Befruchtung und
Entwicklung des Kaninchens und Meerschweinchens. Zeitschr.
f. Anat. und Entw. Bd. 1 p. 213 et 353.
Hermann, **1893**. Technik. Methoden zum Studium des Archi-
plasmas und der Centrosomen tierischer und pflanzlicher Zellen. Ergebnisse der Anat. und. Entwicklungsgeschichte. Voir
F. Merkel und R. Bonnet. Bd. 2 ; Abt. 2.
Hertwig. O., **1883**. Die Entwicklung des mittleren Keimblat-
tes der Wirbeltiere. Jena.
His, W., **1861**. Untersuchungen über den Bau der Lymphdrü-
sen. Zeitschr. f. wiss. Zoologie, 11 Bd. 24 p. Pl. 8, 9
— **68**. Untersuchungen über die erste Anlage des Wirbeltierlei-
bes, Leipzig.
— **87**. Ueber die Methoden der plastischen Rekonstruktion und
über deren Bedeutung für Anatomie und Entwicklungsgeschichte. Anat. Anz. 2 Jahrg.
Hœhl, E., **1897**. Zur Histologie des adenoïden Gewebes mit
2 Taf. Arch. f. Anat. und Physiol. Anat. Abt. 1897, p.133-152.
Holmgren, E, 1899. Weitere Mitteilungen über den Bau der
Nervenzellen. Anat. Anz. Bd. 16, p. 388-397.
Holmgren, F.. **1874**. Methode zur Beobachtung des Kreis-
laufs in der Froschlunge. Beitrage zur Anatomie und Physiologie. Festgabe für Ludwig. Leipzig.
Hoppe-Seyler. F. und **Thierfelder**, H.. **1893**. Handbuch der
physiologisch — und pathologisch — chemischen Analyse. 6ᵉ
édition. Berlin.
Hoyer, H.. **1890**. Ueber den Nachweis des Mucins in Geweben
mittels d. Færbemethode. Arch. f. mikr. Anat. 36 Bd, p. 310-
374.
Joseph, M. und **Lœwenbach**, G., **1900**. Dermato-histolo-
gische Technik. Berlin.

Journal de l'anatomie et de la physiologie, fondé par Robin. Publié par Duval, Paris.

Journal de micrographie. Publié par J. Pelletan, Paris.

Kaes, Th., 1891. Die Anwendung der Woltersschen Methode auf die feinen Fasern der Hirnrinde. Neurologisches Central-blatt.

V. Kahlden, 1895 et 1898. Technik der histologischen Untersuchung pathologisch — anatomischer Præparate. 4e édition 1895 et 5e édition 1898. Jena, G. Fischer.

Kallius, E., 1892. Ein einfaches Verfahren, um *Golgische* Præparate für die Dauer zu fixieren. Anat Hefte; 1 Abt. 5 Heft, p. 271-275.

Kann, H., 1889. Ueber das Epithel des Ureters. Inaug. Diss. Munich, 26 p. 1 Pl.

Kastschenko, N., 1886. Methode zur genaueren Rekonstruktion kleinerer makroskopischer Gegenstænde. Arch. f. An. u. Physiol. Anat. Abt.

— **87.** Die graphische Isolierung. Anat. Anz. Bd. 2.

— **88.** Ueber das Beschneiden mikroskopischer Objekte. Zeitschr. f. wiss. Mikr. Bd. 5.

Keibel, F., 1894. Ein kleiner Hilfsapparat für die Plattenmodelliermethode. Zeitschr. f. wiss. Zool. u. f. mikr. Technik. Bd. XI, p. 162-163.

Key, A. und Retzius, G., 1882. Ueber die Anwendung der Gefrierungsmethode in der histologischen Technik. Biologische Untersuchungen, herausg. v. G. Retzius. Voir aussi : Om frysningsmetodens anwændande vid histologisk teknik. Nordisk medicinsk Arkiv. Bd. 6, 1874.

Klaatsch, H., 1887. Zur Færbung von Ossifikationspræparaten. Zeitschr. f. wiss. Mikr. Bd. 4.

Kleinenberg, H., 76, Grundzüge der Entwickelungsgeschichte der Tiere, p. XX et 1-267-71 Fig. Leipzig.

Koch, G. V., 1878, Ueber die Herstellung dünner Schliffe von solchen Objekten, welche aus Teilen von sehr verschiedener Konsistenz zusammengesetzt sind. Zool. Anz. 1 Jahrg. p. 36-37.

Kockel, 1899. Eine neue methode der Fibrinfærbung. Centralbl. f. Allg. und Pathol. Anat. X Bd. p. 749-757.

Kœlliker, A., 1881. Zur Kenntniss des Baues der Lunge des Menschen. Verh. d. Physik.-med. Gesellsch. in Würzburg. Bd. 16.

— **86.** Der feinere Bau des Knochengewebes. Zeitschr. f. wiss. Zool. Bd. XLIV, p. 1-37.

— **93.** Handbuch der Gewebelehre des Menschen. 6e édition. Bd. 2, 1re partie. Leipzig.

Kolossow, A., 1892. Ueber eine neue Methode der Bearbeitung der Gewebe mit Osmiumsæure. Zeitschr. f. wiss. Mikr. Bd. 9.

— **98.** Eine Untersuchungsmethode des Epithelgewebes, besonders der Drüsenepithelien, und die erhaltenen Resultate. Mit 3 Taf. Arch. f. mikrok. Anat. 52 Bd.

Kopsch, Fr., 1896. Erfahrungen über die Verwendung des For-

maldehyds bei der Chromsilber. Imprægnation. Anat. Anz. XI
Bd. p. 727.
— 98. Die Entwicklung der äusseren Form der Forellen-Em-
bryos. Arch. f. mikrosk. Anat. u. Entwicklungsgesch.51 Bd.
p. 181 213. T. X u. XI.
Krause, G., 1844. Article *Peau* dans : Handwœrterb.d. Phy-
siol., herausg. von R. Wagner. 2 Bd. Braunschweig.
Krause, W., 1884. Untersuchungsmethoden. Internation. Mo-
natschrift f. Anat. und Histol. Bd. 1.
Krause, R., 1893. Beitræge zur Histologie der Wirbeltierleber.
Arch. f. mikrosk. Anat. Bd. 42, p. 53-82.
Krœnig, 1886. Einschlusskitt für mikroskopische Præparate.
Arch. f. mikr. Anat. 27 Bd., p. 657-658.
Kronthal. P., 1899.Eine neue Færbung für das Nervensystem.
Neurol. Centralblatt. Nr. 5, p. 196-203.
Krysinski, S., 1887. Beitræge znr histologischen Technik.
Virchows Arch. Bd. 108, p. 217-219.
Kühne, W., 1862. Ueber die peripherischen Endorgane der
motorischen Nerven. Leipzig.
Kühne, W., 1886. Neue Untersuchungen über die motorische
Nervendigung. Zeitschr. f. Biol. Munich. Bd. 23.
Kühne, W., und Chittenden, R. II., 1889. Ueber das Neu-
rokeratin. Zeitschr. f. Biologie.
Kühne, W., et Lea, A., Sch 1874. Ueber die Absonderung des
Pankreas. Verh. d. Naturhist. Ver. Heidelberg (N. F.) Bd. 1.
Kultschizky. N., 1887. Zur histologischen Technik. II. Cel-
loïdin — Paraffin. Einbettung. Zeitschr. f. wiss. Mikr. und f.
mikr. T. Bd IV, p. 48-49.
— 87. Zur Kenntnis der modernen Fixierungs — und Konser-
vierungs — mittel. Zeitschr. f. wiss. Mikr. Bd. 4.
— 90. Ueber Færbung der markhaltigen Nervenfasern in den
Schnitten des Centralnervensystems mit Hæmatoxylin und
Karmin. Anat. Anz. Jahrg. 5.
Kupffer, C., 1876. Ueber Sternzellen der Leber. Arch.f. mikr.
Anat. 12 Bd., p. 353-358.
— 83. Ueber den « Achsencylinder » markhaltiger Nervenfasern. Sitz. Ber. Akad. Munich. 13 Bd., p. 466-475, 1 Pl.
— 89. Ueber den Nachweis der Gallenkapillaren und spezifis-
cher Fasern in den leberlæppchen durch Færbung. Sitz. Ber.
Ges. Morph. Phys. Munich. 5 Bd., p. 82-86.
— 99. Ueber die sogen. Sternzellen der Sæugetierleber. Arch.
f. mikr. Anat. Phys.-Phys. Abt. Suppl. p. 219-242, T. 5.
Lang, Arnold, 1878. Konservation der Planarien. Zool. Anz.
1 Jahrg.
Langendorff, O., 1889. Beitræge zur Kenntnis der Schild-
drüse. Arch. f. Anat. Phys. — Phys. Abt. Suppl. p. 219-242,
pl. 5.
Leber, T., 1868. Zur Kenntnis der Imprægnationsmethoden
der Hornhaut und æhnlicher Gewebe. Arch. f. Ophthalmolo-
gie. Bd. 14.
Ledermann, R., und Ratkowski, 1894. Die mikroskopis-

che Technik im Dienste der Dermatologie. Vienne et Leipzig. W. Braumüller.

Lee et **Henneguy, 1902**. Traité des méthodes techniques de l'Anatomie microscopique. 3e édition, Paris.

Lee, A. B., und **Mayer**, P., **1901**. Grundzüge der mikroskopischen Technik für Zoologen und Anatomen. 513, p. Berlin, Friedlænder § Sohn, 2e édition.

Lenhossék, M., **1895**. Der feinere Bau des Nervensystems im Lichte neuester Forschungen, Berlin, 2e édition.

— **98**. Bemerkungen über den Bau der Spinalganglienzellen. Neurol. Centralblatt. Jahrg. 17, p. 577-593.

Lepkowsky, W., **1892**. Beitrag zur Histologie des Dentins mit Angabe einer neuen Methode. Anat. Anz. Bd. 7.

Lœwit, 1875. Die Nerven der glatten Muskulatur. Wiener Sitzungsber. Bd. 71.

London, B. **1881**. Das Blasenepithel bei verschiedenen Füllungszustænden der Blase. Arch. Anat. Phys. — Phys. Abt. p. 317 bis 330.

Ludwig Ferdinand, Dr., Prinz von Bayern, **1884**. Ueber Endorgane der sensiblen Nerven in der Zunge der Spechte. Münchener akad. Sitzungsber.

Maas, Otto, **1899**. Verlauf und Schichtenbau des Darmkanals von Myxine glutinosa L. Mit 3 Taf. Festschr. zum 70 Geburtstage v. Kupffers. p. 197-219.

Mall, F., **1891**. Das reticulierte Gewebe uud seine Beziehungen zu den Bindegewebsfibrillen. Abh. Math. Physik. Class. Sæchs. Ges. Wiss. 17 Bd., p. 299-338.

— **96**. Reticulated tissue, and its relation to the connective tissue fibrils. From the Johns Hopkins Hospital Reports. Vol. 1. Baltimore.

Marchi et **Alghieri, 1885**. Sulla degenerazioni discendenti consecutivi a lesioni della corteccia cerebrale. Rivista sperimentale di frenatria. Vol. XI.

Mayer, P., **1881**. Ueber die in der zoologischen Station zu Neapel gebræuchlichen Methoden zur mikroskopischen Untersuchung. Mitt. zool. Stat. Neapel, Bd. 2, p. 1-27.

— **83**. Einfache Methode zum Aufkleben mikroskopischer Schnitte. Mitt. Station Neapel. Bd. 2, p. 521-522.

— **87**. Aus der Mikrotomtechnik. Internat. Monatsschr. f. Anat. und Physiol. Bd. 4.

— **91**. Ueber das Færben mit Hæmatoxylin. Mitt. zool. Station zu Neapel. 10 Bd., p. 170-186.

— **92**. Ueber das Færben mit Karmin, Kochenille und Hæmatein-Thonerde. Mitt. zool. Stat. Neapel. Bd. 10.

— **96**. Ueber Schleimfærbung. Mitt. zool. Stat. Neapel. Bd. 12.

— **1901**. Voir **Lee** A. B., und **Mayer**, P.. 1901.

Mercier, A., **94**. Die zenkersche Flüssigkeit, eine neue Fixierungsmethode, Zeitschr. f. wiss. Mikr. Bd. 11.

Merkel, F., **1870**. Ueber die Macula lutea des Menchen und die Ora serrata einiger Wirbeltiere. Leipzig.

— **77**. Eine neue Methode für Untersuchung des Centralnervensystems. Arch. f. mikr. Anat. Bd. 14.

— **83**. Die Speichelröhren. Rectoratsprogramm *Rostock*., p. IV
et 1-28, 2 pl. Leipzig.

Metzner, R., 1894. Beitræge zur Granulalehre. Arch. f. Anat.
u. Physiol. — Physiol. Abt. p. 309-348.

Meyer, S., 1895. Die subkutane Methylenblauinjektion, ein
Mittel zur Darstellung der Elemente des Centralnervensystems
voir Sæugetiere. Arch. f. mikr. Anat. Bd. 46.

— **96**. Ueber eine Verbindungsweise der Neuronen. Nebst Mitteilungen über die Technik und die Erfolge der Methode der
subkutanen Methylenblau injektion. Arch. f. mikr. Anat. u.
Entwicklungsgesch. Bd. 47, P. 734-748. Mit 1 Taf.

Minot, Ch. S., 1897. On two forms of automatic microtomes.
Science. N. S. vol. V, p. 857 et suiv.

Moleschott, Jak., 1859. Ein Beitrag zur Kenntnis der glatten
Muskeln. Untersuchungen zur Naturlehre d. Menschen u. d.
Tiere. Bd. 6.

Moleschott, J., Piso-Borme, G., 1863. Ueber das Vorkom-
men gabelfœrmiger Teilungen an glatten Muskelfasern. Unters. zur Naturlehre d. Menschen u. d. Tiere. Bd. 9.

Müller, H. F., 1892. Die Methoden der Blutuntersuchung. Zu-
sammenfassendes Referat. Centralbl. Allg. Path. Anat. 3 Bd.
p. 801-820. 1851-72.

Müller, Erik, 1892. Zur Kenntnis der Labdrüsen der Magenschleimhaut. Verhandlungen d. Biol. Vereins in Stockholm.
Bd. 4, Nr. 8,

— **95**. Ueber Sekretkapillaren. Arch. f. mikr. Anat. Bd. 45,
II. 3, p. 463-474.

Müller, H., 1859. Ueber glatte Muskeln und Nervengeflechte
der Chorioidea im menschlichen Auge. Verhandl. d. Physik.
med. Gesellsch. in Würzburg.

Aussi dans : *Heinrich Müller's* Gesammelte und hinterlassene
Schriften zur Anatomie und Physiologie des Auges. 1 Bd.,
gedrucktes ; réunis et publiés par Otto Becker.

Neelsen und **Schiefferdecker, P., 1882**. Beitrag zur Verwen
dung der ætherischen Œle in der histologischen Technik.
Arch. f. Anat. und Physiol. — Anat. Abt.

Negro, C., 1887. Sur les terminaisons nerveuses motrices.
Arch. ital. de biol., t. 9.

Neuhauss, 1898. Lehrbuch der Mikrophotographie, Braunschw.
H. Bruhn. 2e édition.

Nissl, F., 1894. *a*). Ueber die sogen. Granula der Nervenzellen. Neurolog. Centralbl. Nr. 19, 21, 22.

— **94**. *b*). Mitt. ueber Karyokinese im centralen Nervensystem.
Bericht über die 25. Versammlung des Südwest deutschen-
psychiatrischen Vereins in Karlsruhe am 11, n. 12. Nov. 1893.
In : Allgemeine Zeitschrift für Psychiatrie und psychischge-
richtliche Medizin, 51 Bd. p. 245-247.

— **1895**. Der gegenwærtige Stand der Nervenzellenanatomie
und Pathologie. Zeitschr. f. Psychiatrie. Bd. 51.

Norris, W. F., and **Shakespeare,** E. O., **1877.** A new method of double staining. American Journ. of the med. sc.

Nuel, J. P., et **Cornil,** F.,**1890.** De l'endothélium de la chambre antérieure de l'œil, particulièrement de celui de la cornée. Archives de biologie, t. 10.

Obersteiner, H.,**1896.** Anleitung beim Studium des Baues der nervœsen Centralorgane im gesunden und kranken Zustande. Leipzig et Vienne.

Obregia, A.,**1890.** Serienschnitte mit Photoxylin oder Celloidin. Neurologisches Centralbl. Bd. 9.

Oppel, A., **1890.** Eine Methode zur Darstellung feinerer Strukturverhœltnisse der Leber. Anat. Anz. 5. Jahrg. p. 143-145.

— **91.** Ueber Gitterfasern der menschlichen Leber und Milz. Anat. Anz. 6. Jahrg. p. 165-173. 4 Fig.

Pal, J.,**1886.** Ein Beitrag zur Nervenfœrbetechnik. Med.Jahrb. Vienne, p. 619-631.

Perenyi, J., **1882.** Ueber eine neue Erhœrtungsflüssigkeit, Zool. Anz. 5. Jahr.

Peter, K., **1899.** Demonstration des Born. — Peterschen Verfahrens zur Herstellung von Richtebenen und Richtlinien u. s. f. Verh. d. Anat. Gesellsch. in Tüb. 21/24. V. 1899

Petri, R. J., **1896.** Das Mikroskop. Von seinen Anfängen bis zur jetzigen Vervollkommnung. Berlin. R. Schoetz. 248, p. 191 Abb. im Text.

Pfitzner, W., **1880.** Die Epidermis der Amphibien. Morph. Jahrb. Bd. 6.

— **82.** Ueber den feineren Bau der bei der Zellteilung auftretenden fadenfœrmigen Differenzierungen des Zellkernes. Morph. Jahrb. 7 Bd.

Plehn, F., **1890.** OEthiologische und klinische Malaria. Studien. Zeitschr. f. wiss. Mikr. Bd. 8 ; S. 359 (H. F. Müllers Blutreferat p. 809).

Pleuge, H., **1896.** Hœrtung mit Formaldehyd und Anfertigung von Gefrierschnitten, eine für die Schnelldiagnose œusserst brauchbare Methode. Münchener med. Wochenschr. Nr. 4.

Podwissotzki, 1887. Ueber die Beziehungen der quergestreiften Muskeln zum Papillarteil der Lippenhaut. Arch. f. mikr. Anat. Bd. 30, p. 327. Pl. 17.

Politzer, A.,**1889.** Die anatomische und histologische Zergliederung des menschlichen Gehœrorgans im normalen und kranken Zustande. Stuttgart.

Pollack, B.,**1898.** Die Fœrbetechnik des Nervensystems. 2. Aufl. Berlin (VI, 172 p.).

Prudden, J. M.,**1885.** Fragekasten. Zeitschr. f. wiss. Mikroskopie Bd. 2.

Rabl, C. **1885.** Ueber Zellteilung. Morph. Jahrb. 10 Bd. p. 214 bis-330, Pl. 7-13.

— **94.** Einiges über Methoden. Zeitschr. f wiss. Mikr. Bd. XI.

Rabl, H., **1891.** Die Entwicklung und Struktur der Nebennieren bei den Vœgeln. Arch. f. mikr. Anat. Bd. 38.

Ramon y Cajal. V. *Cajal.*

Ranvier, 1868. Technique microscopique. Journal de l'Anat.
— **75**. Des préparations du tissu osseux avec le bleu d'aniline insoluble dans l'eau et soluble dans l'alcool. Travaux lab.Histol., p. 16-21.
— **78**. Leçons sur l'histologie du système nerveux. Tome 1, p. III et 1-352. 4 Pl. 20 Fig. et tome 2, 380 p. 8 Pl.
— **80**. Leçons d'anatomie générale sur le système musculaire, p. 1-466, 99 Fig. Paris.
— **81**. Leçons d'anatomie générale. Terminaisons nerveuses sensitives. Cornée, p. XX, 447. 54 fig. Paris.
— **89**. Traité technique d'histologie. Paris, 2ᵉ édition.
Vom Rath. O.,1895. Zur Konservierungstechnik. Anat. Anzeiger, 11º Bd.
Rauber, A., 1876. Ueber die Stellung des Hünchens im Entwickelungsplan. Engelmann.
Rawitz, B., 1895. Die Verwendung der Alizarine und Alizarincyanine in der histologischen Technik. Anat. Anz. Bd. 11.
— **95**. Ueber eine Modification in der substantiven Verwendung des Hæmateins. Anat. Anz. Bd. XI, p. 301-303.
Rehm., 1892. Einige neue Færbungsmethoden zur Untersuchung des centralen Nervensystems. Münchener mediz. Wochenschrift, Jahrh. 39.
Reichert, K. B., 1849.Die glatten Muskelfasern in den Blutgefæsswandungen. Müller's Archiv.
Aussi : Observationes microchemicæ circa nonnullas animalium telas. Dorpati. 1848. Paulsen.
— **49**. Beobachtungen über eine eiweissartige Substanz in Krystallform. Müller's Achiv. Jahrg. 1849.
Reinke, Fr., 1893. Ueber einige Versuche mit Lysol an frischen Geweben zur Darstellung histologischer Feinheiten.Anat. Anz. p. 18-19.
— **95**. Die Japanische Methode zum Aufkleben von Paraffinschnitten. Zeitschr. f. wiss. Mikr. Bd. 12.
Renaut, J., 1881. Sur le mode de préparation et l'emploi de l'éosine et de la glycérine hématoxyliques en histologie. Arch. de Physiol.
— **93**. Traité d'histologie pratique. L. Battaille et Cie, Paris.
— **97**. Traité d'histologie pratique, tome II, fasc. 1 (Les épitheliums. L'ectoderme tégumentaire).
— **99**. Traité d'histologie pratique, tome II, fasc. 1. Paris 1897, tome II, fasc. 2. Paris, 1899.
Retterer, Ed. Note sur la technique des fibres, cellules. C. r. soc. Biol, 8ᶜ série ; t. IV, nº 36, p. 645.
— **94**. Notes de technique sur les injections naturelles. Journ. de l'An.et de la Phys., t. XXX, p. 336.
— **1901**. Structure,développement et fonctions des ganglions lymphatiques. In Journal de l'Anatomie, XXXVIIᵉ année. Nº 6. Nov.-déc. 1901. P. 473-700. 4 Pl.
Retzius, G.. 1884. Das Gehœrorgan der Wirbeltiere. 2º Bd. (Reptilien, Vœgel und Sæger). Stockholm.
Riese, H., 1891. Ueber die Technik der Golgischen Schwarz-

færbung durch Silbersalze etc. Centralbl. f. allg. Pathol. u. patholog. Anat. II Bd. p. 497-519.

Rœse, C., 92. Ueber die v. Koch'sche Versteinerungsmethode Anat. Anz. Jahrg. p. 512 519.

— **93.** Ueber die Zahnentwicklung der Krokodile. Morpholog. Arb. von G. Schwalbe. III Bd. 2º H. p. 195-228.

Rollett, A., 1859. Untersuchungen über die Struktur des Bindegewebes. Unters. z. Natur lehre d. Menschen u. der Tiere. Publiées par Moleschott. Giessen. Bd. 6.

— **71.** Von den Bindesubstanzen. Stricker's Handbuch der Lehre von den Geweben. Leipzig.

— **72.** Ueber die Hornhaut. Handbuch der Lehre von den Geweben. Publié par Stricker.

— **85.** Untersuchungen über den Bau der quergestreiften Muskelfasern. Denkschr. Akad. Wien, math-naturw. Kl. Bd. 49; Abt. 1 ; p. 82-132 et Bd. 51 ; Abt. 1 ; p. 23-68.

— **89.** Anatomische und physiologische Bemerkungen über die Muskeln der Fledermœuse in = Sitz. — Ber. Akad. Wiss. Wien. 98 Bd. 3 Abt. math. nat. Kl. p. 169-183, 4 Taf.

Roux, W., 1894. Die Methoden zur Erzeugung halber Froschembryonen und zum Nachweis der Beziehung der ersten Furchungsebenen zur Medianebene des Embryo. Anat. Anz. Bd. 9.

Sauer, H., 1895. Neue Untersuchungen über das Nierenepithel und sein Verhalten bei der Harnabsonderung. Arch. f. mikr. Anat. u. Entw. Bd. 46.

Schællibaum, H., 1883. Ueber ein Verfahren, mikroskopische Schnitte auf dem Objekttræger zu fixieren und daselbst zu færben. Arch. f. mikr. Anat. Bd. 22.

Schaffer, J., 1888. Die Færberei zum Studium der Knochenentwickelung. Zeitschr. f. wiss. Mikr. Bd. 5.

— **93.** Die Methode der histologischen Untersuchung des Knochengewebes. Zeitschr. f. wiss Mikr. Bd. 10.

— **96.** Mikrotechnisches Histologisches. Geschichte des Mikroskops. Wien. klin. Wochenschr. Jahrg. 1896, Nr 45.

— **99.** Zur Kenntnis der glatten Muskelzellen, insbesondere ihrer Verbindung. Zeitschr. f. wiss. Zoologie. Bd. 66, p. 214-268.

Schiefferdecker, P., 1882. Ueber die Verwendung des Celloïdins in der anatomischen Technik. Arch. f. Anat. u. Phys. ; Anat. Abt.

— **86.** Methode zur Isolierung von Epithelzellen. Jahrb. f. wiss. Mikr. Bd. 3.

Schmaus, H., 1891. Technische Notizen zur Færbung der Axencylinder. Muenchner med. Wochenschr.

Schneider, A., 1880. Ueber Befruchtung. Zool. Anz.

Schultze, M., 1864. Die Anwendung mit Jod konservierter tierischer Flüssigkeiten als macerierendes und konservierendes Mittel bei histologischen Untersuchungen. Virchow's Archiv. Bd. 30, p. 263-265.

— **65**. Ein heizbarer Objekttisch und seine Verwendung bei Untersuchungen des Blutes. Arch. f. mikr. Anat. Bd. 1.

— **71**. Essigsaures Kali zum Aufbewahrem mikroskopischer Arch. f. mikr. Anat. Bd. 7.

Schultze, M. et **Rudneff**, M., **1865**. Weitere Mitteilungen über die Einwirkung der Ueberosmiumsæure auf tierische Gewebe. Arch. f. mikr. Anat. Bd. 1.

Schultze, O., **1887**. Untersuchungen über Reifung und Befruchtung des Amphibieneies. Zeitschr. f. wiss. Zool. Bd. 45.

— **97**. Grundriss der Entwicklungsgeschichte des Menschen und der Sæugetiere. Leipzig.

— **99**. Ueber das erste Auftreten der bilateralen Symmetrie im Verlauf der Entwicklung. Arch. f. Anat. und Entwicklungsgesch. 55 Bd. p. 171-230 m. T. XI und XII und 2 Textfig.

Schultze, F. E., **1871**. Die Lungen. Stricker's Handb. d. Lehre von den Geweben. Leipzig.

Schweigger-Seidel, F., **1865**. Die Nieren des Menschen und der Sæugetiere in ihrem feinerem Baue, p. 1-92 ; 4 pl. Halle.

Seligmann, S. **1899**. Die mikroskopischen Untersuchungsmethoden des Auges.

Sobotta, E., **1895**. Die Befruchtung und Furchung des Eies der Maus. Arch. f. mikr. Anat. Bd. 45 p. 15-93.

Solger, B., **1893**. Ueber die Einwirkung des Wasserstoffsuperoxydes auf tierische Gewebe. Centralbl. f. d. med. Wiss.

89. a. Kohlensaurer Ammoniak, ein Mittel zur Darstellung des Saikolemmas. Zeitschr. f. wiss. Mikr. Bd. 6.

— **89**. b Zur Struktur der Pigmentzelle. Zool. Anz. 12 Jahrg.

— **93**. Zur Kenntnis osmirten Fettes. Anat. Anz. Bd. 8.

— **96**. Ueber den feineren Bau der Glandula submaxillaris des Menschen, mit besonderer Berücksichtigung der Drüsengranula. 2 Taf. Festschr. 3.70 Geburtstag von Gegenbaur. Bd 2, p. 179-248.

Soulier, A., **1891**. Sur quelques points de l'anatomie des Annélides tubicoles de la région de Cette. Monpellier-Paris.

Spee, Graf F., **1885**. Leichtes Verfahren zur Erhaltung linear geordneter, lückenloser Schnittserien mit Hilfe von Schnittbændern-Zeitschr. f. wiss. Mikr. und für mikroskop. T. Braunschweig. Bd. 2.

— **87**. Ueber die ersten Vorgænge der Ablagerung des Zahnchmelzes. Anat. Anz. 2. Jahrg.

Stintzing, R., **1899**. Zur Struktur der Magenschleimhaut. Festschrift für v. Kupffer p. 53-56.

Stœhr, Ph., **1894**. und **98**. Lehrbuch der Histoolgie, 6e édition. Jena. G. Fischer.

Stoss, A., **1891**. Konstruktion eines Kühlmessers. Zeitschr. f. wiss. Mikr. Bd. 8.

Strasser, H., **1886**. Ueber das Studium der Schnittserien und über die Hilfsmittel, welche die Rekonstruktion der zerlegten Form erleichtern. Zeitschr. f. wiss. Mikr. Bd. 3.

— **87**. Ueber die Methoden der plastischen Rekonstruktion. Zeitschr. f. wiss. Mikr. Bd. 4.

Strelzoff, Z., 1873. Ueber die Histogenese der Knochen. Unters. a. d. pathol. Institut Zürich. Leipzig.

Strœbe, H., 1893. Zur Technik der Achsencylinderfœrbung im centralen und peripheren Nervensystem. Centralbl. f. allgem. Path. u. path. Anat. IV. Bd. p. 49-57.

Tappeiner, H., 1890. und **99.** Lehrburch der Arzneimittellehre und Arzneiverordnungslehre. Leipzig.

Teichmann, L. K., 1853. Ueber Krystallisation der organischen Bestandteile des Blutes-Zeitschr. f. rationelle Medizin. Bd. 3.

Teljatnik, T. 1897. Zur Technik der Marchischen Færbung des Centralnervensystems. Neurol. Centralbl. Nr. 11. p. 521.

Tellyesniczky, K., 1898. Ueber die Fixierungs (Hærtungs) Flüssigkeiten. Arch. f. mikr. Anat. 52 Bd. p. 202-247. T. 14.

V. Thanhoffer, 1877. Ueber die Entzündung nebst einigen Bemerkungen über die Struktur der Hornhaut und über die Eosin-Reaktion. Centralbl. d. med. Wiss.

Thoma, R., 1891. Eine Entkalkungsmethode. Zeitschr. f. wiss. Mikr., 8° Bd., p. 191-192.

Unna, P. G., 1891. Notiz, betreffend die Tænzersche Orcein-fær-bung des elastischen Gewebes. Monatshefte f. prakt. Dermatolog. XII Bd., p. 394-396.

— **98.** Der Nachweis des Fettes in der Haut durch sekundœre Osmierung. Monatshefte f. prakt. Dermatologie. Bd. XXVI, p. 601-612, 2 T.

Vialleton, L., 1892. Sur l'origine des germes vasculaires dans l'embryon du poulet. Anat. Anz., Tome VII, nos 19, 20, p. 624-627.

Virchow, R., 1847. Die pathologischen Pigmente. Virchow's Archiv. Bd. 1.

— **50.** Einige neue Beobachtungen über Knochen-u. Knorpelkœrperchen. Verh. d. Physik.-med. Ges. Würzburg. Bd. 1, p. 192-197.

Waldeyer, W., 1882. Untersuchungen über die Histogenese der Horngebilde, insbesondere der Haare und Federn. Beitræge zur Anat. u. Embryol. als Festgabe f. J. Henle. Bonn.

Weber, A., 1902, Une méthode de reconstruction graphique d'épaisseurs et quelques-unes de ses applications à l'ambryologie. — In. Bibliogr. Anat.. fasc. 1. tome XI, 1902.

Weigert, C., 1878. Bismarckbraun als Færbemittel. Arch. f. mikr. Anat. Bd. 15.

— **81.** Zur Technik der mikroskop. Bakterienuntersuchungen. Virchow's Archiv. Bd. 84.

— **85.** Ueber Schnittserien von Celloidinpræparaten des Centralnervensystems zum Zwecke der Markscheidelærbung. Zeitschr. f. wiss. Mikr. Bd. 11.

— **91.** Zur Markscheidefærbung. Deutsch. med. Wochenschr. Nr. 42, 9 p.

— **94.** Tecknik. Ergebnisse der Anatomie und Entwickelungsgeschichte. Bd. 3.

— **95.** Beitræge zur Kenntnis der normalem menschl. Neuroglia.

Festschr. zum fünfzigjæhr.Jubilæum des ærztl. Ver. zu Frank-
    furt a/M.
— **98.** Ueber eine Methode zur Færbung elastischer Fasern.
    Centralbl. f. allg. Path. Bd. 9 p. 289-292.
Weismann, A., 1861. Ueber das Wachsen der quergestreiften
    Muskeln nach Beobachtungen am Frosche. Zeitschr. f. ration.
    Med. 3e série. Bd. 10 ; p. 263-284.
Westphal, E., 1880. Ueber Mastzellen. Inaug. Dissert. Ber-
    lin.
Whitman, C.O., 1888. The eggs of amphibia. American Natu-
    ralist. Vol. 22.
Wicklein, E., 1889. Experimenteller Beitrag zur Lehre von
    Milzpigment. Inaug. Diss. Dorpat.
Wissozky, N., 1877. Ueber das Eosin als Reagens auf Hæmo-
    globin etc. Arch. f. mikr. Anat. Bd. 13.
Wolters, M., 1890. Drei neue Methoden zur Mark-und Ach-
    sencylinderfærbung mittels Hæmatoxylin. Zeitschr. f. wiss.
    Mikr. Bd. 7.
Woronin, 1898. Eine neue histologische Methode. Arbeiten
    aus der therapeutischen Klinik von P. M. Popoff. Moskau.
    (Russie).
Zenker, K., 1894. Chromkali-Sublimat-Eisessig als Fixierungs-
    mittel. München. med. Wochenschr. Jahrg. 41 ; p. 532-534.
Ziegler, II. E., 1898. Experimentelle Studien über die Zellthei-
    lung. In Archiv. für Entwicklungsmechanik der Organismen.
    VI Bd. 2 II, et VII Bd. 1 Heft.
Ziegler P., 1899. Ein Beitrag zur Technik der histologischen
    Untersuchung des Knochens. Festschrift zum 70 Geburtstag v.
    Kupffers, p. 49-52.
Zimmermann. A., 1895. Das Mikroskop. Ein Leitfaden der
    wiss. Mikr. Leipzig et Vienne.
Zimmermann, K. W., 1898. Beitrœge zur kenntnis einiger
    Drüsen und Epithelien. Arch. f. mikr. Anat. Bd. 52, p. 552-
    706.

TABLE ALPHABÉTIQUE DES NOMS D'AUTEURS

TABLE ALPHABÉTIQUE DES MATIÈRES

ERRATA

P. 36. — Note. Lire = Acide chromique à 1 0/0.

P. 230. — § 536. 8e ligne. Lire = Solution à 8 0/0.

TABLE DES MATIÈRES

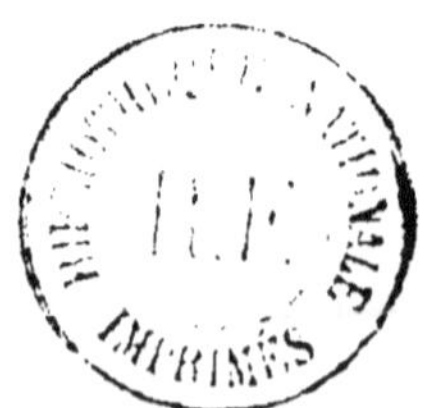

Imp. J. Thevenot, Saint-Dizier (Haute-Marne).